国家古籍整理出版专项经费资助项目

脏虽皆有风，而独肝经最多易入。盖肝主筋属木，受之则筋缓不荣，所以有歪斜不遂，瘫痪舌强等症。治法：初得，即开痰理气。经云：善治风者，以气理风，气顺则痰消，徐理其风。及其久也，即当养血活血。若不先顺气，遽用乌、附，又不活血，徒用防风、天麻、羌活辈，吾未见其能治也。中风有真中、类中，真中，有中腑、中脏、中经之不同。中腑者，多着四肢，故面加五色，有表症，脉浮而恶风寒，四肢拘急不仁，现六经形症。或中身之前，或中身之后，或中身之侧，皆中腑也。治法：加减小续命汤发其表，调以通圣辛凉之剂。中脏者，多滞九窍，故唇缓失音，鼻塞耳聋，目瞀，大小便秘结者，皆中脏也。通其滞，调以十全大补，四物之剂。腑脏兼见者，药必兼用，先表后通，或外无六经形症，内无便溺阻隔，但肢不能举，口不能言，此邪中于经也，又当从乎中治。大秦艽汤补血养经，或二陈汤加清热养血药。中腑易治，宜汗不宜多，恐损卫气；中脏难治，宜下不可过下，恐损荣气。中经有汗、下之戒，只宜养血通气。类中亦有不同，河间主火，东垣主气，丹溪主热与痰。僵仆卒倒，此气虚也，治宜六君子汤加姜汁、竹沥。痰涎壅盛，偏枯，口禁，筋急拘挛，筋反纵，脉数，此火也，治法：在表，防风通圣散；在上，凉膈散。口眼歪斜，半身不遂，涎多不语，此痰症也，治宜二陈导痰等汤。大抵真中者少，类中者多。外感内伤当辨轻重，重于外者，先驱风邪，而后补中气。治以散风为君，以补损为臣使。重于内伤者，先补中气，而后驱外邪。治以滋补为君，以散邪为臣使。其心火暴甚，痰涎壅塞，毫无风邪，而歪斜不遂等症悉具者，治宜清热化痰，养血顺气。一用风药，祸不旋踵。半身不遂，大率多痰。中左，属死血少血，宜四物汤加桃仁、红花、竹沥、姜汁；中右，属痰与气虚，用二陈合四君子汤加竹沥、姜汁；气血两虚而挟痰者，八物汤加南星、半夏、枳实、竹沥、姜汁。初中卒倒，不省人事，急掐人中、提头顶发，口禁不能进药，急以生半夏末，或皂角、细辛为末吹入鼻中。有嚏者生，无嚏者乃肺绝，死。痰涎壅塞，口眼歪斜，舌强不语，俱当用吐法。一吐不愈，再吐。轻用瓜蒂末一钱，重者，稀涎散加藜芦五分，入麝少许，以鹅毛探吐。唯年老虚弱者不可轻吐，气虚卒倒者不可吐。凡中症，虽有痰涎，尤能进汤水者，先进苏合丸通窍，随进顺气散，不可利小便，热退自利。诸中，或已苏，或未苏，忽然吐出红紫血者，死。

口开心绝，手撒脾绝，眼合肝绝，遗尿肾绝，吐沫直视，喉如鼾睡肺绝。肉脱，筋痛，发直，摇头上窜，面赤如妆，汗缀如珠，此皆不治之症。然止见一症者，犹或可治。脉浮迟者，吉，急疾者，凶，寸脉有，尺脉无，当吐不吐者，死；尺脉有，寸脉无，当下不下者，死。

许学士云：暴怒伤阴，暴喜伤阳，忧愁不已，气多厥逆。往往得此疾，使觉涎潮昏塞，牙关紧急，脉伏身寒，此名中气。若中风则身温为异耳，不可作中风治，宜进苏合香丸，续用乌药顺气散或八味顺气散。

花溪老人云：中风者气体先虚，必有风邪直中，然后见有暴仆暴喑，口眼歪斜，手足不举，话语蹇涩，甚者人事不省等症。若无风邪必无此等症候。又云：无直中、类中之分，是见理不真之论也。按：中风者，气体先虚，然后风邪中之者，理也。所谓邪之所凑，其气必虚是也。但常见有人心火暴盛，痰涎壅塞，无毫发风邪夹杂，而前症悉见，随用清热化痰，养血顺气而愈者，即东垣所谓本气自病

新安医籍珍本善本选校丛刊

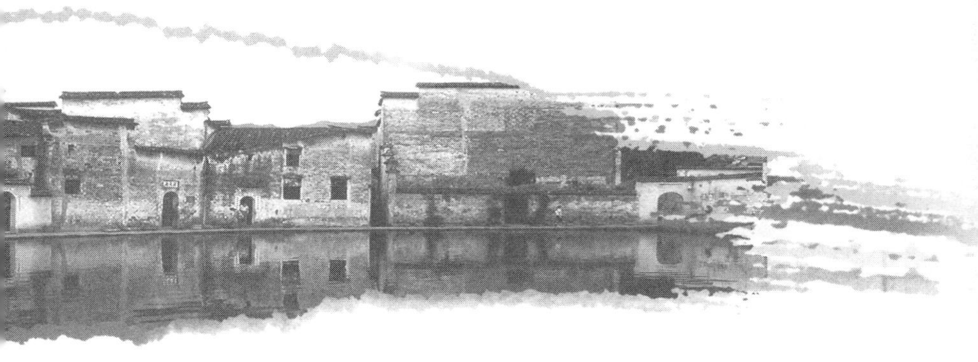

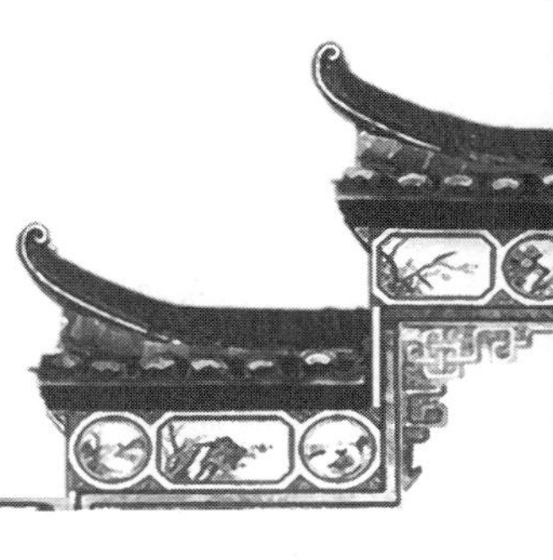

新安医籍珍本善本选校丛刊

总主编　王键　陆翔

家传课读

清·戴葆元　编撰

储全根　刘德胜　校注

人民卫生出版社

图书在版编目（CIP）数据

家传课读 /（清）戴葆元编撰；储全根，刘德胜校注．—北京：人民卫生出版社，2018
（新安医籍珍本善本选校丛刊）
ISBN 978-7-117-26470-9

Ⅰ. ①家… Ⅱ. ①戴… ②储… ③刘… Ⅲ. ①方剂 - 汇编 - 中国 - 古代 Ⅳ. ①R289. 2

中国版本图书馆 CIP 数据核字（2018）第 075588 号

新安医籍珍本善本选校丛刊
家 传 课 读

编　　撰：清 · 戴葆元
校　　注：储全根　刘德胜
出版发行：人民卫生出版社（中继线 010-59780011）
地　　址：北京市朝阳区潘家园南里 19 号
邮　　编：100021
E - mail：pmph @ pmph.com
购书热线：010-59787592　010-59787584　010-65264830
印　　刷：北京铭成印刷有限公司
经　　销：新华书店
开　　本：889 × 1194　1/32　　**印张：**10
字　　数：200 千字
版　　次：2018 年 3 月第 1 版　2018 年 3 月第 1 版第 1 次印刷
标准书号：ISBN 978-7-117-26470-9
定　　价：56.00 元
打击盗版举报电话：010-59787491　E-mail：WQ @ pmph.com
（凡属印装质量问题请与本社市场营销中心联系退换）

《新安医籍珍本善本选校丛刊》编委会名单

总 主 编： 王　键　陆　翔

副总主编： 王旭光　储全根　王　鹏

编　　委（按姓氏笔画排序）：

卜菲菲　万四妹　王　键　王　鹏　王旭光
邓　勇　刘德胜　许　霞　李董男　张若亭
陆　翔　孟庆威　郜　峦　黄　辉　储全根

前言

前言

新安医学是有代表性的地域性中医学术流派之一。新安位于古徽州地域，自南宋至清末，新安医家秉承儒学之风，勤于实践探索，勤于著书立说，形成自身特色，为中医药学的传承发展作出了重要贡献。在800多年绵延不断的历史进程中，产生了有志记载的医家800余位，医籍800余种，现存者近400种。本次《新安医籍珍本善本选校丛刊》是从现存新安医籍中选取9种在文献版本、医学学术上均具有较高价值的珍善本医籍，通过研究整理校注后出版。

此次《新安医籍珍本善本选校丛刊》书目的选定，注重学术特色与价值，同时把握以下原则：

（1）以选择未经现代整理校注出版者为主，对个别已经他人整理校注出版而确需再校注者，可选入此次书目。

（2）目前存本较少但又不失为善本者，其中也包括海内孤本，整理校注出此书对现代利用罕少版本医籍有所帮助。

（3）在中医的某一方面的学术价值较高，或对入门学习中医有所帮助者，整理校注出版对现代学习与研究有所裨益。

（4）整理校注出版此书对了解著者在某一方面的研究思路有所帮助，或使某位医家著作的现代整理校注本得以成全。

现将选定的9种医籍情况概述如下：

1.《脉症治方》（约成书于1568年，吴正伦编撰） 该书强调治病必须脉、症、治、方四者相承，将《伤寒论》的病证归纳为“有表实、有表虚、有里实、有里虚、有表里俱实、有表里俱虚、有表热里寒、有表寒里热、有表里俱热、有表里俱寒、有阴症、有阳症”12个类型，对后世研究《伤寒论》颇有启示。吴正伦认为温疫乃“杀厉之气，严寒之毒”，系四时不正之气，传染性强，应于春秋间服药预防。此外，该书还记载了重用土茯苓治疗梅毒的案例，是一部理论与实际紧密结合的医著。

本次校注以上海科学技术出版社1992年版《明清中医珍善孤本精选十种》影印“中华医学会上海分会图书馆珍藏清代康熙癸丑年（1673）刊本”为底本。

2.《程氏释方》（成书年代不详，程伊编撰） 该书共释方800余首。分为中风、伤寒、伤暑、湿证、燥结、火、疟疾、痢疾、泄泻等49门。每方“取方训义，集药为歌”。释文依据历代医籍，附以己见，阐奥释疑，有助于对方剂的理解运用；并将每方药物组成编为五言或七言歌诀，以便记诵。

本次校注以中华书局2016年版《海外中医珍善本古籍丛刊》影印日本国立公文书馆内阁文库藏明嘉靖刊本《程氏释方》为底本。

3.《证因方论集要》（成书于1839年，汪汝麟编撰） 该

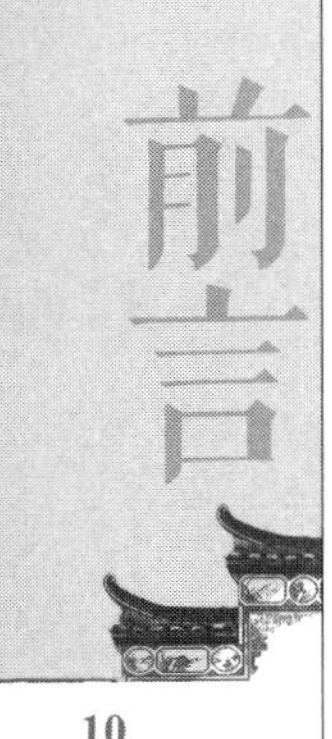

书博采众方，尤以喻嘉言、王晋三之方为多。列有51种病证，其中内科杂症较多。作者以为伤寒六经表里条例繁多，所以未有收载。全书“证各有因，因各有方，方各有论”，理法方药规范，条理有序，是一部切合实用的方书。

本次校注以中医古籍出版社1986年版《中医珍本丛书》影印“中医研究院图书馆藏清道光二十年庚子（1840）无止境斋刻本”为底本。

4.《方症会要》（初刊于1756年，吴玉楷、吴迈编撰）该书共收46种病症，以内科疾病为主，每病有论有方，其论多结合经旨及临证体验而发，是一部较为实用的方论医书。

本次校注以中医古籍出版社1985年版《中医珍本丛书》影印“中医研究院图书馆藏清乾隆二十一年（1756）吴氏家刊本”为底本。

5.《医学入门万病衡要》（成书年代不详，洪正立编撰）该书以内科时病、杂病证治为主，兼及妇科诸疾，共收集80多个病证，汇为一册。书中辑取刘河间、陶节庵、李东垣、朱丹溪和陈自明之热病、伤寒、杂病、妇科病等前贤有关的论述，以及朱肱、许叔微、杨仁斋、虞花溪及《局方》《世医得效方》等医著，并结合本人临证心得，对辨证用方加以阐发，是一部既有一定的理论高度，又有一定的临证实践认识的方书。

本次校注以中华书局2016年版《海外中医珍善本古籍丛刊》影印日本国立公文书馆内阁文库藏清顺治十二年（1655）序刻本为底本。

6.《本草备要》(初刊本)(刊于1683年，汪昂编撰) 该书为作者的初刊本，全书由博返约，创新编撰体例，按自然属性将所载428种药物分为草部、木部、果部、谷菜部、金石水土部、禽兽部、鱼虫部、人部8部。每种分正文和注文。书中记述了“暑必兼湿”、冰片“体热而用凉”等新说，是一部学术价值较高的普及性本草著作。相较于增订本，初刊本虽在药物数量及个别认识上有所差异，但对了解作者编撰该书的原创学术思维具有重要的意义。

此次校注是以中医古籍出版社2005年版《海外回归中医古籍善本集萃》影印清康熙二十二年(1683)延禧堂藏板、还读斋梓行刻本为底本。

7.《山居本草》(初刊于1696年，程履新编撰) 该书收药1300余种，每药列入正名、别名、鉴别、炮制、性味、功能主治、用法、宜忌、附方等项。卷后列辨药八法，是一部集本草和养生于一体的综合性本草著作，对养生保健与食疗有一定参考价值。

本次校注以中医古籍出版社1995年版《中医古籍孤本大全》影印清康熙三十五年(1696)丙子刻本为底本。

8.《医读》(初刊于1669年，汪机撰、程应旄补辑) 该书分为药性、脉候、病机、方括四部分。为方便记诵，药性、脉候、病机三部分以四言为句，方括部分则以七言为句，缀以韵语。书内计载本草151味，辨内、外、妇、儿、五官各科病症95种，列医方282首。所述皆为有本之论，且化繁为简，由博返约，是一本颇为实用的医学入门读物。

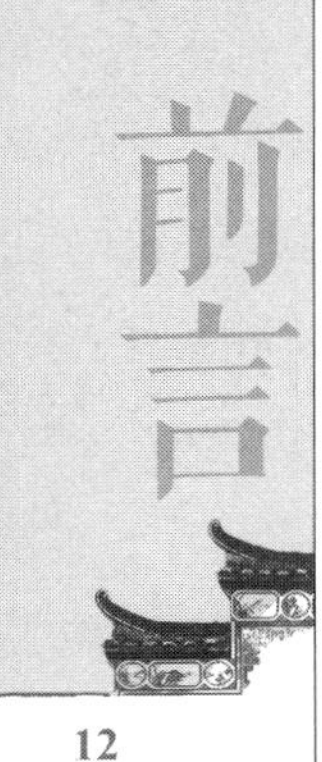

本次校注以中华书局2016年版《海外中医珍善本古籍丛刊》影印日本国立公文书馆内阁文库藏江户时期覆刊本《汪石山先生医读》为底本。

9.《家传课读》(初刊于1878年，戴葆元编撰) 该书将《金匮要略》《温病条辨》《临证指南医案》三书内容和方剂进行专篇论述，是以歌括方式再加工而成的一部便于初学者诵读记忆和应用的书。

本次校注以中国中医科学院图书馆藏光绪四年(1878)思补堂藏板刻本为底本。

本丛书是在2015年安徽省地方特色高水平大学建设项目研究的基础上组织整理的，2016年被人民卫生出版社列入出版计划，并得到全国古籍整理出版规划领导小组办公室2017年度“国家古籍整理出版专项经费资助项目”立项支持。

在选题与校注研究和出版过程中，得到余瀛鳌、王旭东、王振国、陈仁寿等专家的大力推荐与指导，在此表示衷心的感谢。

由于水平有限，校注工作中难免有欠妥之处，望同道与广大读者批评指正。

《新安医籍珍本善本选校丛刊》编委会

2018年1月

内容摘要

《家传课读》共4卷，清代戴葆元编撰，由《金匮汤头歌括》《温病条辨汤头歌括》《临证指南方歌括》三部分组成。

《家传课读》是戴氏对《金匮要略》《温病条辨》《临证指南医案》三书内容和方剂进行歌括式再加工而成，“因简而易熟”，方便家族子侄学习。方歌为七言，或四句，或六句，或八句，语言流畅简练，内容丰富，朗朗上口。其将原文引用以小字，歌诀以大字印刷，主次鲜明，重点突出。歌诀与内容相辅相成，每读一段原文引用，便有一段歌诀辅助记忆；每读一首歌诀，查看其对应的原文引用亦十分方便。在原文引用的小字中亦附有“葆按”，将戴葆元的个人经验附于其下，以供读者参考。

校注说明

校注说明

一、作者生平简介

戴葆元（1818—？），字心田，又号守愚，清末时徽州婺源县（今江西省婺源县）桂岩人。戴氏著有《本草纲目易知录》《家传课读》。

二、校注方案

（一）版本选择

本次整理以中国中医科学院图书馆藏《家传课读》清光绪四年戊寅（1878）思补堂刻本为底本。由于该书版本仅有此一种，故无对校本。而《家传课读》中涉及的三种书的他校本选择如下：

《金匮汤头歌括》：元代邓珍本仿宋刻本《金匮要略》、清乾隆三十年乙酉（1765）黎川陈氏集思堂刻本《医门法律》、清雍正十年（1732）遂初堂刻本《金匮要略心典》、清道光十年庚寅（1830）刻本《金匮要略浅注》、清康熙十年（1671）刻本《金匮要略论注》、明天启三年癸亥（1623）庄氏跋京大成堂刻本《先醒斋医学广笔记》。

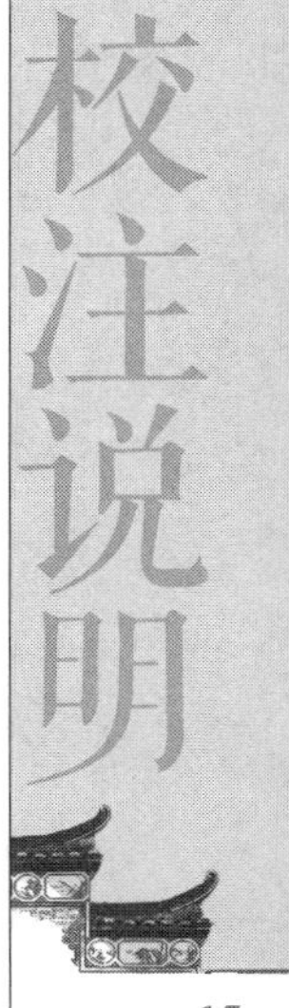

《温病条辨汤头歌括》：清嘉庆十八年癸酉（1813）问心堂本《温病条辨》。

《临证指南方歌括》：清道光二十四年甲辰（1844）经锄堂刻本《临证指南医案》。

（二）校注原则

1. 遵循《中医药古籍整理工作细则（修订稿）》，对原书内容不删节、不增补。

2. 全书繁体字转化为规范简化字，文字由竖排改为横排，加现代标点。

3. 本次整理采用本校、他校为主，兼以理校。

4. 底本中的异体字、通假字、古今字予以保留，并出校。

5. 底本中字形属一般笔画之误，如属日曰混淆、己巳不分者，径改，不出校。

6. 对生僻词语，先用汉语拼音加直音方式注音，再简要注释；对正文已有字义解释者，仅注音，不注释。

7. 对不常见的药名及病名，出注说明。

8. 为了便于阅读，底本中歌诀采用加粗字体；底本中注文的小字（药物剂量、炮制法及进一步注文的小字除外，如“炙鳖甲十二两，乌扇二两（如无射干，代之柴胡六两），黄芩”）采用正文字体字号。

9. 此次整理点校，除卷首诸序外，卷二、卷三分别有《温病条辨汤头歌括》《临证指南方歌括》自序，均统一放置于《家传课读》序言部分。原书各卷目录统一到总目录中。原书每一卷的卷头有“家传课读卷一、家传课读卷二、家传课读卷三、家传课读卷四"，现简化为"卷一、卷二、卷三、卷四"。

10. 释文中两个或两个以上药物的剂量，原书有的只在最后一位药物后标注剂量（如"桂枝、黄芩三两"），此处应有"各"字，为保留书的原貌，不作处理。

校注者：储全根　刘德胜

2017年12月

序

祈[①]寒暑雨，小民惟曰，怨咨[②]。天生良佐翊赞[③]圣仁讲求治术，以平生民血气之争，功在纳万类于祥和。阴、阳、寒、暑、燥、湿、饮食、嗜欲之所感触生人，又不能无疾病。天生良医讲求医术，以扶生民血气之偏，功在续百族之性命。其功同而其用心之苦，亦无不同。婺源戴处士心田小隐于饶之景德镇，守三世医业，日以济人为心，无贵贱贫富，叩无不应，应无不効[④]。出必腰佩多丸，补贫乏之不能药者。予于公余[⑤]煮药，请与论君臣佐使之方，其证书甚博，而说理最精。随检其《金匮汤头歌括》及《温病条辨汤头歌括》，秩为两卷，如读白香山诗，老妪亦

① 祈：大。
② 怨咨：怨恨嗟叹。
③ 翊赞：辅佐。
④ 効：同“效”。下同。
⑤ 公余：指公务之余暇。

解，便于熟记而又分类晰注，纤毫不杂。作者述者均出名手，其有裨于是道不浅也。予钞[①]既成书于铛[②]侧，而欲请付诸梓，以公之同好。读青囊诸君子，当不以阿好讥之。

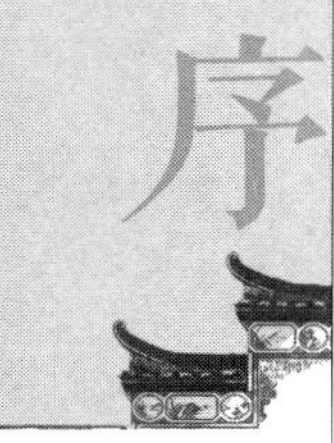

赐进士出身翰林院编修改发江西试用知府年家眷弟王凤池识于珠山之敬事轩

① 钞：誊写。也作“抄”。

② 铛（chēng称）：锅。此处指熬药的锅。

序

人苟存心济物，无顯[①]晦穷通，皆可随地随时为大造，弥其缺憾。达而柄国，则当佐天子，燮理阴阳[②]，保合太和，跻斯民于仁寿，若此者，谓之医国。如其穷也，民吾同胞，物吾同与，降而托迹于一技之微，精其术者，亦得以实心，行其实行，不能医国而医人，未尝无补于生成之大德也。吾乡戴处士心田先生，幼读书，晓大义，即留心经济，故屡试不售。慨然谓，古之隐于酒，隐于浮屠者，皆自适其适，无济于人，欲济人则莫如隐于医。饶之景德镇，为南比辐辏之区，户口不下十余万。精岐黄者，存心绝尠[③]，先生得三世之会通，操十全之旨綮[④]，混迹于市廛[⑤]，日以济人为念，有求辄应，应

① 顯（xiǎn 显）：同“显”。下同。

② 燮理阴阳：调理阴阳，喻调和事物。燮理，调理。

③ 尠（xiǎn 显）：同“鲜”。

④ 旨綮（qìng 庆）：喻事物的关键。

⑤ 市廛（chān 掺）：又作“廛市”。商肆集中之处。

辄効。暇则坐筍舆[①]，周视困乏疾苦，袖出葫芦中丸散，如杏林橘叶投之，无不奇念[②]，一市中妇人孺子，皆愿识韩康[③]也。晚年博采群书，惟《金匮》杂证、《条辨》温病二汤头，为医学紧要规模，施于今为尤切。爰缀集[④]为歌括，分类详注，编成两卷，令阅者瞭[⑤]如指掌，殆所讲丹经万卷，不如守一者，是医家之指南也。予夙未谙医理，阅先生自序中，无以问心即无以问世二语，知先生诚以济物为心，于此道三折肱[⑥]矣。业青囊者，由此引伸触类，诏波讨源，实心实学，期有裨于实用，庶无负先生之苦心也夫！

赐进士出身吏部考功司兼稽勋司行走眷晚生汪文枢识于
昌江之守素书屋

① 筍舆（sǔn yú 损余）：竹轿。筍，同“笋”。
② 念：原作“验”，验的异体字。
③ 韩康：东汉人士。借指隐逸高士。
④ 缀集：编辑。
⑤ 瞭（liǎo 了）：清晰。
⑥ 三折肱：喻屡遭挫折。

序

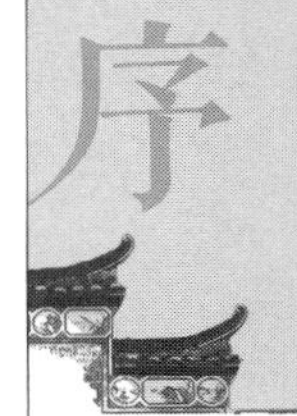

人生不能为良相，便当为良医，旨哉，仁者之言也。其存心济世，为何如乎？心田婣丈[①]，儒士也。先世精岐黄业，因业医阅历数十年，活人多矣！顾[②]济人之术，有未尽也，而其心更无穷，既又笔之于书以传于世，使一人得行其道，并使人人共行其道；使一世之人，行其道以济人，并使世世之人，行其道以济人。本良心而推行良法，将古所谓良医者非欤？其所编《金匮》及《温病条辨》二书汤头，古之人有行之者，未免失之于繁，而姻丈则繁而简之，精又求精，密[③]益加密，别类分门编为歌括，实足囊括二书之全。虽历证甚多，良方不少，而独于是编，殚精竭虑，揣摩而成，诚足为医家之指南也。学者苟循而诵之，遵而行之，庶无负姻丈一片婆心，又实有济于斯世斯民，是所望于后之诸君子。

赐进士出身工部屯田司姻晚生张贵良谨识

---

① 婣（yīn因）丈：对婣亲长辈的尊称。婣，同“姻”。下同。

② 顾：同“故”。

③ 密：原作“蜜”，据文义改。

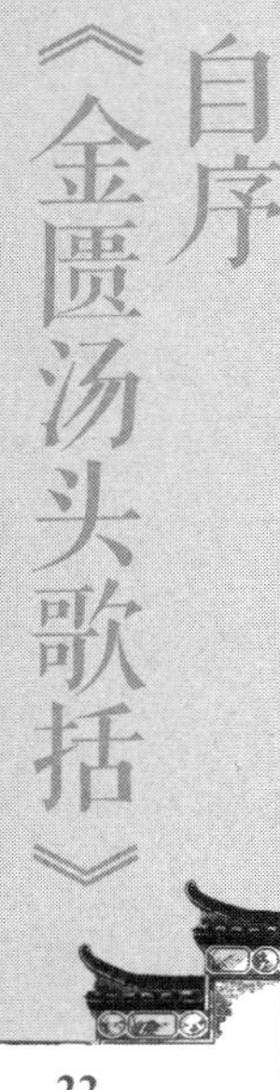

《金匮汤头歌括》自序

予幼习举子业，率尔操觚[①]，初不知其难也。嗣因屡试不售，乃承先人遗业，研求医学，初通药性经脉，临证立方，间亦偶中，遂欣然易视之。厥后揣摩《灵》《素》，辨究《难经》，默诣《金匮》，其间纵横奇藕[②]从逆，表里先后之分，阴阳虚实之辨，化参气运，静格天人，神明变通，渺无涯涘[③]。盖作文之工拙，祇[④]占科名，而立方之安危，则动关生死，医顾可易视乎哉？上古有证无方，自汉仲景先师，著《伤寒论》，分三阴三阳，传足不传手，设方立法，为冬月正伤寒而谕经训。又著《金匮》，见证辨脉设方，分门别户，为杂症立定规模。是二书者，医家之《论》《孟》也。非熟读而详记

① 率尔操觚（gū 姑）：指草率行事。率尔，轻率貌。操觚，原指执简写字，后指写文章。

② 藕：同“耦”。

③ 涘（sì 四）：边际。

④ 祇（zhī 之）：仅。

之，无以问心，即无以问世。但伤寒古方，《备要》已编行于世，而《金匮》方欲亦有编者。虽修园先生《浅註[1]》详悉，未免于繁。况以吾侪中资，而业是者，又非幼少，诚恐置亦不读，读亦不记，记亦不全。葆不揣谫[2]陋，编集歌括，其方便于记忆，使读者因简而易熟焉耳。若谓不无小补于后学，则吾岂敢？

时同治十二年岁次癸酉谷旦心田戴葆元书于思补山房

① 註：同“注”。下同。

② 谫（jiǎn简）陋：浅陋。谫，浅薄。

《温病条辨汤头歌括》自序

温病及六气之论肇于《内经》。自仲景先师作《伤寒论》，以为后世法第，胪[①]其旨，而未晰其详。学者患不在昧温病之真，而在窃伤寒之似，望洋兴叹，莫可端倪。虽经喻嘉言发明，吴又可畅立议论，亦未尝以六气之原，辨别条分，支离穿凿，愈入愈迷，而温病几难索解人矣！惟叶天士先生独开生面，分寒、温、暑、湿、燥、火六气交感，随气患病。然邪之中人，或从其类，或侮不胜，是以伤寒初伤太阳，法立辛温以散之，若用辛凉，雪上加霜，不冰伏乎？而温邪始入太阴，理宜辛凉，以和之，若从辛温，火上添薪不燎原乎？临证立方列为医案，固自条分缕晰，入目了然，岂臆其说，实由《灵》《素》诸经推化，以洗刷眉目耳！度《伤寒论》从寒字设方立法，而非赅全六气也。但其医案以汇稿而成，不

① 胪：列举。

无散佚，一时窥豹，何处探骊[①]？譬如明镜照人，须眉毕现，究竟媸妍[②]之辨，镜不能言，惟在引镜者，心领神悟耳。山阳吴鞠通先生特著《温病条辨》一书，融会其旨，而集成之批隙导窾[③]，井井有法，探本穷源，丝丝入扣，发先贤未发之奇，开后学欲开之奥。是书一出，而温病几无遁情，而临证自无歧见，而用药更无虚矢，此医家之指南针也。但其方颇繁，难于记诵。葆不揣谫陋已编《金匮汤头歌》于前，而此方亦编集两句，未敢言赅，只期便于揣摩，遑[④]顾沦于鄙俚。览是编者，毋以蛇足见嗤，则幸甚幸甚。

光绪元年岁次乙亥孟冬月上浣后学心田戴葆元书于思补山房

① 探骊：语出《庄子·列御寇》，亦作“探骊得珠”。喻把握事情的关键。

② 媸（chī 赤）妍：美丑。

③ 批隙导窾：原作“批窍导欵”，据文义改。比喻善从关键处入手，顺利解决问题。

④ 遑：通“惶”。担忧。

《家传课读》序

叶天士先生吴人，盛世之名医也。当年以医术，大行其道于吴市，无暇述作。若使其半隐于市，阐发岐黄奥义，集各名家大成，后学业医，得其津梁，尤易登堂入室也。据闻吴俗，医生负名者，从学多人，每早请胗[①]者，先报年姓上号簿，付筹伺候。医生约辰时升座，诸受业者，环立于旁，病者执筹，照次序而进。医生胗脉，授徒，报案，立方，照号簿，先登案药呈阅，以防差错。然后照簿謄[②]方，付病者。设二次失带原方，托查某日簿姓，以便更酌，此合市相传通俗。而叶氏医案幸存者，借此号簿也，不然，方散人手，从何搜罗，后人见其法遵古，设方而不泥古，非特济世于当时，足可传诸于后世。是以华岫云先生起，以散佚之稿，汇辑各症，分门别户，使人入目了然。是作者、汇者，俱有攻于救世也。

① 胗：同“诊”。下同。
② 謄：同“誊”。下同。

葆自弃儒，从先君家学，先贤辈书，无不涉猎，而私心淑意，叶氏医案，井井有法，循循诱人，所辨前医悮[1]之以荒唐而自制方，裁之以经旨，心领神悟，如在春风中，沾时雨化者也。但其案方觉多，未免于繁，繁则难记忆，譬犹入珠宝肆，件件皆美，何能尽我所欲，择其精，使吾可合用者取之。葆不揣谫陋，每症各采数方，编成歌括两句，使简而易熟焉。其中有屡试历验者，有卓见化裁，令人意想不到者，临症时默念其方之歌，因歌辨其药味用否，是愚者一得之意，以公同好。勿以窃取见嗤则幸甚，是为序。

时光绪十七年岁次辛卯谷旦七十三老人

戴葆元心田书于思补山房

① 悮：同“误”。下同。

脏虽皆有风，而独肝经最多易入。盖肝主筋属木，受之则筋缓不荣，所以有歪斜不遂，瘫痪舌强等症。治法：初得，即开痰理气。经云：善治风者，以气理风，气顺则痰消，徐理其风。及其久也，即当养血活血。若不先顺气，遽用乌、附，又不活血，徒用防风、天麻、羌活辈，吾未见其能治也。中风有真中、类中，真中，有中腑、中脏、中经之不同。中腑者，多着四肢，故面加五色，有表症，脉浮而恶风寒，四肢拘急不仁，现六经形症。或中身之前，或中身之后，或中身之侧，皆中腑也。治法：加减小续命汤发其表，调以通圣辛凉之剂。中脏者，多滞九窍，故唇缓失音，鼻塞耳聋，目瞀，大小便秘结者，皆中脏也。通其滞，调以十全大补、四物之剂。腑脏兼见者，药必兼用，先表后通，或外无六经形症，内无便溺阻隔，但肢不能举，口不能言，此邪中于经也，又当从乎中治。大秦艽汤补血养经，或二陈汤加清热养血药。中腑易治，宜汗不宜多，恐损卫气，中脏难治，宜下不可过下，恐损荣气。中经有汗，下之戒，只宜养血通气。类中亦有不同，河间主火，东垣主气，丹溪主热与痰。僵仆卒倒，此气虚也，治宜六君子汤加姜汁、竹沥。痰涎壅盛，偏枯，口禁，筋急拘挛，筋反纵，脉数，此火也，治法：在表，防风通圣散；在上，凉膈散。口眼歪斜，半身不遂，涎多不语，此痰症也，治宜二陈导痰等汤。大抵真中者少，类中者多。外感内伤当辨轻重，重于外者，先驱风邪，而后补中气。治以散风为君，以补损为臣使。重于内伤者，先补中气，而后驱外邪。治以滋补为君，以散邪为臣使。其心火暴甚，痰涎壅塞，觉无风邪，而歪斜不遂等症悉具者，治宜清热化痰，养血顺气。一用风药，祸不旋踵。半身不遂，大率多痰。中左，属死血少血，宜四物汤加桃仁、红花、竹沥、姜汁；中右，属痰与气虚，用二陈合四君子汤加竹沥、姜汁；气血两虚而挟痰者，八物汤加南星、半夏、枳实、竹沥、姜汁。初中卒倒，不省人事，急掐人中、提头顶发，口禁不能进药，急以生半夏末，或皂角、细辛为末吹入鼻中。有嚏者生，无嚏者乃肺绝，死。痰涎壅塞，口眼歪斜，舌强不语，俱当用吐法。一吐不愈，再吐。轻用瓜蒂末一钱，重者，稀涎散加藜芦五分，入麝少许，以鹅毛探吐。唯年老虚弱者不可轻吐，气虚卒倒者不可吐。凡中症，虽有痰涎，尤能进汤水者，先进苏合丸通窍，随进顺气散，不可利小便，热退自利。诸中，或已苏，或未苏，忽然吐出红紫血者，死。

口开心绝，手撒脾绝，眼合肝绝，遗尿肾绝，吐沫直视，喉如鼾睡肺绝。内脱，筋痛，发直，摇头上窜，面赤如妆，汗缀如珠，此皆不治之症。然止见一症者，犹或可治。脉浮迟者，吉，急疾者，凶；寸脉有，尺脉无，当吐不吐者，死；尺脉有，寸脉无，当下不下者，死。

许学士云：暴怒伤阴，暴喜伤阳，忧愁不已，气多厥逆。往往得此疾，便觉涎潮昏塞，牙关紧急，脉伏身寒，此名中气。若中风则身温为异耳，不可作中风治，宜进苏合香丸，续用乌药顺气散或八味顺气散。

花溪老人云：中风者气体先虚，必有风邪直中，然后见有暴仆暴喑，口眼歪斜，手足不举，话语蹇涩，甚者人事不省等症。若无风邪必无此等症候。又云：无直中、类中之分，是见理不真之论也。按：中风者，气体先虚，然后风邪中之者，理也。所谓邪之所凑，其气必虚是也。但常见有人心火暴盛，痰涎壅塞，无毫发

凡例

是方歌之编，实因予资性顽钝，设身处地起见，自惭读书未遂，故随先严[①]医业，时年已三旬，有[②]失幼少之颖悟矣！虽领庭训，揣摩先贤诸作，随记竟随忘，非不专心致志，良由年齿使然。惟汪讱庵先生《备要》所编方歌，简便易记，俾后学临症法方化裁，庶不茫然贻悮。但其所汇仲师《伤寒》方颇全，而编杂症则博采前辈，虽觉后知，竟未统述一家，不能探本寻源，何以识其规模推化？予是编此，意在推己及人之心耳！

编是方歌或两句括一方，或一句内括一方两方。其两句者，方名药味俱详，而一句者，略述汤名、症治，未详药味。然此俱《备要》已载者，不须重複[③]，庶阅者，简易熟记耳。

---

① 先严：先父。
② 有：同“又”。
③ 複：同“复”。

是编汤头名旁“═══[①]”，句内分读。汤症止处或句内药症杂，而汤名不能详，旁註填名某汤，以便爽目。

是方歌内括症治，阅者逐字审明为要。因其句简，而不能全赅，致其歌内排药症，而音韵乖舛，阅者祈为见原。

是方歌小註，俱载明是证原文，或采集前辈，或按末议，以便阅者参挍[②]。下又载二汤症治原文矣。

---

① ═══：此次整理以下划线“______”替代。

② 挍：同“校”。

目录

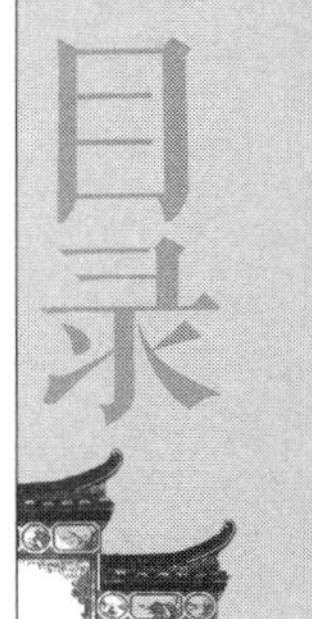

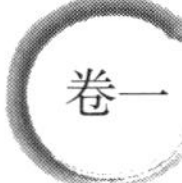

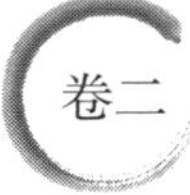

目录

卷三

卷四

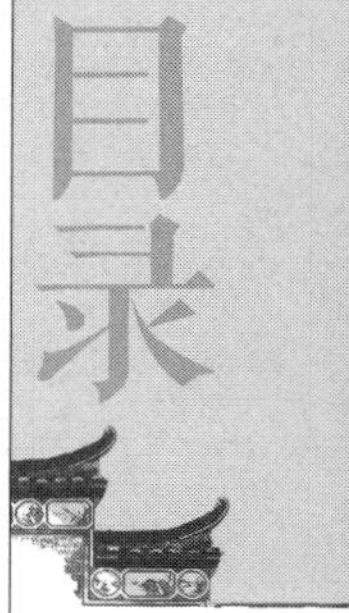
目录

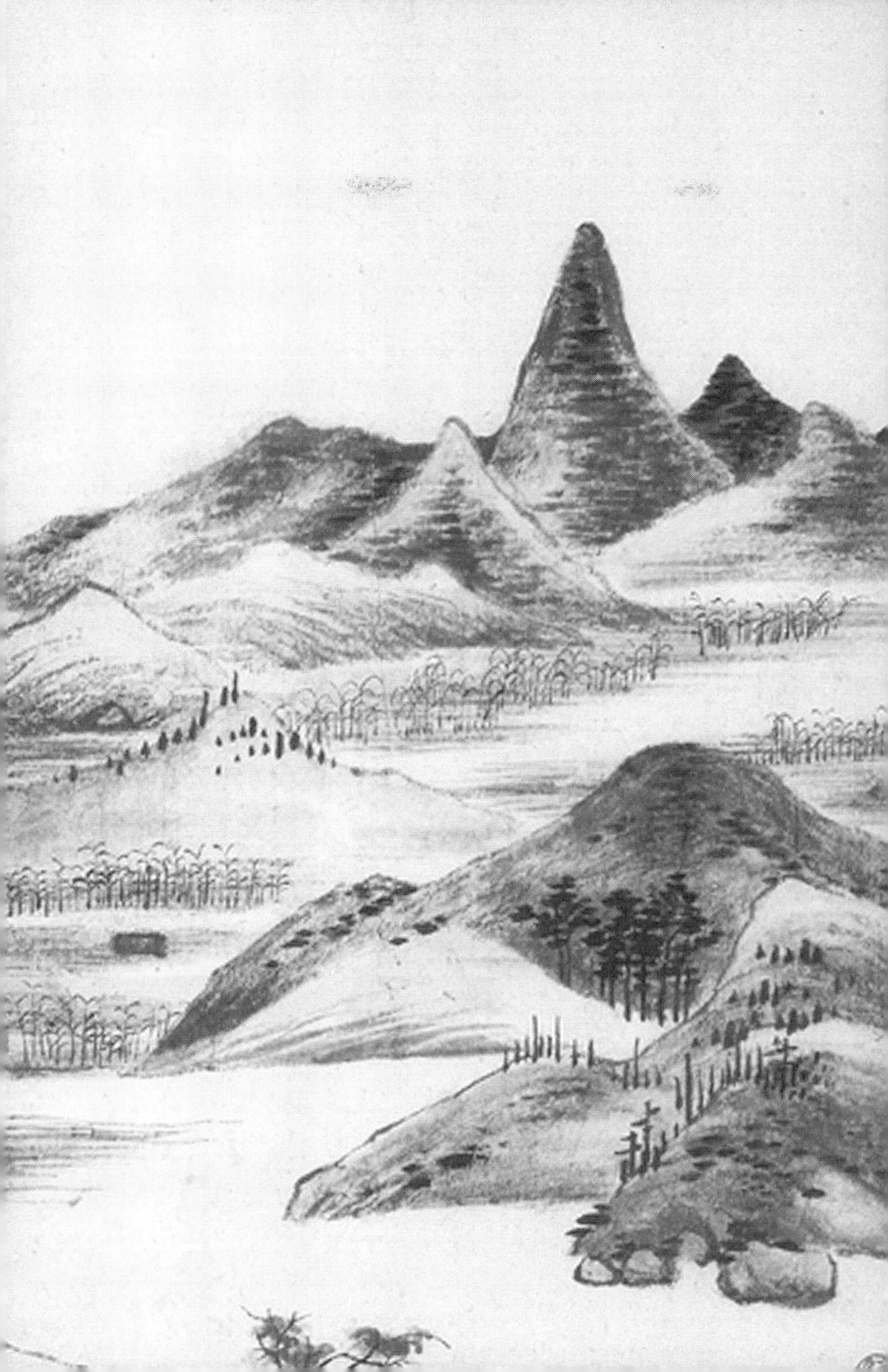

卷一

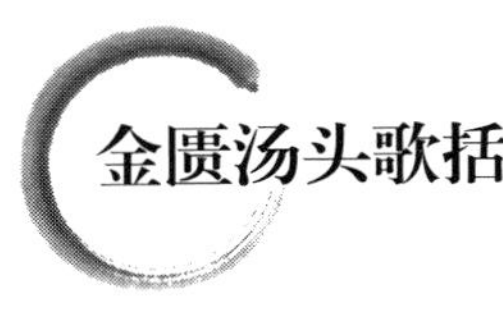

金匮汤头歌括

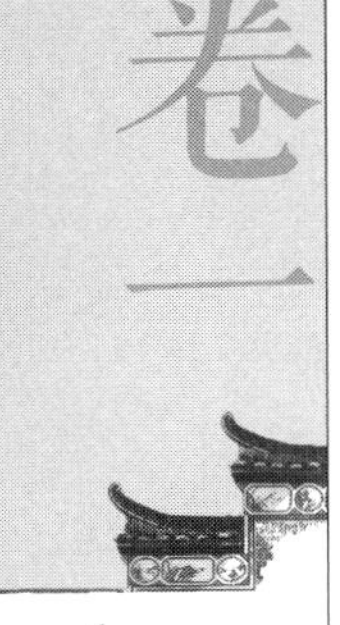

卷一

痉湿暍病方歌

太阳病，发热无汗，反恶寒，名刚痉；发热汗出而不恶寒，名柔痉。太阳病，关节疼痛而烦，脉沉而细者，此名为湿。太阳中暍，发热恶寒，身重疼，脉细芤迟。

太阳证备汗脉沉，柔痉桂枝加蒌根。

无汗溺少身强直，刚痉葛根清口噤。

痉病拘挛噤齘齿，可投承气救其阴。

太阳病，其证备，身体强，几几然，此为痉，括蒌[①]桂枝汤。括蒌根、桂枝、芍药各三两，甘草、生姜各二两。此治柔痉，将成未成方。太阳病，无汗而小便反少，气上冲胸，口噤不能语，葛根汤。葛根四两，麻黄三两，桂枝、炙草、芍药各二两，生姜三两，大枣十二枚。此治刚痉，将成未成方。痉之为病，胸满口噤，卧不着席，脚挛急，必齘齿，可与大承气汤。酒洗大黄四两，川朴八两，枳实五枚，芒硝三合。此治痉病既成，出一救治之正方。

湿风无汗身烦疼，麻黄加术忌火熏。

身疼发热日晡剧，可与麻杏草薏仁。

---

① 括蒌：今统用“瓜蒌”。下文凡见此，保留原文不出注。

防杞[1]黄耆术姜枣，脉浮汗出恶风侵。

桂枝附子草姜枣，风湿相搏体掣痛。

溺利便坚脾湿郁，去桂加术行胃津。

甘草附子桂枝术，骨节痛肿难屈伸。

湿家，身烦疼，可与麻黄加术汤，发其汗为宜，慎不可以火攻之。麻黄三两，桂枝一两，炙草一两，白术四两，杏仁五十粒。身疼，发热，日晡所剧者，此病伤于汗出当风，取冷所致，可与麻黄杏仁薏仁甘草汤。麻黄五钱，杏仁十粒，薏仁五钱，甘草一两。此二方俱治风湿，属表实无汗，视共证之微甚而用之。风湿，脉浮身重，汗出恶风者，防杞黄耆汤。防杞一两，甘草五钱，白术七钱，黄耆一两。此治风湿表虚，汗自出方。伤寒八九日，风湿相搏，身体疼烦，不呕不渴，脉浮虚而涩者，桂枝附子汤。桂枝四两，附子三枚，甘草二两，生姜三两，大枣十二枚。若大便坚，小便自利者，去桂枝加白术四两。此治伤寒未愈，又合风湿，而出二方；后加术者，脾受湿，津液不能行于胃中也。风湿相搏，骨节疼烦，掣痛不得屈伸，近之则痛剧，汗出短气，小便不利，恶风不欲去衣，或身微肿者，甘草附子汤。炙草二两，附子二枚，白术二两，桂枝四两。此治风湿入于内，缓治之方也。

暍热白虎加人参，暑湿瓜蒂经训陈。

训推大顺苍白虎，香薷缩脾辨寒温。

① 防杞：今统用“防已”。下文凡见此，保留原文不出注。

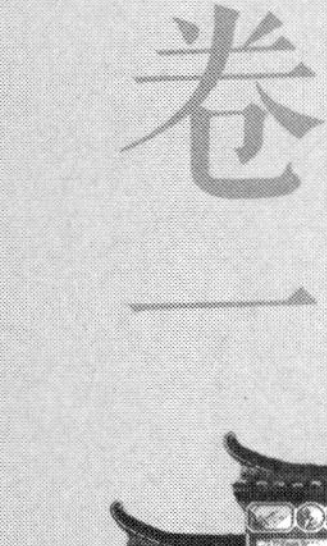

太阳中热者，暍是也。汗出恶寒，身热而渴，白虎加人参汤。石膏一斤，棉裹，炙草二两，粳米六合，人参三两。此治中暑，而不兼湿方。太阳中暑，身热疼重，而脉微弱，此以夏月伤水，水在皮中所致，一物瓜蒂汤。瓜蒂十四枚，剪服。此治暑湿合邪方。后贤香薷饮、白虎加苍术、大顺、缩脾等方，从此推广，有寒温之辨。

百合狐惑阴阳毒病方歌

百合病者，百脉一宗，悉致其病也，意欲食卧，而不能食卧，如寒热而无寒热，或似有神灵者。狐惑病，状如伤寒，卧起不安，蚀于喉为惑，蚀于阴为狐。阳毒之为病，面赤斑斑如锦纹，咽喉痛，吐脓血。阴毒之为病，面目青，身痛如被杖。二证俱五日可治，七日不可治。

百合病形若神呆，百合为君临证裁[①]。
吐后鸡黄汗知母，下后代赭滑石培。
不经汗吐下生地，延渴洗方食饼和。
治渴括蒌牡砺[②]散，发热百合滑石摧。

百合病，吐之，后发者，百合鸡子黄汤。百合七枚，鸡子黄一枚。汗之后者，百合知母汤。百合七枚，知母三两。下之后者，百合代赭汤。百合七枚，代赭石如蛋黄大一块，滑石三两。

---

① 裁：原作“栽”，据文义改。
② 牡砺：今统用“牡蛎”，下文凡见此，保留原文不出注。

不经汗吐下后者，百合地黄汤。百合十一枚，地黄汁一升。一月不解，变成渴者，百合洗方。百合一升，水煎，洗週[①]身，后食汤饼，勿用盐豉。渴不差者，括蒌牡砺散。花粉、牡砺等分，为末，饮服。变发热者，百合滑石散。百合炙，一两，漂滑石三两，共为末，饮，日三服。微利则止服，热自除。

证似伤寒神识糢[②]，蚀喉为惑蚀阴狐。
声嗄泻心汤倍草，咽干煎苦参洗肤。
热深虫蚀肛门患，雄末烟熏痒自无。
目黑内痈归赤豆，脓成能食证相符。

蚀于上部则声嗄，甘草泻心汤。炙草四两，黄芩、人参、干姜各三两，半夏八两，川连一两，大枣十二枚。蚀于下部则咽干，苦参汤洗之。苦参一斤，煎汁，熏洗，日三次。蚀于肛者，雄黄熏之。雄黄为末，筒瓦二块合之，安雄黄于内，烧烟，向肛门熏之。此治狐惑病三方；乌梅丸亦可消息服之。脉数，无热，欲卧，初起目赤，七八日目赤昏黑，若能食者，内痈已成，赤豆当归散。赤豆三升，浸发芽，晒干，当归十两，共为末，浆水服。《浅註》云此证註家有目为狐惑病者，有目阴阳毒者，要之亦是湿热蕴毒之病。其不腐为虫者，即积而为痈，不发于外，身靣[③]者，则发于内肠脏，是同源而异流也。

① 週：同“周”。下文凡见此，保留原文不出注。
② 糢：同“模”。
③ 靣：同“面”。下文凡见此，保留原文不出注。

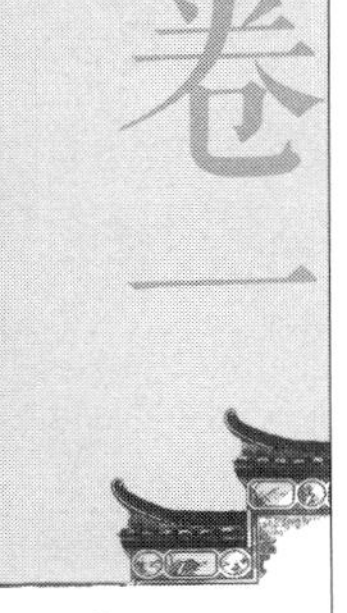

阳毒喉疼斑吐脓，归椒升鳖甘草雄。

阴毒前方椒雄去，身痛面青被杖同。

证已述前，阳毒，升麻别甲[①]汤。升麻、当归、甘草各二两，川椒一两，炙鳖甲一块如手掌大，雄黄五钱，服之，取汗。阴毒照前方，去雄黄、川椒。仲景云天地之厉气，即为毒气，中人从口鼻吸入，故俱喉痛。中于阳，则面赤斑斑，而吐脓血；中于阴，血不营于面，则面青色，血不循环于週身，则身痛如被杖，故用升麻别甲汤，以解毒外出。阴毒去川椒、雄黄者，以毒在阴，不用阳药也。

疟病方歌

疟脉自絃[②]，絃数热，絃迟寒，絃小紧者下之，絃迟者温之，絃紧者发汗、针灸也，浮大者吐之，絃数者风发也，以饮食消息止之。

鳖甲煎丸扇芩姜，柴鼠桂韦[③]葳朴黄，

夏胶丹芍䗪参苈，硝瞿蜂窠桃蜣螂。

病疟，以月计之，一日一发，当十五日愈；设不差，当月尽解；如其不差，此结为癥瘕，名曰疟母，须急治之，宜鳖甲煎丸。炙鳖甲十二两，乌扇二两（如无射干，代之柴胡六两），

① 别甲：今统用“鳖甲”，下文凡见此，保留原文不出注。

② 絃：同“弦”。下文凡见此，保留原文不出注。

③ 韦：原作“苇”。当为“石韦”，据文义改。下文凡见此，保留原文不出注。

黄芩、鼠妇、干姜、大黄、桂枝、石韦去毛、川朴、紫葳（即凌霄花）、半夏、阿胶、芍药、䗪虫、丹皮俱各三两，葶苈、人参各一两，瞿麦、桃仁各二两，蜂窠四两，炙赤硝十二两，蜣螂六两，除鳖甲俱为末，取灶下灰一斗，清酒一斛，烫热淋灰，滤汁，着别甲，煑[①]如胶漆，和前末，丸如梧桐子大，空心服七丸，日三服。

蜀漆云龙疟多寒，浆水送下半匕安。

桂枝去芍漆龙牡，云母无真此代参。

牡砺汤亦治牡疟，无热蜀漆麻黄甘。

但热不寒身痛呕，白虎加桂究源端。

疟多寒者，名曰牡疟，蜀漆散主之。蜀漆烧去腥，云母炼二日，龙骨等分，为末，未发前，浆水送下半匕已。《浅註》云此方治牡疟，乃宣通心阳，使气行肌表，却不专于湧[②]吐。但云母无真，借用桂枝汤去芍药加蜀漆龙骨牡砺救逆汤，服効如神。《外台》牡砺汤：牡砺、麻黄各四两，蜀漆三两，甘草二两。此亦蜀漆散意，外攻之力挍[③]猛。温疟者，其脉如平，身无寒但发热，白虎加桂枝汤。知母六两，石膏一斤，炙草二两，粳米二合，桂枝三两。此治伏邪新寒之方。葆按：此证由暑邪内伏，凉风外加，寒被热炽而束首，热得寒助更猖狂，故用白虎究其邪伏之本，桂枝解新寒之标也。

① 煑：同“煮”。下同。
② 湧：同“涌”。下同。
③ 挍：同“较”。下同。

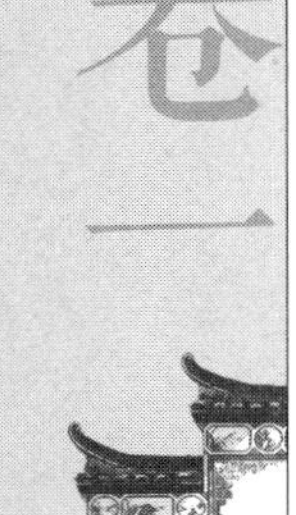

柴桂枣姜芩粉砺，凉风伏暑寒微热。

柴胡去夏花粉加，劳疟渴多《外台》列。

附《外台》方，柴胡桂枝汤：柴胡八两，桂枝、黄芩三两，干姜、炙草、牡砺二两，花粉四两，大枣十枚。葆按：此治夏尽秋深，伏邪微，风邪甚，发热微而恶寒甚方。柴胡去半夏加花粉汤，治疟渴甚；亦治劳疟。柴胡八两，人参、黄芩、甘草二两，花粉四两，生姜三两，枣十枚。葆按：此治少阳火炽，胃阴土燥，故去半夏辛温，防其劫津，加花粉甘酸化阴，润胃也。

中风历节病方歌

夫风之病，当半身不遂，或但臂不遂，此不为风而为痺[①]。脉微为虚而数为热，中风既成之证使然也。邪中于络，肌肤不仁；邪中于经，即重不胜；邪中于腑，即不识人；邪中于脏，舌即难言，口必吐涎。寸口脉沉而弱，沉则主骨主肾，弱则主筋主肝。汗出，浴入水中，水气伤心，历节痛，黄汗出，故曰历节。

驱风至宝桔荆防，羌[②]独麻辛膏滑芒，

翘薄天麻栀蝎尾，八珍去苓合四黄。

① 痺：同“痹”。

② 羌：原文作“羗”。羗：同“羌”，下同。

此治风中经络与腑，未入于脏，或风火交煽，喻嘉言取用驱风至宝膏。防风、白术、芍药各二两五钱，黄芩、石膏、熟地、人参、羌活、独活、天麻、桔梗各一两，滑石三两，当归一两五钱，甘草二两，川芎三两五钱，芒硝、大黄、连翘、麻黄、栀子、荆芥、川柏、川连、全蝎、细辛、薄荷各五钱，蜜丸弹子大，每服一丸，细嚼，茶酒送下。此方人或疑其攻散杂投，病家往往不肯信服，但死生定数，医人不可强也。

菊术参苓芎归防，桂辛矾牡桔芩姜，
风邪中脏涎难语，师未立方黑散良。

邪入于脏，舌即难言，口必吐涎，仲师未立方，註家以候氏黑散治之。菊花四两，白术、防风一两，桔梗八钱，黄芩五钱，细辛、干姜、人参、茯苓、当归、川芎、牡砺、矾石、桂枝各三钱，十四味共为末，酒服，忌鱼肉大蒜。初服二十日，温酒服，后宜冷服，共服六十日止，使药气积腹中不下，若热服则下矣！

寒滑膏紫赤白石，桂姜龙牡草黄力，
除热瘫痫风引汤，脏汁俱虚火亢极。

正气引邪，㖞僻不遂，此言中风之偏于风者。风为阳邪，其脉主缓，师未立方，以风引汤治之。大黄、干姜、龙骨各四两，桂枝、甘草、牡砺各二两，寒水石、滑石、石膏、紫石英、赤石脂、白石脂各六两，井水煎服。徐忠可云风邪内逆，则火热内生，五脏亢甚，逆归于心，故用桂甘龙牡通阳气，安心肾；火发必风生以侮上，脾气不行而瘫痪，故用大黄以荡之；用诸石者，清金厚土，助肾补心之意也。

防杞防风草桂枝，地黄汁饮少阴虚，

状狂独语忘行走，风迸入心动象垂。

风迸入心，病如狂状，妄行，独语不休，其脉浮，防杞地黄汤。防杞、甘草五钱，桂枝、防风三钱，上四味以酒渍之，取汁，用铜器盛之；外用生地二斤，切片蒸之，如斗米饭熟时，入绞汁，去渣，和前药汁服。徐灵胎云此方诸药皆轻，地黄独重，乃治血中之风也，以手少阴君火，阳邪迸之，所见之外证，俱是动象也。

桂枝芍药知母汤，术附防草麻黄姜，

历节疼痛头眩吐，脚肿如脱体羸尫。

诸肢节疼痛，身体尫羸，脚肿如脱，头眩短气，温温欲吐，桂枝芍药知母汤。桂枝四两，芍药三两，甘草、麻黄、附子二两，白术、知母、防风四两，生姜五两。此治肝肾两虚，营卫三焦亦因之而俱病也。徐忠可云此证阴阳诸痺，欲治其寒，则上之郁热已极，治其热，则下之肝肾已痺，此方桂芍知母，寒热辛苦并用，而各妥当也。

乌头耆草芍麻均，脚气历节难屈伸，

服后冲心矾二两，浆煎浸脚痛回春。

病历节，不可屈伸，疼痛，乌头汤主之；亦治脚气。乌头五枚，麻黄、芍药、黄耆、炙甘草各三两。先用乌头切片，以蜜三升煎之，取汁一升即去乌头，生附子亦可，再将前四味煎汁，去渣，和蜜汁，再煎，温服。矾石二两，浆水煎化，承热浸脚良。《浅证》云脚气冲心重证，若用此汤浸，必先服乌头汤，以矾能却水，而兼护心也。

头风摩散附盐匀，为末摩偏正头疼。

内服恐风乘火势，外摩立法启后人。

头风摩散：附子一枚，食盐，等分，为末，以方寸匕，摩头疼处，令药力行，而痛自止。葆按：此治偏正头风外治法，用附子辛热通阳，食盐咸寒柔木。内服，恐助火而风反乘火势，仲师故立外治法。

续命麻桂石归芎，参草杏姜治痱风。

三黄麻耆芩辛独，风扰卫营不运通。

术附草汤脾肾理，三方附采辨何从。

《古今录验》续命汤治中风痱，身体不能自持，口不能言，冒昧不知痛处，或拘急不得转侧。麻黄、桂枝、甘草、干姜、石膏、当归、人参各三两，杏仁四十粒去皮，川芎一两五钱。汗出则愈，不汗再服。《千金》三黄汤治风中营卫，手足拘急，百节疼痛，烦热心乱，恶寒，经日不喜饮食。麻黄五分，黄芩三分，黄耆三分，细辛二分，独活四分，煎，分三服。初服小汗出，三服大汗出。心热加大黄；腹满加只实[①]；气逆加人参；悸加牡砺；渴加花粉；寒加附子。《近効》术附汤治风虚，头重眩苦极，不喜食，煖[②]肌脉，固精气。白术一两，附子一枚半，炮，去皮，炙草一两，生姜五片，枣五枚，煎，温服。喻嘉言云内夺而厥，则为风痱，取仲景见[③]成三方，有合经意。

① 只实：今统用“枳实”。下文凡见此，保留原文不出注。

② 煖：同“暖”。下同。

③ 见：“现”的古字。

续命汤治营卫素虚，而风入者；三黄汤治风热内炽，而风入者；术附汤风已入脏，脾肾两虚兼以痹，类风状。见证，辨明从治。

越婢麻膏姜枣草，汗多热极加术保。

恶风内附子一枚，津脱腠开营卫守。

《千金》越婢汤：麻黄六两，石膏半斤，甘草一两，生姜二两，大枣五十枚，白术四两。此治厉风伤气，下焦脚弱，内热亢极，则身体津液脱，而腠理开，汗大泄出。恶风，加入炮附子[①]一枚。

血痹虚劳病方歌

血痹之病从何得之？师曰：夫尊荣之人，骨弱肌肤盛，因被劳汗出，卧中不时动摇，加被微风，遂得之。风与血相搏，谓之血痹。男子脉大为劳，脉极虚亦为劳，久损不復，五脏乖戾，而虚成矣！

黄耆桂枝五物汤，芍药枣姜和阴阳。

肌盛形劳风微入，风乘血弱血痹详。

血痹，阴阳脉俱微，尺中小紧，外证身体不仁，如风痹状，黄耆桂枝五物汤。黄耆、桂枝、芍药三两，生姜六两，大枣十二枚。葆按：此治血痹之正方。骨弱肌盛，其气必虚，故用黄耆以固之；被劳汗出，其血亦弱，而用桂芍以和之，佐

① 炮附子：原作“泡附子”，径改。

以姜枣，温经脉，而舒血分之痹，使卫气固，则邪渐却，营血和，风自不能与血相搏矣！余治此证，屡用效。

龙牡和桂枝汤熬（桂枝龙骨牡砺汤），男子失精女梦交。

汗出阴虚薇附入，二加龙骨桂枝抛。

天雄散术桂龙骨，摄阴补阳精窍包。

失精家，少腹絃急，阴头寒，目眩，发落，脉芤动微紧，男子失精，妇子梦交，桂枝龙骨牡砺汤即桂枝汤加龙骨、牡砺各三两。葆按：此补阴中，有助肾阳之意。《小品》治虚弱，脉浮大者，此方除桂枝，加白薇、附子各三两，名二加龙骨汤，以桂枝辛散，非阴虚火亢所宜，虽汗出，实虚阳鼓之外溢，而加薇附，泻火导火，即是养阴矣！附天雄散：天雄三两（生附子亦可），白术八两，龙骨二两，桂枝六两。葆按：桂枝龙牡与此汤，俱摄阴补阳，而二加龙骨则偏于补阴矣！

薯蓣黄卷合八珍，胶姜麦枣蔹杏仁。

柴桂神曲防风桔，虚劳风气百疾寻。

虚劳诸不足，风气百疾薯蓣丸。薯蓣三两（即山药），豆黄卷、干地黄、当归、桂枝、神曲各一两，人参、阿胶各七钱，白术、芍药、川芎、麦冬、杏仁、防风各六钱，野茯苓、桔梗、银柴胡各五钱，炙甘草二钱，白蔹[①]二钱，军干姜[②]三钱，大枣

① 白蔹：原文作“白敛”，径改。

② 军干姜：“均姜”别称。旧时产于湖南均州，封为道地药材，称“均姜”。

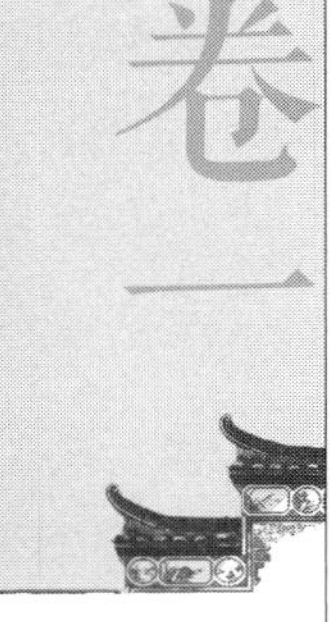

百枚，为膏，上二十一味共为末，炼蜜和枣、胶为丸，弹子大，空心酒送下百丸为一剂。葆按：此方补散兼用，是治虚劳将成未成方。体虚人邪客，久留不去，正气日亏，碍补而不得不补，虑散而不能不散，渐延虚劳成矣，是师立防微杜渐方也。

虚劳吐衄[1]遗腹疼，口躁建中烦热伸。

劳剧加耆补不足，腰疼溺闭肾气温。

虚烦不寐枣仁敛，苓草知芎缓火侵。

虚劳里急，为悸为衄，腹中痛，梦失精，四肢疫痛，手足烦热，小建中汤。桂枝三两，甘草二两，芍药六两，姜三两，枣十二枚，饴糖一斤。尤在泾云此和阴阳、补营卫之方，甘与辛合而生阳，苦与甘助而生阴，阴阳相生，中气自立矣！虚劳里急，诸不足，黄耆建中汤即前方加黄耆一两五钱。葆按：虚劳里急，诸不足，比前证加甚也，是用黄耆，而专长以补之。虚劳腰痛，小腹拘急，小便不利者，八味肾气丸，方“妇人杂病”。葆按：此甘温化气方，仲师为小便不利而设；若小便多者，禁用。据《浅註》云：此证天雄散狡胜。虚劳，虚烦不眠，酸枣仁汤。枣仁三升，茯苓、知母二两，甘草、川芎一两。此治心火炽，实由肝郁而成，则魂不安，而不眠矣！

血劳䗪蛭芩虻螬（大黄䗪虫丸），草地杏黄芍漆桃。

百日虚劳采復脉，传尸鬼疰獭肝瘳。

---

① 衄：同“衄”。

五劳虚极羸瘦，腹满，不能饮食，食伤、忧伤、饮伤、房室伤、饥伤、劳伤，经络营卫气伤，内有干血，肌肤甲错，目黯黑，缓中补虚，大黄䗪虫丸。蒸大黄二两，䗪虫半斤，水蛭百枚，黄芩二两，虻虫一升，蛴螬百枚，甘草三两，地黄十两，杏仁一升，芍药四两，干漆一两，桃仁一升，为末，炼蜜为丸，如豆大，酒服五丸，日三服。此治俗云干血劳之方，干血不去，则足以留新血，而渗溉不周，是用润以化其干，通其瘀，佐大黄，通以行其闭，而加地芍草，和其虚，或兼服琼玉膏更妙。附《千金》復脉汤又名炙甘草汤，治虚劳不足，汗出而闷，脉结悸，行动如常，不出百日死，急者半月死。方歌详《备要》。炙草四两，桂枝、生姜各三两，麦冬、麻仁半斤，人参、阿胶二两，生地一斤，大枣三十枚，水煎，内胶再煎，日三服。《肘后》獭肝散，治冷劳，及鬼疰一门相染。獭肝一具，焙干，为末，水调，服方寸匕，日三服。徐忠可云劳证皆热，此独言冷者，阴寒之气与邪为类，故邪挟寒入肝，而抟其魂，使少阳无权，则生气绝，故无不死。獭者，阴类也，其肝应月而增减，是得太阴之正，用肝以入肝。獭肉性寒，惟其肝性温，是以治冷劳，又主鬼疰一门相染，揔[1]属阴邪，法以正，阴化之治也。

① 揔：为“总”的古字。

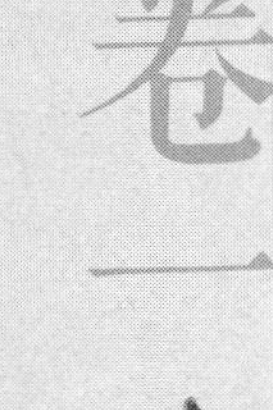

肺痿肺痈欬[1]嗽上气病方歌

口中澼澼[2]，欬即胸中隐隐痛，脉反滑数，此为肺痈，欬唾脓血。脉数而虚者，为肺痿；脉数而实者，为肺痈。有声无痰，曰欬；有声有痰，曰嗽。前人谓：肺痈由风，风性上行而上气。然亦不拘泥分肺痈、肺痿、咳嗽上气，师合为一，大有深意，分之可也，合之亦可。

唾涎不欬草姜温，吐沫难眠皂丸吞。

痈始萌喘葶苈枣，米粥脓成桔梗珍。

肺痿吐涎沫而不欬者，其人不渴，必遗尿，小便数，所以然者，上虚不能制下故也。此为肺中冷，头必眩，多涎唾，甘草干姜汤以温之。甘草四两，干姜二两，蜜丸，枣汤送三丸。欬逆上气，时时唾浊，但能坐而不能眠，皂筴[3]丸主之。皂筴八两，去皮，为末，蜜丸，丸豆大，枣汤送。葆按：此治体强初病，肺气壮，邪气壅盛方。但其性辛烈，下气刮肠，虚者慎之。肺痈将成，喘不得卧，葶苈大枣泻肺汤。葶苈炒黄，枣同煎服，或用葶苈炒为末，枣肉捣泥为丸，开水送。此治肺痈将成，病势渐进，乘其未集，而轻击之。咳而胸满，振寒脉数，咽干不渴，时出浊唾，腥臭如米粥，桔梗汤。桔

① 欬：同“咳”。下同。

② 澼澼：口中干作响。

③ 皂筴：当作“皂荚”，下文凡见此，保留原文不出注。

梗一两，甘草二两。此治肺痈正方。葆按:《济生》桔梗即此推化，详《备要》。予屡用获效。若痰臭止，后以六味、生脉、异功合方多服，补其不足，其法详，汇参。

欬上气射干麻黄，菀味夏辛欵[①]枣姜。

麦冬汤火逆上气，夏枣草参粳米尝。

欬而上气，喉中水鸡声，射干麻黄汤。射干十二枚，紫菀、冬花各三两，五味、细辛、生姜各四两，半夏半斤，麻黄四两，枣十枚。葆按：此证俗谓之喘哮，喉中痰气阻塞，呼吸似水鸡声，中年得此为痼疾。定喘汤从此化出，见《备要》。火逆上气，咽喉不爽利，止逆下气，麦门冬汤。麦冬七钱，半夏六钱，人参、甘草二两，粳米三合，枣十二枚。此证风火烁金，挟饮而上逆方，无咳嗽痰涎，但觉咽喉不爽利，若有物阻，故用参、米、枣，补中而化气，麦冬、半夏清降而止逆，否参勿轻试。

朴杏麻辛欬脉浮（厚朴麻黄汤），夏姜小麦味石膏。

脉沉泽漆姜前夏，芩紫人参桂草投。

欬而脉浮者，厚朴麻黄汤。厚朴五两，麻黄四两，石膏一块如鸡子大，半夏、杏仁半斤，干姜、细辛二两，小麦一斤，五味半斤。此治风寒在肺经气分之表方。咳而脉沉者，泽漆汤。半夏半斤，紫参（作紫苑[②]）、生姜、白前各五两，生甘草、黄芩、

① 欵：同“款”。下同。

② 紫苑：今统用“紫菀”，下文凡见此，保留原文不出注。

人参、桂枝各二两，泽漆三斤，先煎汁后入诸药。此治寒饮之在里，非在腹之里，乃邪在肺经血分之里也。

肺胀喘目突如脱，脉浮越婢加半夏。

烦躁而喘心下水，小青龙汤石膏纳。

外邪内饮，填塞胸中，欬而上气，此为肺胀。其人喘，目突如脱之状，越婢加半夏汤。越婢汤，详“中风”，加半夏半斤。肺胀，欬而上气，烦躁而喘，脉浮者，心下有水，小青龙汤。麻黄、芍药、桂枝、干姜、甘草各三两，五味、半夏半斤，加石膏二两。方歌见《备要》。心下有水，上气，小青龙汤为的剂，然烦燥[①]脉浮，则挟有热在内，故加石膏，是寒温並[②]用也。

《千金》生姜草枣参，肺痿躁渴唾沫频。

桂枝去芍加皂筴，浊涎难化法辛温。

《千金》生姜甘草汤，治肺痿，咳唾涎沫，多不止。生姜五两，人参三两，甘草四两，大枣五枚。桂枝去白芍加皂筴汤，亦治肺痿，吐涎沫。桂枝、生姜各三两，甘草一两，枣十二枚，皂筴一枚，去皮用。尤在泾云此二方俱治肺痿，而用辛甘温药，以肺既枯痿，必生气行气以养其津。盖津生于气，气至津亦至矣！若实无津液，断非温剂所能可滋长。然其方下俱云，治吐涎沫多不止，则非无津液矣，乃有津液而不收摄分布也，

① 燥：焦躁。

② 並：通“傍”。並用，一同使用。

故非辛甘温药不可。加皂荚者，兼有浊痰也。

时欬臭脓桔贝巴（桔梗白散），肺痈甲错苇茎瘥。

《外台》肺痿炙甘草，气能生津保肺家。

《外台》桔梗白散证治与桔梗汤同。桔梗、贝母各三两，巴豆一分，押去油。强人服半匕，涎痰在上则吐，在下则泻。《千金》苇茎汤治咳，微发热，胸中烦满，甲错，此为肺痈。苇茎（即芦根）二斤，苡仁半斤，桃仁十五粒，瓜瓣[1]（即冬瓜花，如无，用冬瓜子）半斤，服之当吐脓。《外台》炙甘草汤，治肺痿咳唾，心中温温液液；方见"虚劳"。葆按：肺痈、痿证，桔梗汤，王者之师也。桔梗白散，捣坚劫寨之将，虚者慎用。惟炙甘草汤，"肺痿"要方，是培气能生津法。

奔豚病方歌

奔豚病气从少腹，上冲咽喉，发作欲死，復还止，皆从惊恐得之。

奔豚冲胸葛李根，芎归夏芍草姜芩。

此为客邪乘肝逆，本病乌梅化法寻。

奔豚，气上冲胸，腹痛，往来寒热，奔豚汤主之。甘草、川芎、当归、芍药、半夏、黄芩、生姜各四两，生鲜葛五两，李根白皮一斤。此治奔豚证，由肝受邪而发，以此汤畅肝气而

① 瓜瓣：原作"瓜辨"，径改。

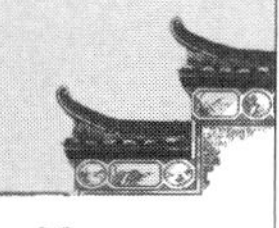

去客邪也，第此为客邪立法。若肝胆本病发作，以乌梅丸为神剂，此则《金匮》之正面处，化推寻出底面法；方见“跌蹶”。

发汗烧针寒客入，桂枝加桂解外因。

奔豚欲作脐下悸，苓桂草枣肾侮心。

发汗后，烧针令其汗，针处被寒，核起而赤者，必发奔豚，气从少腹上至心，灸[①]其核上各一壮，与桂枝加桂汤即桂枝汤再加桂枝二两。此治肾气乘外寒而动发，奔豚方。发汗后，脐下悸者，欲作奔豚，茯苓桂枝甘草大枣汤。茯苓半斤，桂枝四两，甘草二两，枣十五枚，甘澜水煎服。此治欲作奔豚方。程氏云：汗后，脐下悸者，阳气虚，肾邪上逆也。脐下为肾气发源，故用茯苓，泻水伐肾，桂枣行阳散逆助脾，水用甘澜者，不助肾也。

胸痹心痛短气病方歌

阳微阴絃之脉，即胸痹心痛。平人无寒热，短气不足以息者，实也。

括蒌薤白白酒汤，胸痹欬唾阴僭阳。

加夏痰援牵彻背，气喘难卧浊邪狂。

胸痹之病，喘息欬唾，胸背痛，短气，脉沉而迟，括蒌薤白白酒汤。括蒌实一枚，薤白半斤，白酒七斤。胸痹不得卧，

① 灸：原作“炙”，据文义改。

心痛彻背者，括蒌薤白半夏汤。括蒌一枚，薤白三两，半夏半斤，白酒一斗。此方痹甚于前，挟有痰饮。葆按：胸中阳气所居，阴邪乘虚而僭之，则肺气失其宣降，阴邪挟饮为援，随其气之部位而作逆，故用白酒通阳而驱阴，薤白涤寒而降逆，括蒌体滑，能推荡胸中郁热垢腻也。

枳实薤蒌朴桂枝，痞留胸胁抢心垂。

参姜术桂草符治（人参汤），攻补殊途审证施。

胸痹气塞苓杏草，橘枳生姜亦主之。

痹引筋疼薏附散，心悬摇桂实姜医。

胸痹心中痞，留气结在胸，胸满，胁下气逆抢心，枳实薤白桂枝汤主之；人参汤亦主之。枳实四枚，薤白半斤，桂枝一两，厚朴四两，括蒌实一枚。人参汤：人参、干姜、白术各三两，桂枝、甘草各四两。此二方治胸痹，较前已甚之证。尤在泾云是宜急通其痞结之气，否则速復其不振之阳。葆按：此证宜辨其虚实强弱，体强属实，宜前方，通其痞结；体弱属虚，宜此汤速復其阳。予临证治验，颇多。胸痹，胸中气塞，而短气，茯苓杏仁甘草汤；橘枳生姜汤亦主之。茯苓三两，杏仁五十粒，甘草一两，橘皮一斤，只实三两，生姜半斤。尤在泾云此二方治胸痹，较前证稍缓，亦有甘淡苦辛之别，酌其虚实。葆按：茯苓甘草汤，治痰饮在膈，故用甘淡以渗之。橘枳生姜汤，治寒气作逆，是宜苦辛以开之。胸痹，筋时见缓急者，薏苡附子散。苡仁十两，附子三两，为末，日三服。此治胸痹兼证。葆按：此兼肝逆也，肺为阳主气，气弱不能朝脉而制木，肝主血生风，风烈反挟阴邪而侮金，是用附子通阳虚，而薏苡缓肝逆也。心中疼，诸逆，心悬摇痛，桂枝生姜只实汤。桂枝、生姜三两，只实五枚。葆按：此证与胸痹同类，而不甚疼，或由客侮，或属气郁，师立门径，以开后学。

乌头石脂椒附姜，心痛彻背急温阳。

九痛丸方治心痛，狼牙参附萸巴姜。

心痛彻背，背痛彻心，乌头赤石脂丸。乌头一枚，川椒、干姜各一两，附子五钱，赤石脂一两，蜜丸，先食服一丸。此治心痛牵引前后，阴邪僭于阳部，必用大温剂，以急救，非薤白白酒，所能治也。九痛丸方治九种心痛。炮附子三两，生狼牙、巴豆肉、干姜、吴萸、人参各一两，为末，炼蜜为丸，如梧桐子大，火酒送下。强人服二丸；弱者减之。兼治中恶腹胀，口不能言，又治久年积冷，流注，心胸痛并冷冲冲气，落马坠车，血分等疾，皆用之。

腹满寒疝宿食病方歌

病腹满，按之不痛为虚，痛者为实。腹满时减，復如故，此为寒，当与温药。腹满不减，减不足言而不减，此为实，当下之。寒疝，绕脐痛，手足冷。宿食者，谷乱积，而壅盛，非是近饮食所伤也。

七物朴实桂枣姜，草黄满热表里尝。

痛而无热大便闭，厚朴三物朴实黄。

痛满心胸柴胡下，痛时无减承气良。

病腹满发热，脉浮而数，厚朴七物汤。厚朴半斤，甘草、大黄三两，枣十枚，枳实五枚，桂枝一两，生姜五两。呕加半夏；下利去大黄。此治腹痛发热，表里两解之方。腹满便闭者，厚朴三物汤。厚朴八两，大黄四两，枳实五枚。此治痛而无热，通则不痛，以内实可下方。经云按之心下满痛，此为实也，当下之，宜大柴胡汤。柴胡八两，黄芩、芍药各三两，半夏半斤，枳实四枚，大黄二两，枣十二枚，生姜五两。葆按：此痛在心胸及腹，其邪在上焦，故用兼和表里而下之，非比前证实邪，师之立方，如此斟酌。腹满不减，减不足言，当下之，宜大承气汤；方见“痉”。此治邪在腹，与心下不同。葆按：腹者，中焦也，内有实壅，故用大承气汤，下之。

附子粳米草夏枣，雷鸣腹满胸逆呕。

大建中饴椒姜参，突痛冲皮难拈手。

腹中寒气，雷鸣切痛，胸胁逆满，呕吐，附子粳米汤。附子一枚，半夏、粳米半斤，甘草一两，枣十枚。此治寒气自下而上僭，中土之阳必虚，惟恐胃阳随其呕吐而脱，故温胃阳中，而兼补肾阳也。葆按：予治詹友，呕吐不寐，烦燥，舌苔白，脉弱，口渴，初进泻心，继用理中、香砂，无効。因思病者，呕恶不止，胃汁干耗，非火非寒，亦非芳香苦降可治，以此汤数剂而愈。胸中寒痛，呕不能食，腹中满，上冲于皮而突起，出见有头足，上下俱痛，而手不可触近者，大建中汤。川椒炒，二合，干姜四两，人参一两，煎汁，内饴糖，再煎服，食粥温覆之。此治心胃受寒，下焦阴气，从上逆痛也。方中参桂饴糖，建立中气；椒性下行，温起下焦之阳，

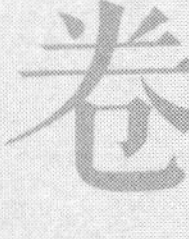

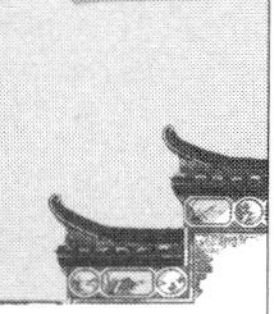

以胜上焦之弥阴也。葆按：此阴寒挟实邪，从下上逆，急固中焦，速温下焦，免浸弥上焦也。

疝腹胁疼补血虚，归姜羊肉兼寒医。

阴寒结聚胁偏痛，大黄辛附温通之。

寒疝，腹中痛，及胁痛里急者，当归生姜羊肉汤。当归、生姜各三两，羊肉一斤。寒多，加生姜一斤；呕，加橘皮、白术三两。此治寒疝，煖寒补血之和剂。葆按：疝属肝病，乙癸同源，乌头煎煖肾中之阳，以驱阴寒，而不能补血。胁下属表里，肝胆相联，此胁痛，实属血虚。师立此方，煖寒而补血也。胁下偏痛，发热，此阴寒也，以温药下之，宜大黄附子汤。大黄、附子三两，细辛二两。葆按：胁下偏痛，发热，若脉紘大数，此为邪热，或用大柴胡汤；而脉紘紧，此为寒邪结聚，寒结非温不散，而实聚非通莫解，此方温煖以通利也。

乌头五枚蜜煎仑，寒疝绕脐厥脉沉。

腹痛身疼表里痺，桂枝汤和効如神。

邪正相搏，即为寒疝。寒疝，绕脐痛，若发，则上出汗，而下白津出，手足厥冷，其脉沉紧，大乌头煎主之。乌头五枚，水煎汁，内蜜二斤，煎水气尽，强人服七合。此治寒疝正方。阴寒结聚，宜辛甘温以救阳。寒疝腹中痛，逆冷，若身疼痛，灸[①]刺诸药不能治，孰可抵当，乌头桂枝汤。前乌头煎加桂枝汤，五合和服，初不知，加服五合，其知者，如醉状，

① 灸：原作“炙”，据文义改。

吐者为中病，此寒疝表里证剧，而出救治之方也。

赤丸乌头寒厥逆，细辛苓夏朱和色，

护心重镇虚阳浮，阴邪渐消寒不客。

经云：寒气厥逆，赤丸主之。乌头二两，茯苓、半夏四两，细辛一两，为末，内朱砂，和色匀，蜜丸。先食酒，下三丸，日再，不知增服，以和为度。此治四肢厥逆，而不言腹满者，从其急而治也。徐忠可云四肢阳气所起，寒气客之，阳气不顺接，而厥阴冲气而逆，以乌头、细辛伐内寒，苓、半下其逆，寒则气浮，故用朱砂镇之，兼护心，使阴寒不能客也。葆按：予治王姓年六旬，证见左胁作逆，心下动跳不住，阅前服方，或作肝逆，或补气血，经半年许，罔効。予胗其脉浮大不任按，此属阴寒久僭阳位，上下不交，厥阴中逆，进此赤丸十剂而愈。

巴杏二枚捻汁服（走马汤），心疼胀闭是中恶。

绞肠痧证倾杀人，利肺扫肠捷猛毒。

《外台》卒中柴桂汤，风邪胃脘[1]痛神効。

《外台》走马汤治中恶心痛，大便闭。巴豆、杏仁各二枚，研泥，热汤，捻取汁饮之，当下愈；通治飞尸、鬼击痛。沈月南云中恶证俗名绞肠痧，由口吸秽毒之气，脏腑肠胃壅塞，正气不行，故心痛腹胀便闭，是为实证，非比六淫邪侵，由表及里，故用巴豆，毒猛急攻其邪，佐杏仁利肺，而通肠邪，

① 脘：原作“腕”，据医理改。

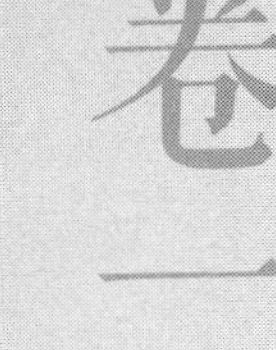

从大便一扫尽出。若缓湏[1]臾，正气不通，阴阳机息则死矣！《外台》柴胡桂枝汤，柴胡四两，黄芩、人参、芍药、桂枝各一两五钱，甘草、生姜各三两，半夏四两，枣十二枚。此治风邪胃脘痛方。

宿食伤脾损化机，运机宣化承气施。

痢初不食亦宜下，上脘瓜蒂探吐奇。

经云寸口脉浮而大，按之反涩，又脉滑而数者，实也，俱有宿食。下利之初，此有宿食，俱可下之，宜大承气汤；方见前“宿食”。食在上脘，当吐之，宜瓜蒂散。瓜蒂一分，赤小豆三分，炒黄研末，豆豉七合，同煎汁，服末一钱。不吐者，加二钱，以吐为度。《浅註》云各家说脾胃者，所以化水谷，而行津气，不可一刻止也，谷止则化绝，气止则机息，化绝机息则受困矣，故用大承气，速去其停谷，谷去则气行而化，续生以全矣！葆按：此宿字，体认由渐而来，壅塞胃气，非近食伤，而用消导也。

五脏风寒积聚病方歌

五脏中风系本脏之风，师未立方。积者，脏病也，终不移；聚者，腑病也，发作有时；谷气者，食气也，按之则愈，復发。

① 湏：同“须”。

覆花新绛及葱和，肝着胸满常按摩。

腰冷身重如钱捆，甘姜苓术肾着培。

麻仁朴杏芍黄实，溺数便坚脾约摧。

肝着之病，其人常欲以手蹈其胸上，先未苦时，但欲饮热，旋覆花汤。覆花三两，葱十四茎，新绛少许。肾着之病，其人身体重，腰中冷，如坐水中，形如水状，反不渴，小便自利，饮食如故，病属下焦。身劳汗出，衣里冷湿，久久得之，腰以下冷痛，腹重如带五千钱，甘姜苓术汤。甘草、白术各二两，干姜、茯苓各四两，三服，腰中即温。趺阳脉得浮涩相搏，大便则坚，其脾为胃所约，麻仁丸。麻仁二斤，芍药半斤，大黄一斤，只实半斤，川朴二两，杏仁一升，炼蜜丸，桐子大，服十丸，渐加以知为度。《浅註》云肝主疎[①]泄，血滞而不行，如物之粘着，故名肝着。肾受冷湿，着而不去，故名肾着。脾虚不能上输精气，水独下行，小便数，大便则坚，其脾为胃所管约，故名脾约。

痰饮欬嗽病方歌

夫饮有四，何也？师曰：其人素盛今瘦，水走肠间，沥沥有声，谓之痰饮。饮后水流在胁下，欬唾引痛，谓之悬饮。饮水流行，归于四肢，当汗出而不汗出，身体疼重，谓之溢

① 疎：同“疏”。

饮。欬逆倚息，不得卧，其形如肿，谓之支饮。四饮外，留而不去，谓之留饮。其人背寒，冷如掌大，伏而难攻，谓伏饮，其人寒热，背痛腰疼，目泪自出，振振身瞤。

痰饮胸胁满目眩，苓桂术甘温气宣。

气短饮微从溺去，通脏吸难肾气丸。

甘遂半夏草蜜芍，留饮停胸去復缠。

十枣汤末芫遂戟，悬饮胸痛脉沉絃。

溢饮发汗温凉辨，大小青龙寒热研。

心下有痰饮，胸胁支满，目眩，苓桂术甘汤。茯苓、白术、桂枝各三两，甘草二两。短气有微饮，当从小便去之，苓桂术甘汤主之；肾气丸亦主之；方见“妇人杂病”。喻氏云微饮阻碍呼吸而短气，宜分辨之，若呼之气短，是心肺之阳碍，宜苓桂术甘，通其阳则膀胱之窍利矣；若吸之气短，是肝肾之阴碍，宜肾气丸，通其阴，则小便之闭开矣！病者脉伏，其人欲自利，利反快，虽利心下续即坚满，此为留饮欲去，而不能尽去故也，甘遂半夏汤。甘遂三枚，半夏十二枚，甘草指大一枚，芍药一枚，蜜半斤，仝煎服。脉沉而絃者，为悬饮内痛，十枣汤。芫花、甘遂、大戟等分，为末，枣十枚煎汤送，待便利，食粥养。病溢饮者，当发其汗，大小青龙汤主之。小青龙汤见“肺痿”。大青龙汤：麻黄六两，桂枝、甘草二两，生姜三两，杏仁四十粒，枣十二枚，石膏鸡子大一块。此治溢饮发汗。寒者辛温，故用小青龙汤；热者，用辛凉，故用大青龙汤。

支饮杞膏参桂添（木防杞汤），实加硝苓石膏蠲。

冒眩心下苦支饮，白术泽泻二味煎。

若还支饮填胸满，朴实大黄拖荡旋（厚朴大黄汤）。

支饮气逆不得息，葶苈大枣泻肺涎。

膈间支饮，其人胸满，心下痞坚，面色黧黑，其脉沉紧，得之数十日，医吐下之，不愈，宜木防杞汤。防杞、桂枝三两，人参四两，石膏鸡子大一块。服之，虚者则愈。实者，三日復发，与前汤不愈者，此汤去石膏，加茯苓四两，芒硝三两。此治支饮重证而加减。葆按：支饮附近旁支，而不正中也，欲投此方。设病者，疑石膏性凉寒胃，而不信服，故述《浅註》参说。此证面黑必兼黄，主脾虚，胃阳实。其脉沉为在里，紧为寒为饮，饮邪充满，内阻三焦之气，痞坚之证作矣，故取防杞，形如车轮，运上焦之气，气行水亦行，石膏体重色白，能降天气下，行天气降，喘满自平，得桂枝为助，能化气而蒸动水源，无决渎壅塞之患，重用人参，补五脏，益中焦，俾输转有权，以成破结之用也。心下有支饮，其人苦冒眩，泽泻汤。泽泻五钱，白术一两。此方补土镇水，不使水气凌心，而眩冒自平。支饮胸满者，厚朴大黄汤。厚朴一尺，大黄六两，只实四枚。此治胸满，开其下口，使其顺流而下也。支饮不得息，葶苈大枣汤主之。此治支饮气闭方，见“肺痿”。

呕而不渴半夏汤，心下水停支饮殃。

膈悸痞眩茯苓入，吐涎脐悸五苓尝。

肠间有水口干躁[①]，腹满杞椒苈大黄。

---

① 躁：通“燥”。

呕家本渴，今反不渴，心下有支饮故也，小半夏汤。半夏一升，生姜半斤。卒然呕吐，心下痞，膈间有水，眩悸者，小半夏加茯苓汤，前方加茯苓四两。假令瘦人脐下有悸，吐涎沫而颠眩，此水也，五苓散。泽泻一两五钱，茯苓、猪苓、白术各十八珠，桂枝五钱，为末。此治水犯上中下，使表里分消方。腹满，口舌干燥，此肠间有水气，杞椒苈黄丸。防杞、川椒目、葶苈、大黄各一两，为末，蜜丸。葆按：水即饮也，饮之未聚为水，水之既聚为饮。此治膈间水方。

欬家脈絃为有水，水蓄饮停十枣汤。

久欬经年不卒死，未离神气遵经当。

《外台》苓术宝参橘（茯苓汤），宿水停痰善后姜。

欬家，脈絃为有水，十枣汤主之；方见前。葆按：此言久欬，由寒、热、虚、实、六淫、七情起，为虚劳之本，捴而言之，其脈絃者，是蓄水。停饮遗患，不能固其虚，以十枣汤，下其水饮，恐后人畏不敢用，故重申言之。夫有支饮者，欬烦，胸中痛者，不卒死，或百日，或一岁，宜以十枣汤。此言四饮，惟支饮最根深，从百日一年，而正气未惫，精神未散，惟宜十枣汤，舍此无良法也。葆按：前言饮家脈絃，是防渐延支饮，特申言之，以十枣汤，急去其邪。兹言已成支饮，胸中阳气，被浊饮所踞，必致损剥，心肺营卫不行，神魂无依则死，仍宜速去其邪，庶几正可安也。附《外台》茯苓饮，治心胸中停痰，宿水吐后，气满不食等证。茯苓、人参、白术各三两，只实、橘皮二两，生姜四两。此治痰饮善后，最稳当方。

内饮外寒小青龙，阴虚热厥气动冲。

平冲桂苓味甘草，欬满辛姜桂勿逢。

胃呕支饮内半夏，呕平形肿杏仁功。

面热如醉大黄利，此别胃热非气冲。

青龙汤下咽，设下虚者，多唾口燥，寸脈沈尺微，气从小腹上冲胸咽，手足痺，其面翕然如醉状，因伏下流阴股，小便难，时復上冒者，与茯苓桂枝五味甘草汤，治其冲气。茯苓、桂枝各四两，五味半斤，甘草三两。服之胸满止，而作渴，未治其渴，而渴自止，心下有支饮故也。支饮者，法当冒呕。呕者，前方再加半夏，以去其水，水去，呕止，其人形肿者，加杏仁半斤。若再见面热如醉，此是胃热上冲，熏其面，非前证气冲者比，再加大黄三两，以利之。

消渴小便不利淋病方歌

饮水多，而小便少者，水消于上，名上消；多食善饥，而大便坚者，食消于中，名中消；饮水多，而小便亦多者，水消于下，名下消，故谓之三消。小便不利，有膀胱气不化者；有肺气秘而不宣者；有肾虚不能化其气者。淋之为病，小便为粟米状，小腹絃急，痛引脐中。

消渴房劳肾气医，脈浮热实五苓宜。

水逆渴呕证同服，饮水无休文蛤奇。

男子消渴，小便反多，以饮一斗，小便亦一斗，肾气丸主之；方见“妇人杂证”。此治男子房劳伤肾，为下消主方。

尤在泾云此丸有桂附，斡旋肾经坠气，而使上行心肺之分，徒用滋阴，反益下趋之势矣！脉浮，小便不利，微热消渴，宜利小便，发汗，五苓散；方见“痰饮”。此治外邪内饮之渴，非真消渴。渴欲饮水，水入则吐者，名曰水逆，五苓散主之。此治因渴而生呕，更与真消渴不同也。渴欲饮水不止者，文蛤散主之。文蛤五两，为末，沸汤和服。此治外寒制具[①]内热而为渴，亦与真消渴不同也。

淋渴蒌瞿附薯苓，肺热土衰水气停。
蒲灰散五三分滑，饮服咸渗小便行。
滑石白鱼发血理，阴湿白术青盐苓。
清热滋燥猪苓汤，白虎加参金水宁。

小便不利者，有水气，其人若渴，瓜蒌瞿麦丸。瓜蒌一枚，山药、茯苓三两，花粉一两，附子一枚，瞿麦一两，蜜丸，饮服。此治小便不利，求之膀胱气化，究其气，不在膀胱而在肾。此方清上焦热，补中焦虚，行下焦水；加附子，振作肾气，引诸药为先锋。方后自许服当温，是肾气丸变方也。经云小便不利，审系湿热，蒲灰散。蒲草灰半分，滑石三分，为末，饮服。若系血分，滑石白鱼散。滑石、发灰、白鱼等分，为末，饮服。若系阴分之水湿，茯苓戎盐汤。茯苓半斤，白术二两，戎盐（即青盐）如弹大一枚，煎服。脉浮，发热，渴欲饮水，小便不利者，猪苓汤。猪苓、茯苓、阿胶、滑石、泽

---

① 具：同“俱”。

泻，等分，煎服。葆按：此治胃中枯燥，水气不下行方。渴欲饮水，口干燥者，白虎加人参汤；方见“暑门”。此治肺胃热，而肾阴燥也。

水气病方歌

师曰：病有风水、有皮水、有正水、有石水、有黄汗。风水者，其脈浮，外证骨节疼痛，恶风；皮水，其脈亦浮，外证病肿，按之没指，不恶风，其腹鼓，不渴，当发其汗；正水，其脈沈迟，自喘；石水，其脈亦沈，外证腹满，不喘；黄汗，其脈沈迟，身发热，胸满，四肢头面肿，久不愈，必致痈脓。五水之外，有里水，面目黄肿，而汗出不黄。

风水脈浮骨节疼，恶风自汗越婢神。

里水加术黄无汗，甘草麻黄汤共伸。

防杞黄耆身重汗，腹疼加芍和胃阴。

风水，恶风，一身悉肿，脈浮不渴，续自汗出，身无大热，越婢汤，见“中风”。恶寒，卫气虚，加附子。此治风水，风多热少，无湿之猛剂。里水，一身面目黄肿，其脈沈，小便不利，无汗，若小便自利，此亡津液故渴，越婢加术汤，见“中风”；甘草麻黄汤亦主之。甘草二两，麻黄四两。此治风水皮水，深入腹内为里水。风水，脈浮身重，汗出恶风，防杞黄耆汤。此治风水挟湿。腹痛加芍药，以和胃气。葆按：风水，风多湿少，而化热。里水黄肿，而汗不黄，原湿热郁于肌肉之里，腠实，汗难出也。

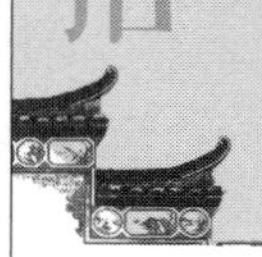

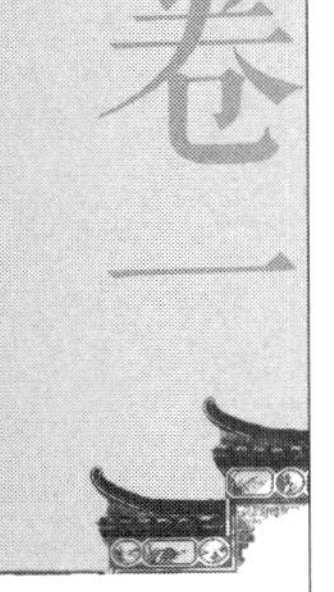

水在皮肤四肢肿，此为皮水聂聂动。

杞苓耆草桂汤排，腐溃蒲灰掞[①]水蹇。

皮水为病，四肢肿，水气在皮肤中，四肢聂聂动者，防杞茯苓汤。防杞、黄耆、桂枝三两，茯苓六两，甘草二两。此治皮水证，出其方治也。厥而皮水者，蒲灰散主之。蒲草灰为末，剡破流水，浸淫处。此厥字，诸家解作水伤气而厥冷，悞矣。钱太医云逆而不顺谓之厥，是皮水浸淫日久，腐溃而出水也。

石水脈沈属少阴，别胀发汗分浮沈。

脈沈温经附麻草（麻黄附子汤），浮肺麻膏杏草临（杏仁汤）。

水之为病，其脈沈小属少阴；浮者为风水，其内无水。若虚胀者，其病不为水，而为气。气病，不可发汗；水病，发其汗则已。若脈沈者，水在少阴，当温经，宜麻黄附子汤。麻黄三两，附子一枚，甘草二两，温服。脈浮者，水在皮毛，当通其肺，宜杏仁汤。麻黄四两，杏仁五十粒，石膏八两，炙草二两。《浅註》云此为石水证方治，而並言风水、气肿，是宾定主文。

黄汗身肿不恶风，黄耆芍桂醋缓功。

身热胫冷为历节，桂枝加耆郁阳通。

黄汗之病，身肿，发热汗出而渴，状为风水，汗沾衣，色正黄如蘗[②]汁，脈沈，此病汗出入水中浴，水从汗孔入得之，宜

① 掞（yǎn演）：通“剡”，削。
② 蘗：同“檗”。檗，即黄柏。

耆芍桂酒汤。黄耆五两，芍药、桂枝三两，米醋一斤，水七升，仝煎服。葆按：此病风邪外闭，湿热内蒸，蕴酿成黄，故用耆桂燥湿风，以达表而固腠理，佐芍药以和阴，用醋阻缓药力，使营卫通而邪尽出矣。若阳气被郁，而不可通，两胫自冷，假令发热，此属历节。从腰以上汗出，下无汗，腰宽弛痛，如有物在皮中，胀剧者不能食，身疼重，烦燥，小便不利，桂枝加黄耆汤。桂枝、芍药三两，甘草、黄耆二两，生姜四两，大枣十枚，温服。食稀粥，以助药力，取微汗。此治黄汗变证。原发黄本为郁病，发汗不透，则内热不能达外矣！

病水腹大其脈沈，舟车神佑[①]下之斟。

陈更真武汤加味，防杞通椒导水温。

经云：夫水病人，目下形如卧蚕，面目鲜泽，脈伏，消渴。病水腹大，小便不利，其脈沈绝，则为有水，可下之。《浅註》云此经云正水，病腹大，小便不利，脈道被遏而不出，其热已甚，师未立方，子和以舟车神佑丸下之。虽从权急救，虚者不堪姑试，余借用真武汤，温补肾阳，坐镇北方以制水，加木通、防杞、川椒以导之，服十余剂，气化水行，如江河沛然莫御。

桂甘姜枣麻辛附，心下坚盘鼓胀度。

正水无方陈借增，再加知母水消助。

水饮所作亦盘旋，设方枳术汤当悟。

① 佑：原作“祐”，据文义改。

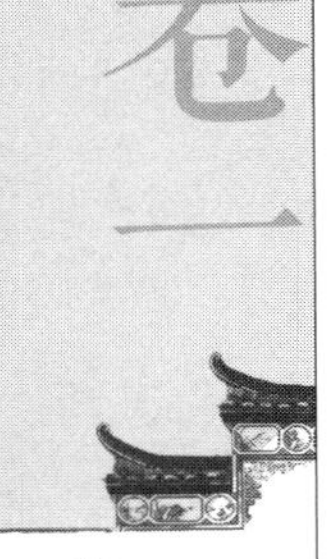

病在气分，心下坚大如盘，边如盘旋，桂甘姜枣麻辛附子汤。桂枝、生姜三两，细辛、甘草、麻黄二两，附子一枚，大枣十二枚。服之汗出，如虫行皮中则愈。葆元按：此言心下盘旋，而腹胀，身不肿，註家以治单腹鼓胀。经云脈得沈伏，名曰水，沈则络脉虚，伏则小便难，虚难相持，水走皮肤则为水矣！《浅註》云此言正水既成也，师未立方，故借此汤，加知母，以助消水，屡验。心下坚大如盘，边如盘旋，审系水饮所作，只术汤主之。只实七枚，白术二两，温服，腹中软而散矣。此治水饮与气胀相似，而病源不同。

黄瘅病方歌

风寒相搏，食谷则眩，谷气不消，胃中苦浊，浊气下流，小便不通，阴被其寒，热流膀胱，身体尽黄，名曰谷瘅。额上黑，微汗出，手足中热，薄暮则发，膀胱急，小便自利，名曰女劳瘅。腹满如水状，不治。心中懊憹而热，不能食，时欲吐，名曰酒瘅。经云黄瘅之病，当以十八日为期，治之十日以上则瘥，反剧为难治。瘅而渴者，难治；瘅而不渴，易治。瘅证发阴部，其人必呕；阳部，其人振寒而发热也。

谷疸茵陈栀子黄，头眩寒热湿邪狂。

大麦粥送硝矾末（硝石矾石散），额黑女劳疸便溏。

栀子大黄豆豉实，懊憹热郁酒疸详。

谷瘅之病，寒热不食，食则头眩，心胸不安，久久发黄，为谷瘅，茵陈蒿汤。茵陈六两，栀子十四枚，大黄六两。黄家，日晡发热，而反恶寒，此为女劳得之。膀胱急，少腹满，身尽黄，额上黑，足下热，为黑瘅，其腹胀如水状，大便黑，时溏，腹胀满，硝石矾石散。硝石炒黄、矾石炼枯，等分，为末，大麦粥送，日二服。病随大小便而解，其小便黄，大便正黑，是其病退候也。酒瘅，心中懊憹，或热痛，栀子大黄汤。栀子十四枚，大黄二两，只实五枚，豆豉一升，仝煎服。

黄疸脈浮湿停表，桂枝加耆发汗解。

腹满里实汗表和，栀柏硝黄下无骇（大黄硝石汤）。

表里兼证两解方，茵陈倍五苓散少。

诸病黄家，当利其小便，假令脈浮，当以汗解之，宜桂枝加黄耆汤，见“水病黄”。此治黄疸，表实里和方。黄疸腹满，小便不利而赤，自汗出，当下之，大黄硝石汤。大黄、硝石、黄柏四两，栀子十五枚。此治黄瘅，表和里实方，比茵陈大黄汤校峻。黄疸病，茵陈五苓散主之。茵陈末十分，五苓散五分，和服。葆按：黄疸表实者，桂枝加耆，从汗而解，里实，栀柏硝黄，从下而去，此方当表里未甚，用两解法。

三团乱发猪油煎，腹满津枯润便坚。

腹满二呕柴胡解，虚黄男子建中填。

溺清喘满悞而哕，小半夏汤降逆宣。

诸黄，经久坚燥血分，猪膏发煎主之。乱发如鸡子大三团，猪油膏八两，和发煎化。此治寒湿入于血分，久而生热，必至津枯血燥，当以猪脂、人发，入血分，使蕴湿俱从二便解矣！诸黄，腹满而呕者，宜柴胡汤。未详大小，临证辨用，方查《备要》。男子黄，小便自利，当于虚劳小建中汤。此治虚黄，非湿热熏蒸比，实由土虚，其色外现之黄。黄疸病，小便色不变，欲自汗，腹满而喘，不可除热，热除必哕，哕者，小半夏汤，见“痰饮”。此治黄疸虚证，悮治而哕。

惊悸吐衄下血病方歌

惊自外至，为气之乱；悸自内惕，为气之怯。血从阴经並冲任而出，为吐；从阳经並督脈而出，为衄。下血证，远近，俱详载《汤头註》。

惊证火邪由瘀结，桂枝去芍漆龙砺。

非虚是痰心惊悸，麻黄半夏蜜丸捷。

惊证属火邪者，桂枝去芍药加蜀漆龙骨牡砺救逆汤。桂枝三两，甘草二两，龙骨四两，牡砺五两，生姜三两，枣十二枚，蜀漆三两，煨去腥。此治惊证挟火，重在治其瘀结，以復其阳，散结宁心，去逆为主。心下悸者，半夏麻黄丸主之。半夏、麻黄，等分，蜜丸。此治悸证方。但悸病，有心虚火旺者；有肾虚不交于心者；有肾邪凌心者；有心脏本虚；有痰饮所致。此则别无虚证，惟痰饮为患。

柏叶马通艾胶姜，吐血不止温散藏。

先便后血黄土汤，先血赤豆当归尝。

阳亢阴虚迫衄吐，三黄通瘀法清凉。

吐血不止者，柏叶汤。柏叶、干姜三两，艾叶三把，加马通汁一斤，合煎。《千金》有阿胶三两。《浅註》云：凡吐血，热伤阴络，当清热；热伤阳络，理其损。服诸凉药，而血不止，是热伏阴分，必用温药，宣其热，则阴分不为热所迫，而自止脏络矣！下血先便后血，此远血也，黄土汤；方歌药见《条辨》“下焦汤头註”。先血后便，此近血也，赤豆当归散；方见“狐惑”。高士宗云凡便血，或粪前后，但粪由大肠内出，血从肠外出，自肛门之宗眼出也。此肠中血海之血，不从冲脈上行外达，反渗漏于下，用力大便，血随宗眼而出也。尤在泾云先便后血，由脾虚气寒，失其统御之权，而渗漏于下，脾去肛门远，故曰远血。先血后便，由大肠伤于湿热，热气大盛，而迫血，下大肠，与肛门近，故曰近血。心气不足，吐血、衄血，泻心汤。大黄、黄连、黄芩各二两。《浅註》云此治吐血之神方，妙用芩连之苦寒，泻心经之邪热，则以补心经之不足，尤妙大黄通其血，而不使其稍停余瘀，酿成欬嗽、虚劳之根。葆按：斯言难以概论，若体壮，初起，由六淫邪火，迫血而吐，胃气强，此汤为神；或体弱久病，因七情虚损，咳血劳嗽，胃气惫，则宜禁用。

呕吐哕下利病方歌

有声有物曰呕；有物无声曰吐；有声无物曰干呕。哕者，俗言逆也。下利，详看经文，大约泻与痢，並言也。

呕而胸满阴犯阳，吐沫头疼吴萸汤。
呕而肠鸣心下痞，泻心汤降阴和阳。
发热呕吐柴胡解，食入则吐草大黄。
吐谷难下小半夏，呕利黄芩加夏姜。

吐而思水与之愈，未吐思猪茯术尝。

吐后饮贪用文蛤，枣姜膏草杏麻黄。

脈弱热微溺利厥，虚寒而呕四逆防。

干姜半夏胃寒呕，邪饮似呕换生姜。

橘姜呕哕四肢厥，逆纳枣参茹草藏（橘皮竹茹汤）。

胃反吐渴饮愈吐，术苓桂草泻姜汤（茯苓泽泻汤）。

胃不下行挟冲逆，半夏参蜜和水扬。

呕而胸满者，吴茱萸汤。吴萸一升，人参三两，生姜八两，枣十二枚。此治浊阴居阳位，呕而胸满方。呕而肠鸣，心下痞者，半夏泻心汤。半夏半升，黄芩、干姜、人参、甘草三两，黄连一两，枣十二枚。此治阳不下交，而上逆则呕；阴不上交而独走，则肠鸣也。呕而发热者，小柴胡汤。柴胡、半夏半斤，黄芩、人参、甘草、生姜三两，枣十二枚。此治少阳邪热，而不厥，但呕方。食已则吐，大黄甘草汤。大黄四两，甘草一两。此治阳明有热，幽门不通，上冲吸门，而呕也。诸呕吐，谷不得下咽者，小半夏汤，见“痰饮”。此治非寒非热，有痰饮阻碍而呕吐。干呕而下利者，黄芩加半夏生姜汤。黄芩、生姜三两，甘草二两，芍药一两，半夏五十粒，大枣十二枚。此治热邪入里下利，而復上行，作呕方。呕吐而病在上膈，而后思水者，知其病解，急与之，滋其燥，未曾呕吐，而思水者，猪苓散。猪苓、茯苓、白术，等分，为末，饮服。葆按：此章申言治病之法。如呕证，饮邪在膈，其饮随呕而去，思水者，知其病当解，与之水，以滋其燥，不湏穷治。若病未曾呕吐，而思水者，素有饮邪停膈伤津，再加作渴，是宿饮未去，而加新饮，水邪帮炽，立此猪苓汤，崇上以逐水也。吐后，渴欲饮水，而贪饮者，文蛤汤主之。麻黄、生姜三两，杏仁五十粒，枣十二枚，甘草、石膏、文蛤五两。此治吐后，水去热存，而作渴也。呕而脉弱，小便復利，心有微热，见厥者，难治，四逆汤主之。附子一枚，干姜一两五钱，炙草二两。此治虚寒作呕，阴阳表里俱虚，危候也。干呕，吐逆，吐涎沫，半夏干姜散。半夏、干姜，等分，为末，浆水服。此治胃寒，干呕方。病人胸中似呕不呕，似哕不哕，彻心中愦愦，无可奈何者，生姜半夏汤。半夏半斤，生姜汁一斤，先煮半夏，内姜汁，再煎服。此治寒邪搏饮，似喘呕哕，而实非，是饮停胸，难名状也。干呕哕，若手足厥者，橘皮汤。橘皮四两，生姜半斤。此治非虚寒而厥，因胃不和而哕，其气不能行于四肢也。哕逆，橘皮竹茹汤。竹茹二钱，橘皮二两，生姜、炙草五两，人参一两。此治胃虚，而逆冲为哕。胃反吐而渴，欲饮水者，茯苓泽泻汤。茯苓半斤，泽泻四两，甘草、桂枝二两，白术三两，生姜四两。此治胃反，因于水饮，是从脾而求输转之法也。《外台》用此方，治消渴，脉绝，胃反者，加小麦一斤。胃反呕吐者，大半夏汤主之。半夏二斤，人参三两，白蜜一斤，上药以水一斗，和蜜扬之二百四十遍，和药煎。此治胃反而出，正方也。《浅註》云胃主纳谷，其脉本下行，而反挟冲逆之气，而上逆，名曰胃反。

下利心坚脉滑迟，应期利承气俱宜。

谵语燥屎小承气，利下脓血桃花医。

下利，三部脉皆平，按之心下坚者，急下之；又脉迟

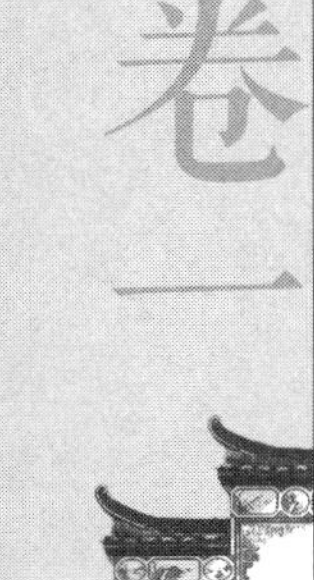

而滑者，实也，利未欲止，急下之；下利脉滑者，实也，当有所去下乃愈；下利已差，至年月日时復发者，以病不尽故也，当下之，俱宜大承气汤；方见“痉”。此四证，经云俱下利，有实邪，不问虚实皆下，切勿迁延不决，以养患也。经云下利谵语者，有躁屎也，小承气汤主之。大黄四两，只实三枚，厚朴二两。此治下利，内有燥屎坚结，必用缓下，便浸润而入。若急，如水投石，而燥结不化也。下利，便脓血者，桃花汤主之；方歌见《条辨》。赤石脂一斤（一半打煎，一半研末冲），干姜二两，粳米一斤，煎。此治利伤中气，及于血分方。

热利下重白头翁，清谷汗厥四逆功。
利而肺胀紫参草，气利柯子[1]固溺通。
利后身疼腹胀满，尊经表里后先逢。
桂枝解表里四逆，利后虚烦栀豉松。
呕利《外台》黄芩桂，参姜夏枣里虚从。

热痢，下重者，白头翁汤主之。白头翁一两，黄连、黄柏、秦皮三两。此治大肠有火壅塞，而下重也。下利清谷，里寒外热，汗出而厥，通脉四逆汤。生附子一枚，干姜三两，炙草二两。此治阴寒内盛，阳气外亡也。下利肺胀，紫参汤。紫参八两（或作桔梗），甘草三两。此治大肠气滞，而上壅于肺也。气利，柯黎勒散，即柯子十枚，研末，稀粥服。此经云下利，而失气不已者，当利其小便出方。葆元按：气利，必大肠无

① 柯子：即诃子，下文凡见此，保留原文不出注。

热，气迫下注，故用柯子，味涩性温，以固其下，使气不迫走而散，则膀胱之气化，其小便自利，水气清，而下利自止矣！下利后，腹胀满，身体疼痛者，先温其里，宜四逆汤；乃攻其表，宜桂枝汤；方俱见上。此治利后，表里兼病，而分先后治法。下利后，更烦，按之心下濡者，为虚烦也，栀子豉汤。栀子十四枚，打，豆豉四合，棉包煎，温服。此治利后，水液下竭，火热上盛，不得相济，非君火亢盛之烦也。附《外台》黄芩汤，治干呕，下利。黄芩、人参、干姜三两，桂枝一两，大枣十二枚，半夏半斤。尤在泾云此方温里益气居多，凡中寒气少者，尤妙。

疮痈肠痈浸淫疮病方歌

葆元按：疮痈生于外，肠痈生于内外者，师仅立金疮方。内者不独大小肠痈，聊示门径，分之可也，合之亦可也。浸淫疮，《浅註》云似杨梅疮类。

薏附败酱小肠痈，大肠桃牡硝黄冬（大黄牡丹汤）。
未脓脉紧迟当下，脓成脉数此方通。

小肠痈之为病，其身甲错，腹皮急，按之濡，如肿状，腹无积聚，身无热，脉数，此为小肠内有痈脓，薏苡附子败酱散主之。薏仁十分，附子二分，败酱五分，（即苦菜），共为末。此治小肠痈方。大肠肿痈者，小腹肿痞，按之则痛如淋，小便自调，时时发热，自汗出，復恶寒，其脉迟紧者，脓未成，可下之。若脉洪数者，脓已成，不可下也，大黄牡丹汤。大

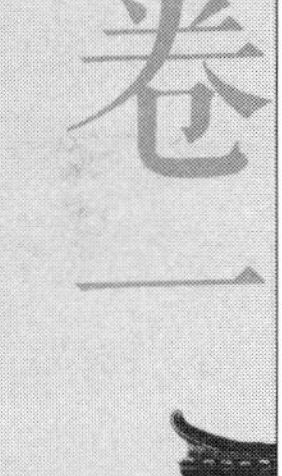

黄四两，丹皮一两，桃仁五十粒，冬瓜子半斤，芒硝三合。此治大肠痈方，服之有脓，当下脓，无脓当下血。此方不论痈成未成，皆可服。

留行蒴藋[1]治金疮，桑草朴芩椒芍姜。

脓汤枣姜甘草桔，散芍枳桔鸡黄襄（排脓汤）。

病金疮者，王不留行散。留行烧炭，一分，蒴藋叶烧炭，一分，桑皮烧炭，一分，甘草十分，黄芩二分，川椒三分，厚朴、干姜、芍药各二分，共为末。大疮服，小疮敷。此统治金疮方。若已腐脓，用排脓汤。甘草二两，桔梗三两，生姜一两，大枣十枚，煎服。或服排脓散。只实十六枚，芍药十六分，桔梗一分，共为末，每服用鸡子黄一枚，量病轻重，药末调匀饮服。此二方，俱行气血，和营卫之功。

淫疮敷服黄连粉，从口流向四肢稳。

陈註土苓耆蒺翘，归银草苦荆防寝。

龟鹿柏加色欲传，牵裈[2]先通土苓引。

浸淫疮，从口起流向四肢，可治；从四肢流来入口，不治，黄连粉主之。全方未见，大约则此一味为末，敷服俱可。《浅註》附方云此系杨梅疮类，用连翘、蒺藜、黄耆、银花各三钱，川归、甘草、苦参、荆芥、防风二钱。另用土茯苓二两，煎汁，去渣，用汁，煎前药，服之十日，可愈。若系房欲传染，其毒乘肾虚，从精孔入肾，散加冲任督脈，难愈，则此

① 蒴藋（shuò zhuó）：即接骨草。

② 裈：原作“裙”，径改。

方龟板入任，鹿角入督，黄柏入冲，引药以解毒外出。未服此药前，先用黑牵牛和烧裈散为末作丸，亦用土茯苓二两，煎汁送下，令其毒大下后，再服前药，则内毒尽出矣！

趺蹶手指臂肿转筋狐疝蚘[1]虫病方歌（证详经文）

身瞤指臂肿风痰，藜芦甘草汤度残。

转筋脚直痛牵腹，鸡矢白散和脾肝。

狐疝蜘蛛桂枝末，痛偏左右上下安。

病人止以手指臂肿，此人身体瞤瞤者，藜芦甘草汤。此方不全，大约是风痰之盛，初起用其湧吐也。转筋之为病，其臂脚直，脉上下行微絃，转筋入腹者，鸡矢白散。鸡矢白为末，服方寸匕。此治转筋臂脚直，痛牵少腹，为肝邪直攻脾脏，取其捷于去风也。阴狐疝气者，偏有大小，时时上下，蜘蛛散主之。为蛛十四枚炒黄，桂枝五钱，共为末，饮服，蜜丸亦可。此治寒湿、阴狐疝方。

蚘咬心痛药难摧，甘草熬铅粉蜜和。

脏躁吐涎时作止，脏寒吐蚘丸乌梅。

蚘虫之为病，令人吐涎，心痛，发作有时，毒药不止者，甘草粉蜜汤。甘草二两，铅粉一两，白蜜四两，先煎甘草汁，内粉蜜，和煎如稀粥，服。此治脏躁方。蚘厥者，其人当吐

① 蚘：同“蛔”。

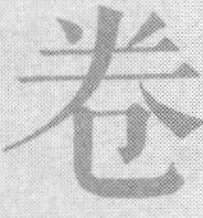

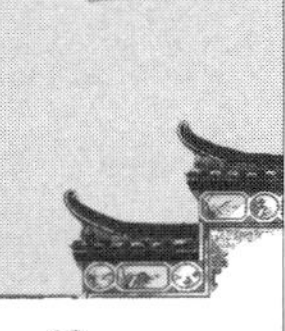

蚘，今病者，静而復烦，此为脏寒，乌梅丸主之。乌梅三百个，细辛六两，干姜一两，黄连一斤，当归、川椒各四两，附子、桂枝、人参、黄柏各六两，先用乌梅，醋浸一宿，去核，蒸之，约五升米饭热时，捣泥，和前药，蜜丸饮服。此治脏寒，蚘厥方。

妇人妊娠病方歌（证详本病汤头註内）

脉平不食无寒热，呕渴断他胎两月。

于法桂枝汤主之，防其治逆药宜绝。

经云妇人得平脉，阴脉小弱，其人渴呕，不能食，无寒热，名妊娠，桂枝汤主之。于法六十日，当有此证，设有医治逆者，却一月加吐下者，即绝之勿与药。尤在泾云：夫脉无故而身病，又非寒热，则不必施治，惟宜桂枝汤。外证得之，为解肌和营卫，内证得之，和血气调阴阳也。否以渴为热，以呕不食，脾不运而燥之，不谬哉?

血漏桂苓桃芍丹（桂枝茯苓丸），宿癥贻害胎难安。

附参苓芍术温脏，胎胀腹寒如扇般。

妇人宿有癥病，经断未及三月，而得漏下不止，胎动。若动在脐上者，此为癥痼害。妊娠六月动者，前三月经水利时，胎也。今下血者，后断三月，所积之衃[1]，而非胎也。所

① 衃（pēi培）：瘀血。

以血不止者，其癥不去故也，当下其癥，桂枝茯苓丸。桃仁去皮、桂枝、茯苓、丹皮、芍药各等分，蜜丸。此治妊娠，宿有癥病方。妇人怀孕六七月，脉絃发热，其胎愈胀，腹痛恶寒，少腹如扇，所以然者，子脏开故也，当以附子汤温其脏。附子三枚，茯苓三两，人参三两，白术四两，芍药三两。此治胎胀，少腹如扇方。李氏云子脏即子宫，脐下三寸为关元，左二寸为胞门，右二寸为子户，谓命门，为女子系胞之处，非谓命门即子宫也。

漏下腹疼胶艾汤，胎前产后坠通尝。

当归芍术芎苓泻，疞痛绵绵妊弱详。

妇人有漏下者，有半产后，因下血都不绝者，有妊娠下血者，假令妊娠无癥，而下血，腹中痛，为胞阻，胶艾汤；歌详《备要》。干地黄六两，川芎、甘草、阿胶二两，当归、艾叶三两，芍药四两，酒三斤，仝煎。此治胞阻方。葆按：胞阻者，胞中之气逆，而血不能灌溉胞中养胎，而旁出也，故用四物以守阴血，甘草以缓中，而加艾胶，直引血归胞中，不使旁出，自不能漏下矣！凡胎前、产后、小产及体虚，经血去多者，皆可服。妇人怀妊，腹中疞痛，当归芍药散主之。当归、川芎三两，芍药一斤，茯苓、白术四两，泽泻半斤，共为末，酒服。徐忠可云腹中疞痛者，腹中绵绵而痛，不比寒气之绞痛，血气之刺痛，乃正气不足，水来侮土，土郁不伸，故痛绵绵矣，故用归、芍养血，苓术扶脾，泽泻泻有余之旧水，川芎畅其欲遂之血气矣！

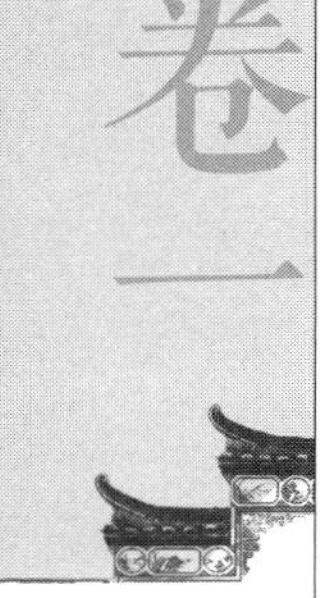

妊而呕吐饮兼寒，干姜人参半夏丸。
当归贝苦无他病，热郁津枯小便难。
身重水闭葵苓散，五皮紫苏方挍安。
当归散护胎湿热，白术芎椒砺湿寒。

妊娠，呕吐不止，干姜人参半夏丸。干姜、人参一两，半夏二两，姜汁丸。妊娠，小便难，饮食如故，当归贝母苦参丸。当归、贝母、苦参等分，蜜丸，饮服。妊娠，有水气，身重小便不利，洒淅恶寒，起则头眩，葵子茯苓散。葵子一斤，茯苓四两，为末，饮服。此二方，俱治妊娠有水气。《浅註》云葵子虽利水，恐其滑胎，子借用五皮饮加紫苏，服之，甚効；方详《备要》。妊娠，常服当归散。当归、黄芩、白芍、川芎一两，白术八两，酒服，方歌见[①]《备要》。养胎，白术散。白术、川芎、川椒各三分，牡砺一分，研末，酒服。尤在泾云当归散，防胎湿热；白术散，治胎湿寒。

妇人产后病方歌

经云：产后有三大病，一者病痉，二者郁冒，三者大便难。产后血虚，多汗出，喜中风，故令病痉。亡血復发汗，寒多，故令郁冒。亡津液，胃干燥，故大便难。

痉郁便闭产后详，除痉小柴胡俱良。
痉叶参附喘面热（竹叶汤），枣姜桂葛甘桔防。

① 见：底本无此字，据文义加。

病解能食反发热，此为胃实承气汤。

疠痛缓绵[①]羊肉补，痛烦只芍麦粥襄。

脐腹着痛甚难解，桃䗪大黄下瘀啇[②]。

产后伤风阳旦证，桂枝加桂附子藏。

躁烦言语大承气，热在里结在膀胱。

产后郁冒，其脉弱，大便反坚，呕不能食，但头汗出，所以然者，血虚而阳气上厥，厥而必冒，冒家欲解，必大汗出，以血下厥，孤阳上中，故头汗出。所以产妇喜其通身汗出者，亡阴血虚，阳气独盛，故当汗出，阴阳乃復。若大便坚，不能食，小柴胡汤；方歌见《备要》。此治郁冒、大便难两证，痉病不宜。产后伤风，面正赤，喘而头痛，竹叶汤。竹叶一把，葛根三两，防风、桔梗、桂枝、人参、甘草一两，附子一枚，生姜五两，枣十二枚。此治产后中风，正虚邪实方，以风为阳邪，不解则变热，甚则炼筋而成痉，是思患预防方。病解，能食七八日，更发热者，此为实，宜大承气汤；方见“痉”。此治郁冒病解后，虽虚，内有实，可下也。产后，腹中疠痛，当归生姜羊肉汤；方见“寒疝”。此治产后属虚，客寒阻滞，补其血，温其寒，痛自止矣！产后腹痛，烦满不得卧，只实芍药汤。只实、芍药各等分，为末。若痈脓，用大麦粥，送下。此治产后不虚，热郁于下而上碍，气血不调也。

① 绵：原作“棉”，据文义改。

② 啇（shāng商）：同“商”，商议，商量。

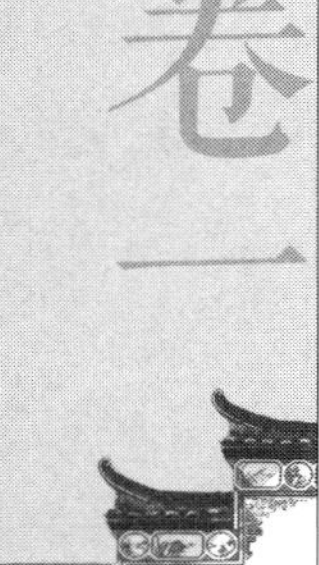

产后腹痛，法当以只实芍药散，假令不愈者，此腹中有瘀血，结脐下，宜下瘀血汤；亦主经水不利。大黄三两，桃仁三十粒，䗪虫二十枚，为末，蜜丸，分为四丸，酒送服之，血下如豚肝色。此治瘀血结脐下，非只芍汤能治，不必疑此汤过峻。产后中风，继续数十日，不解，头微痛，寒热，心下闷，干呕，汗出虽久，阳旦证续在者，可与阳旦汤，即桂枝汤再加桂二两、附子一枚。产后七八日，无太阳证，少腹坚痛，此恶露不尽，不大便，烦燥发热，切脉微实，更倍发热，日晡时烦燥，不食，食则谵语，至夜则愈，宜大承气汤，热在里，结在膀胱也。

竹皮膏草桂白薇，呕逆烦乱乳中虚。

产后下利虚碍补，白头翁汤草胶随。

妇人乳中虚，烦乱呕逆，安中益气，竹皮大丸主之。竹茹、石膏二分，桂枝、白薇一分，研末，枣肉丸。有热，倍加白薇；烦喘，加柏子仁一分。徐忠可云乳子之妇，乳汁去多，则阴血不足，而胃中虚，至于烦呕，则胆府受邪，故用竹茹；胸中阳气壅，用桂甘通阳；石膏清气分；白薇去表间之浮热；喘加柏实，以养心润木，而金宁喘自平矣！产后下利虚，剧者，白头翁汤。白头翁、甘草、阿胶二两，蓁[1]皮、黄连、黄柏三两。此治产后虚利，用参术苓泻，恐碍其壅滞，而重伤津液也。

蓐风头痛肢烦热，与小柴胡头痛歇。

① 蓁：同“秦”，下同。

但烦《千金》苦地芩，补虚当归建中捷。

《千金》三物黄芩汤治妇人坐草蓐时，去衣露体，而得微风，是亡血之后，阳邪客入则四肢烦热；若头痛者，与小柴胡汤解之；若头不痛，但烦，则为热盛，则生虫，此汤主之。黄芩一两，苦参二两，干地黄四两，服之，多吐，下虫。《千金》建中汤，见“虚劳”，治产后虚羸，腹中刺痛，腰脊少腹喜按摩，呼吸少气，不喜食。产后一月，服四五剂为善，令人强壮。

妇人杂病方歌

邪入血室柴胡和，如疟经行断阻来。

昼明暮语禁汗吐，无犯胃气病自摧。

妇人中风七八日，续来寒热，发作有时，经水适断者，此为热入血室，其血必结，故使如疟状，发作有时，小柴胡汤主之；方歌见《备要》。此治中风，邪既流连于血室，而亦浸淫于经络，但攻其血，血去邪不去，反得乘虚而入，故用小柴胡，解其热邪，而下结之血自行矣！妇人伤寒发热，昼日明了，暮则言语，如见鬼状者，此为热入血室，治之无犯胃气及上二焦，必自愈。上二焦者，一曰胃脘之阳，不可以吐伤之；一曰胃中之阴，不可以汗伤之。

半夏厚朴姜苓苏，咽如炙脔痰郁凝。

甘麦大枣和脏躁，欠伸悲哭似神灵。

妇人咽中，如有炙脔，半夏厚朴汤主之。半夏一斤，厚朴

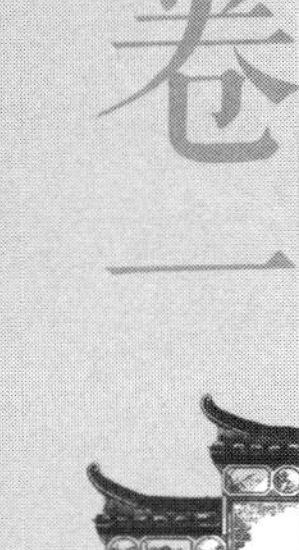

三两，茯苓四两，生姜五两，苏叶二两。此治痰气阻塞咽中，粘贴若有物阻，吐之不出，吞之不下，由七情郁逆，气阻痰凝方也。妇人脏躁，悲伤哭，象[①]如神灵所作，数欠伸，甘麦大枣汤。甘草三两，小麦一斤，大枣十枚。脏属阴，阴虚而火乘之，故用小麦入心肝，而其寒能乘水气入肾，其味甘又同甘草、大枣以和脾，其功能交上中下，而水火既济矣！

饮寒相併[②]吐涎沫，医反下之心痞窒。

先用小青龙止涎，泻心汤治痞后逮。

妇人吐涎沫，医反下之，心下即痞，当先治其吐涎沫，小青龙汤主之。涎沫止，乃治其痞，泻心汤主之。此治吐涎沫，与痞兼见主治。小青龙汤见痰饮；泻心汤见呕吐哕。

温经参芍草归芎，丹桂胶萸姜夏冬。

暮热唇干下利火，腹停瘀血属带冲。

妇人年五十所，病下利，数十日不止，暮则发热，少腹里急，腹满，手掌烦热，唇口干燥，此病属带下。曾经半产，瘀血在少腹不去，何以知之？其证唇口干燥，故知之，当以温经汤。吴萸三两，当归、川芎、芍药、人参、桂枝、阿胶、丹皮、生姜、甘草各二两，半夏半斤，麦冬一斤。此证经云血寒积结胞门方；亦主妇人少腹寒，久不成胎，兼崩淋不妊，月事不调，或多或少，或至期不来，是皆补而不逐瘀，养正而邪清也。

① 象：用同“像”。

② 併：同“并”，下同。

土瓜根桂䗪虫芍，月两经行痛少腹。

漏下半产多虚寒，覆花汤破行审确。

带下，经水不利，其经一月再见者，土瓜根散。瓜根、芍药、桂枝、䗪虫各三分，研末，酒服。经云凡妇人经病，有三十六种，皆谓带下。葆按：此治寒积瘀停而再主方，比温经汤较峻。虚寒相搏，此名为革，妇人则半产漏下，旋覆花汤，方见五脏中风。钱氏云半产漏下，气陷，血虚居多，焉用覆花、新绛破气行血之品？《浅註》云其病在肝，而含少阳之气，生行为事，流行为用，所以补不受补，寒不可温，破行流通，亦是温补。葆采二说，便临证审用。

漏下不解血瘀黑，胶姜汤竭或胶艾。

大黄胶遂腹敲[①]形，产后便难水血积。

妇人陷经，漏下不止，其血黑色不解，胶姜汤主之。此方不全，林亿之云，不止二味，想是胶艾汤；《千金》有干姜。丹溪谓紫为热，黑为热极，彼言其变，此言其常也。妇人少腹痛满如敲状，小便微难，而不渴，生产之后者，此为水与血，俱结在血室也，大黄甘遂汤。大黄四两，甘遂、阿胶各二两。此治水与血，结在血室，大小便难，而不渴方也。

经闭实虻蛭桃黄，腹疼溺利便黑详（抵当汤）。

胞凝湿瘀浊多闭，矾杏蜜丸纳阴脏。

妇人经水闭，少腹痛，大便黑，小便利，为此实阻，抵

① 敲：用同“鼓”，下同。

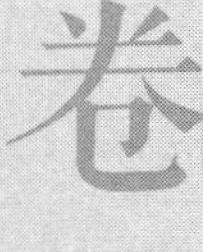

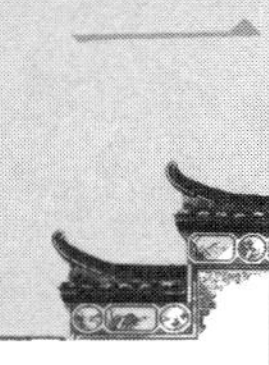

当汤。水蛭、虻虫各三十枚，桃仁三十粒，大黄三两，酒温服。此治经水不利之实证，以寻常行血导气之品而治，罔効也。妇人经水不利，其子脏因有干血凝滞，而成坚癖，挟湿热腐变，而下白浊不止，矾石丸。枯矾 ，杏仁一分，蜜丸，如枣核大，内阴户内。剧者，日再内之，则白带也。

小便不利烦不眠，转胞了戾[1]肾气丸。

前阴吹喧胃气泄，润燥通幽膏发煎。

妇人病，饮食如故，烦热不得卧，而反倚息者，何也？师曰，此名转胞，不得溺也，以胞系了戾，故至此病，但当利其小便，即愈，肾气丸主之。地黄八两，淮山药、萸肉四两，茯苓、丹皮、泽泻三两，桂枝、附子一两。转胞者，胞为之转，则不能溺，此丸补肾，则气化而水行，小便自利矣！胃气下泻，不从大便而失气，其气反从前阴吹出，而喧响，此谷气实也，猪膏发煎主之。此润胃燥，使气仍从大便而失气；方见《条辨》。

腹疼血气红花酒，诸疾痛当归芍药。

虚寒里急腹中痛，建中不愈柴胡就。

妇人六十二种风，腹中血气刺痛，红蓝花酒主之。则红花一味，酒煎服。此方治血气痛，所以别寒疝也。妇人腹中诸疾痛，当归芍药散主之；方见“妊娠”。此治寒热、虚实、气食，皆能腹痛，用此方加减可効，非谓统治之也。妇人腹痛，小建中汤主之。此治妇人虚寒，里急腹中痛也；设不差，可与小柴胡汤。

---

① 了戾：萦回盘曲之意。

狼牙汤洗阴蚀疮，湿热下流虫患殃。

阴户受寒从湿化，棉包铅粉和蛇床。

少阴脉滑而数者，阴中则生疮，阴中蚀疮烂者，狼牙汤洗之。狼牙一两，煎汁，向阴户熏洗，拭干，日三次，如无即用狼毒。此治湿热下流阴中，蚀疮腐烂方。狼毒草芽，味酸苦，除邪热，治疥癞、恶疮，去白虫。妇人阴中寒宜温，阴中坐药，蛇床子散主之。蛇床子为末，铅粉少许，棉包好，纳阴户内，自温。

葶黄研末猪油溶，棉里槐枝烙齿虫。

《浅註》歌烦此间易，自惭简陋句难工。

明雄、葶苈子，等分，研末，取腊月盐猪油溶化，和匀，以槐枝棉包裹头，四五枝点药，烙患处。此治小儿疳虫，蚀齿方。照《金匮》经文附此，便临证审用。

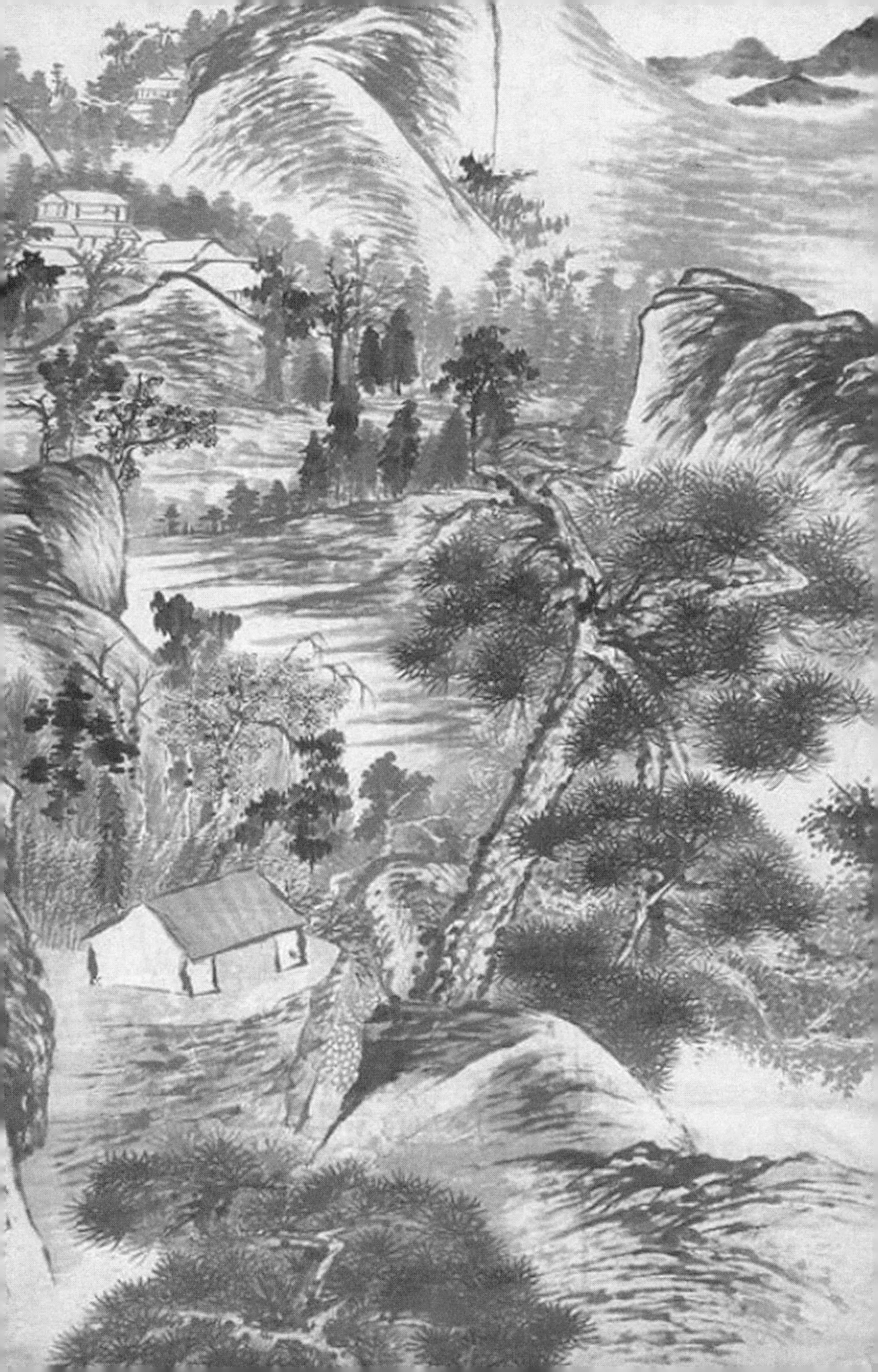

卷二

温病条辨汤头歌括

温病条目原文

风温者，初春阳气始开，厥阴行令，风夹温也。

温热者，春末夏初，阳气弛张，温盛为热也。

温疫者，厉气流行，多兼秽浊，家家如是，若役使然也。

温毒者，诸温夹毒，秽浊太甚也。

暑温者，正夏之时，暑病之偏于热者也。

湿温者，长夏初秋，湿中生热，暑病之偏于湿者也。

秋躁者，秋金躁烈之气也。

冬温者，冬应寒而反温，阳不潜藏，民病温也。

温疟者，阴气先伤，又因于暑，阳气独发也。

诸家论温，有顾此失彼之病，故是编首揭诸温之大纲，而名其书曰《温病条辨》。本论原以温热为主，而类及于四时杂感，分辨春温、夏热、长夏、暑湿、秋躁、冬寒。自宋元以来，不明仲景《伤寒》一书专为伤寒而设，乃以伤寒方法，应四时无穷之变，殊不合拍，遂至后人著书，无分四时，悉以伤寒名书，使学者如行昏雾中，不自知其身之坠于渊也。

汪瑟庵[①]先生云：近代俗医皆以伤寒法，治温病暑躁，入手妄用表散，见热即用柴胡，不明三焦，只知表里，鲜不夭人性命，此书所为而作也。若湿温证则又不同，当于湿温中详看，倘以温热法而治湿温，亦犹以伤寒法治温热，厥罪惟均[②]也。

上 焦 篇

风温　温热　温毒　冬温　温疫　暑温　湿温　寒湿温疟　秋燥

温邪从手太阴伤，证似伤寒桂枝汤。

热渴不寒银翘散，叶荆薄豉桔甘蒡。

《条辨》云：凡病温者，始从手太阴也。葆按：温邪不比伤寒，始从足太阳经受病，当遵刘河间，口鼻吸入。三焦受邪，故首揭上焦篇。上焦者，手太阴肺也，肺主皮毛，又为出入门户故也。若初起恶寒者，用桂枝汤。桂枝六钱，芍药三钱，甘草二钱，姜枣引。但发热而渴，不恶寒者，辛凉轻剂，银翘散主之。温毒、暑温、湿温，另有方治。银花、连翘各一两，竹叶、荆芥各四钱，薄荷、桔梗、牛子各六钱，豆豉、甘草各五钱，上杵为散，每服六钱，鲜芦根汤煎，香气大出则服，

① 汪瑟庵：名廷珍（1757—1827），江苏山阳人，乾隆五十四年（1789）己酉科一甲第二名进士。曾参订吴鞠通《温病条辨》。

② 厥罪惟均：指其罪行是一样的。

勿过煎，气洩[①]。

辛凉轻剂桑菊饮，翘薄桔杏草芦引。

面赤舌黄汗脉洪，重剂热渴白虎审。

白虎达邪从表驱，细沈无汗渴忌吮。

温病，但咳，身不甚热，辛凉轻剂，桑菊饮主之。桑叶三钱，连翘一钱五分，桔梗、杏仁、芦根二钱，薄荷、甘草八分。若脉洪，舌黄，渴甚，大汗，面赤发热，辛凉重剂，白虎汤主之。石羔[②]一两，知母五钱，甘草三钱，粳米一合。葆按：白虎汤，原温邪热传中焦，阳明经实热主方。兹邪初入上焦，则见大汗、面赤、热渴等证，以辛凉轻剂，邪何由得出？势必弥漫三焦，神昏肢厥，速进白虎，清金退热，使邪仍从达表而解。若脉沈细浮絃，无汗出，不可与也，医者慎之。

血溢吐衄证何调，犀角地黄合银翘。

玉女加元燔气血，生地换熟犀勿要。

太阴温病，血从上溢，犀角地黄汤。犀角、生地、芍药、丹皮，合银翘散。方见上。若血如粉红色，脉七八至，面黑者，死，勉以清络育阴法。太阴温病，气血两燔者，玉女煎去牛膝，加元参主之。石膏一两，生地、麦冬六钱，知母、元参四钱。

五汁梨荠芦麦藕，温邪吐沫液津保。

栀子豉热壅胸中，痰壅痞呕瓜蒂扫。

① 洩：同“泄”，下同。

② 石羔：今统用“石膏”。下文凡见此，保留原文不出注。

温病，口渴甚者，雪梨浆沃之。吐白沫，粘滞不快者，五汁饮沃之。雪梨、荸荠、芦根、麦冬、鲜藕各捣汁，匀，凉服，不喜凉，炖温服。若心烦懊憹，欲呕不呕，起卧不安，栀子豉汤。栀子五枚，豆豉六钱，得吐，止服。若心烦不安，痰涎壅盛，胸中痰塞，欲呕，瓜蒂散。甜瓜蒂一钱，赤小豆二钱，栀子二钱。若吐则止；虚者，加参芦一钱。

温邪悮汗斑疹殃，白虎犀元化斑汤。

是疹银翘去豆豉，大青叶地丹元襄。

温邪不可发汗，发汗而汗不出者，必发斑疹。发斑者，化斑汤，即前白虎汤，加元参三钱、犀角二钱。若发疹者，即前银翘散去豆豉，加大青叶三钱、生地四钱、丹皮二钱、元参一两；忌用羌活升柴防芷。若谵语，用牛黄、紫雪。

清营地麦竹叶元，丹参犀角银翘连。

清宫元犀神昏谵，莲叶翘麦心留然。

温病寸脈大，舌绛而干，当口渴不渴，热在营中也，清营汤。生地五钱，竹叶芯[①]一钱，麦冬、元参、犀角、银花各三钱，连翘、川连、丹参各二钱。神错谵语，清宫汤。元参、麦冬三钱，犀角、连翘、竹叶二钱，莲子芯五分。

安宫牛黄栀连芩，犀角雄朱麝玉金。

金箔为衣和珠片，统治温邪谵语昏。

安宫牛黄丸：牛黄、玉金、犀角、黄连、漂朱砂、山栀、

① 芯：今统用“心”，下文凡见此，保留原文不出注。

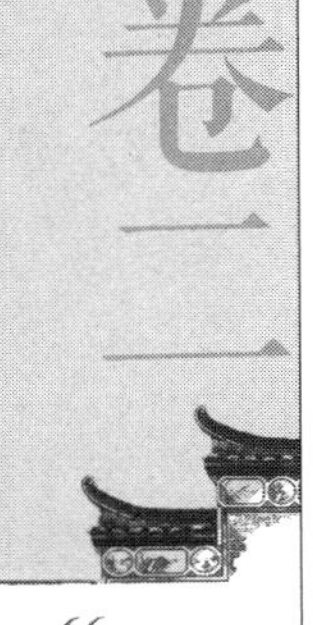

雄黄、黄芩一两，珍珠五钱，麝香、冰片二钱五分，共研细末，炼蜜为丸，每丸约重一钱，金箔为衣。大人每服一丸，小儿半丸，银花薄荷汤下。

紫雪寒磁升滑膏，犀羚丁木沈元草。

朴硝硝石煎前汁，候凝朱麝研匀好。

紫雪丹：滑石、石膏、寒水石各一斤，磁石二斤，共捣，煎汁，去渣。内羚羊角、南木香、犀角、沈香各五两，升麻、玄参各一斤，丁香一两，炙甘草半斤，入前汁再煎，去渣。内朴硝、硝石各三斤，入前汁煎化，候凝结，滤干，入漂朱砂三两、麝香一两二钱，入瓷缸研匀，收藏退火。每服，冷水调送一二钱。

至宝牛琥朱犀瑁，麝香安息化丸捣。

温邪弥漫入膻中，荟萃异灵心主保。

《局方》至宝丹：犀角、朱砂、琥珀、玳瑁各一两，牛黄、麝香各五钱，共研细末，以安息香顿化，和丸，共作一百丸，蜡作壳，护之。葆元按：时邪中人，从口鼻吸入，初由膜原，治不如法，渐漫三焦，甚而逆传膻中。膻中者，心主之宫城也，邪入则死，故吴鞠通先生采附三方，取其荟萃异灵，内保心主，外驱邪秽，庶免神昏肢厥，使邪仍达膜原而出，大抵牛黄最凉，紫雪、至宝次之，各有所长，惟在临证取用。

温毒普济去升柴，初起芩连勿安排。

肿甚水仙膏敷外，疮起三黄二香调。

温毒咽痛，耳前后，颊喉肿，或喉不肿，而外项肿甚则耳聋，俗名大头虾蟆温，用普济消毒饮，方歌《备要》去升麻、柴胡。初起一二日，芩、连不用，若外肿甚，水仙花根脑[①]磨碎敷之。若敷后，肿处发疮，形如粟米，疥形破烂，则用三黄二香散，掞之。川连、川柏、大黄各一两，乳、没一两，研末，初用茶调，继用真菜油调。

暑汗脈洪渴面赤，白虎加参《金匮》关。

身重体虚益气汤，喘脱脈散宜生脈。

无汗新加香薷饮，扁豆花朴银翘适。

证如伤寒，右脈洪，左反小，口渴面赤，汗大出者，名暑温，白虎汤主之。脈芤者，加人参。《金匮》云太阳中暍，身重痛，脈絃细芤迟，师未立方。吴又可以清暑益气汤，治効。若脈数而喘欲脱，生脈散主之；方歌药，俱见《备要》。暑温，但汗不出者，新加香薷饮。银花、鲜扁豆花三钱，香薷、姜炒厚朴、连翘二钱。出汗止服，未出汗再服，以取汁为法。

清络银荷扁豆花，竹叶西瓜衣丝瓜。

欬内桔甘知麦杏，苓姜朴夏杏痰差。

暑伤肺经之轻证，及余邪未解，清络饮主之。银花、鲜荷叶、扁豆花、竹叶芯、西瓜衣、丝瓜皮二钱。但咳无痰，加桔梗、杏仁二钱，麦冬三钱，甘草、知母一钱；若痰多不渴，小半夏汤加减。半夏八钱，茯苓六钱，生姜五钱，川朴、杏仁三钱，甘澜水煎。

① 水仙花根脑：即水仙根，味苦、微辛，性寒。功效：清热解毒，散结消肿。

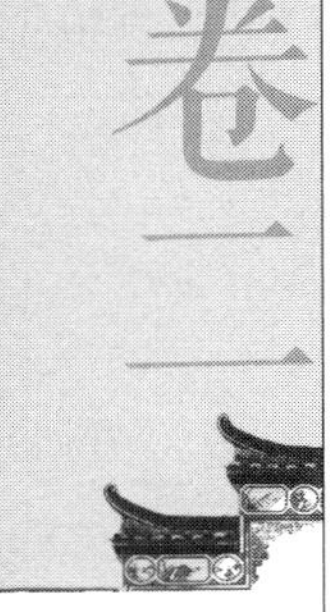

暑痫卒然痉厥疭，清营丹羚钩肝风。

暑瘵吐血表里伤，清络加杏薏滑送。

小儿暑温，身热，卒然手足瘛疭，清营汤加丹皮、羚羊角、钩藤；大人治法亦同。暑温，寒热，舌白不渴，而吐血者，名曰暑瘵，为难治。清络饮加杏仁二钱、滑石三钱、苡仁三钱。

子午丑未湿火赫，暑邪内伏舍骨脊。

银翘散伏暑通方，气血邪看舌赤白。

芍麦地丹血分加，气邪表实杏滑石。

气虚白虎加人参，血虚丹地和生脉。

长夏受暑，过夏而发，为伏暑。霜未降，发轻，即降而发重，冬日发，犹重，子午丑未之年为多。证似伤寒，面赤舌白，烦渴脉数，虽在冬月，亦是伏暑，银翘散主之。若舌赤，口渴，无汗，邪在血分而表实，加生地、麦冬六钱，丹皮、赤芍四钱。若舌白，口渴，无汗，邪在气分而表实，去牛子，加杏仁六钱、漂滑石一两；胸闷，加郁金。舌白，汗多，口渴，是邪入气分表虚，白虎汤加人参。舌赤，口渴，汗多，邪在血分表虚，加减生脉散。沙参、麦冬三钱，五味一钱，丹皮二钱，生地三钱。

湿温三仁薏蔻杏，夏滑竹通厚朴併。

邪入心包肢厥昏，清宫银豆至宝省。

头痛身重，舌白不渴，胸闷，午后热，状若阴虚，名湿温。禁汗、下、润三法。深秋冬日依此，三仁汤主之。苡仁、滑石六钱，杏仁、半夏五钱，蔻仁、竹叶、通草、厚朴二钱，甘澜水煎。湿温，邪入心包，神昏肢逆，清宫汤去莲芯、麦冬，加银花二钱、赤小豆皮三钱，煎送至宝丹，调服。

马勃散喉阻咽疼，银翘牛子射干匀。

宣痹豉干湿郁呃，枇金通草清阳伸。

湿温，喉阻咽疼，马勃散主之。银花五钱，牛子六钱，连翘一两，马勃二钱，射干三钱。甚加滑石六钱，桔梗五钱，芦根五钱。太阴湿温，气分痹郁而哕者，宣痹汤。枇杷叶二钱，郁金、豆豉各一钱五分，通草、射干各一钱。哕俗名呃逆。

湿温喘促苇茎汤，滑杏桃冬薏肺戕。

寒湿桂枝姜附术，经终拘束温表阳。

湿温喘促，《千金》苇茎加杏滑汤。苇茎（即芦根）五钱，桃仁二钱，冬瓜子二钱，苡仁五钱，滑石、杏仁三钱。若是寒湿伤阳，形寒脉缓，舌淡白，不渴，经络拘束，桂枝姜附汤。桂枝六钱，干姜、附子、白术三钱。此别寒湿与湿温迥异。

温疟白虎加桂枝，瘅疟五汁胃阴资。

杏仁芩翘治肺疟，桑叶苓滑蔻梨皮。

心疟加减银翘散，犀麦元参热昏迷。

骨节疼烦，时呕，但热不寒，名温疟，白虎加桂枝汤即白虎汤加桂枝三钱。但热不寒，或微寒，此阴气易伤，阳邪独发，名瘅疟，五汁饮；方见前。葆按：此《内经》所论瘅疟原文也。《金匮》述之，师未立方，以饮食消息之。后贤以甘淡益胃法，而薛立斋、张景岳以六味丸、玉女煎治之。有议其滞邪生热，而增病剧，《浅註》用竹叶石羔汤，颇效。舌白渴饮，欬嗽，寒从背起，伏暑所致，名肺疟，杏仁汤。杏仁三钱，酒炒黄芩、连翘、桑叶一钱五分，茯苓、滑石三钱，白蔻壳八分，梨皮二钱。热多昏狂，舌赤，名心疟，加减银翘散。银花八钱，连翘一两，犀角、麦冬、元参五钱，淡竹叶三钱，鲜荷叶捣汁引。

秋躁感邪桑杏汤，栀梨皮豉贝沙详。

咳多宣肺桑菊饮，药味俱轻法最良。

秋躁感邪，右脈大者，伤太阴经气分，桑杏汤。桑叶、杏仁、栀子皮、梨皮、豆豉、贝母一钱，沙参三钱。感躁邪而欬者，桑菊饮；方见前。葆按：自古无躁气病，近代喻嘉言，补《躁气论》。自秋分以后，小雪以前，为躁，立清燥救肺汤。俱清凉之品，宜施火热刑金之体。若燥令初感，邪反增其病，不知燥病属凉，谓之次寒。经云燥淫所胜，治以苦温，惟杏苏散及此二汤审用。然秋燥之气，轻则为燥，重则为寒，化气为湿，復气为火。而下法，未从热化，下之以苦温，已从热化，下之以苦寒。

沙麦躁伤肺胃热，扁竹甘草粉桑叶。

翘荷甘桔菉[1]栀皮，清窍不利躁火结。

躁伤肺胃阴分，或热，或咳者，沙参麦冬汤。沙参、麦冬各三钱，扁豆一钱五分，甘草、花粉、桑叶一钱五分，玉竹二钱。躁气化火，清窍不利，如耳聋目赤，齿肿喉痛，翘荷汤。连翘、薄荷、栀子皮一钱五分，甘草一钱，桔梗二钱，菉豆皮二钱。葆按：经云九窍不利，治在肺法也。

---

① 菉：通“绿”，下同。

清躁救肺胶草参，桑麦枇膏麻杏仁。

杏苏前半躁风治，只桔枣姜苓草陈。

诸气膹郁，诸痿喘呕，因于燥者，清躁救肺汤。阿胶八分，甘草一钱，人参七分，桑叶三钱，麦冬、石羔二钱，枇杷叶六分，麻仁、杏仁一钱。躁伤本脏，头痛恶寒，欬，鼻塞，无汗，杏苏散。杏仁、苏叶、前胡、半夏、只壳、桔梗、茯苓、陈皮，姜枣引。

桂柴各半躁风伤，茴木楝萸寒热戕。

胸胁疝瘕牵引痛，如寒有汗桂枝汤。

躁金司令，头疼，身痛，寒热，胸胁痛，甚则疝瘕痛者，桂枝柴胡各半汤即桂枝柴胡二汤，详《备要》，再加茴香、木香、川楝子、吴萸，仝煎。伤躁风，证如伤寒，身痛头疼，恶风自汗，不咳嗽，呕恶，桂枝汤小和之，见《备要》。

化癥四物参桂藏，丁麝茴萸降艾良。

虻蛭桃红魏乳没，蒲苏灵漆附姜黄。

棱椒鼠屎涎苏杏，益鳖黄熬膏蜜襄。

躁延血结下焦久，男妇癥瘕体壮尝。

躁风延入下焦，搏于血分，而成癥瘕者，无论男妇，化癥回生丹主之。熟地、归尾、白芍四两，川芎二两，人参六两，安桂二两，丁香三两，麝香二两，吴萸二两，茴香三两，降香、艾叶、良姜、虻虫、水蛭、桃仁、红花、阿魏、乳香、没药、蒲黄二两，苏木三两，三棱、甘漆、香附、片姜黄、灵脂、川椒、两头尖（即雄鼠屎）、延胡、苏子、杏仁二两，益母胶八两，别甲胶二两，大黄八两，研细末，米醋一斤半，熬浓，晒干，再加醋熬，晒干，合前药，共研末，以三胶和匀，仝炼蜜为丸，约一丸重一钱。开水送，谅病几丸，甚者，黄酒送下。

復亨硫枸归苓苁，参桂茴椒藓龟茸[①]。

痛胀有形止则散，是虚非血煖其冲。

躁气久伏下焦，不与血搏，老年八脉空虚，不可与化癥回生丹，復亨汤主之。石硫黄一钱，枸杞、川归、小茴、萆藓[②]六分，安桂、人参、龟板四分，茯苓、苁蓉、鹿茸八分，川椒炭三分，益母胶为丸，每服三钱。硫黄其水土硫黄不可用。倭硫黄即石硫黄入药，其味嗅之无臭气，而色淡。

中 焦 篇

风温　温热　温疫　温毒　冬温　暑温　伏温　湿温　寒湿

上焦邪炽中焦传，躁甚脈洪白虎先。

谵语汗多小承气，浮促竹叶石膏煎。

无汗谵语小便闭，宣开内窍牛黄丸。

目赤肢冷脈亦伏，胸坚拒按大承忝。

热结旁流利稀水，调胃承气仔细研。

唠声急缓分中下，下法重轻医审全。

① 茸：原作“葺”，据文义改，下同。

② 萆藓：今统用“萆薢”，下文凡见此，保留原文不出注。

温病上焦，太阴不解，传至中焦。葆按：中焦者，阳明胃、太阴脾也。有传中焦，而上焦余邪混炽，如承气合小陷胸证；有邪弥心包，溺闭谵语者，牛黄丸，宣窍。下法至阳明，宜分经分府之别。若脈浮洪，燥甚，便不闭，邪仍在经之表，用白虎之金飈，引邪达表而解，以清其热。若脈沈小有力，便闭谵语，此邪纯入胃之府里，且胃府者，土也，万物所归，难出也，非用大小承气，釜底抽薪，阴莫能救矣。阳明温病，脈浮洪，躁甚，白虎汤主之，方见前。阳明温病，诸证悉有，而微脈带浮，汗多，谵语，舌苔老黄而干，小承气汤微和之。大黄五钱，川朴二钱，只实一钱。阳明温病，脈沈而促者，减味竹叶石膏汤主之。脈促者，数时一止也，竹叶五钱，石膏八钱，麦冬六钱，甘草三钱。阳明温病，小便不利，谵语者，是邪入心包，非因燥屎。先与牛黄丸，护心逐秽。若不大便，再与调胃承气汤，微下之。温病，面目俱赤，肢厥，甚则通身厥，不瘛疭，但神昏，脉亦厥，胸腹坚，甚则拒按，喜凉饮，大承气汤下之。大黄六钱，芒硝三钱，川朴、只实各三钱。阳明温病，纯利稀水无粪，谓之热结旁流，调胃承气汤。大黄三钱，芒硝五钱，甘草三钱。方歌俱见《备要》。阳明温病，实热壅塞为哕，当下之。其哕宜分中下二焦，连哕在中，断续哕在下，调胃及大、小承气辨用。

谵语下利滑实穷，实小承气滑窍蒙。
便闭舌黄躁痰壅，大承气合小陷胸。
增液体虚元冬地，阴亏液涸便自通。
服完间日便仍闭，和入调胃承气攻。

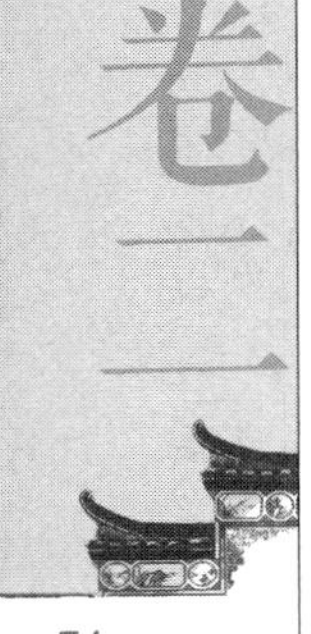

温病，下痢谵语，阳明脉实或滑疾，小承气汤。脉不实，恐邪入心包，窍蒙，牛黄丸主之。温病，三焦俱急，大热，大渴，脉不浮而燥舌老黄，痰涎壅盛，不可单行承气者，大承气合小陷胸汤主之。大黄五钱，川朴、只实二钱，半夏三钱，括蒌、川连二钱。温病，无上焦证，数日不大便，当下之。若其人体虚，不可行，承气增液汤主之。元参一两，生地、麦冬八钱，浓煎。口干则与饮，不大便，再服，约週十二时，仍不便，合调胃承气汤和温服之。

下后养阴益胃汤，沙参玉竹地冬糖。

脈浮无汗轻宣表，草地银翘冬叶详。

脈洪白虎芤参入，数麦地知元中黄（清躁汤）。

热不退护胃承气，元黄知地麦丹藏。

阳明温病，下后汗出，当復其阴，益胃汤主之。沙参三钱，玉竹一钱五分，生地、麦冬五钱，冰糖一钱。下后，无汗，脉浮者，银翘汤。甘草一钱，生地、麦冬四钱，银花五钱，连翘三钱，竹叶二钱。脈洪，白虎汤主之；芤脈，加人参。下后，无汗，脈不浮而数，清燥汤主之。麦冬、生地五钱，知母二钱，元参三钱，人中黄一钱五分。燥欬加沙参、桑叶、梨汁、牛子、牡砺。下后，数日热不退，或退不尽，舌苔黄黑，口干，脈沈有力，护胃承气汤微和之。元参、大黄、生地、麦冬三钱，知母、丹皮二钱。体弱者，合增液汤服。

黄龙参地硝黄归，元麦海姜草正虚。

宣白痰喘肺失降，石膏大黄杏蒌皮。

导赤烦渴大小闭，地芍三黄硝通之。

液亏硝黄增液下，牛黄黄邪闭心奇。

下之不通证详五，下后懊憹栀豉宜。

阳明温病，下之不通，其证有五，应下不下，正虚不能运药，死，黄龙汤。大黄三钱，人参、芒硝、当归一钱五分，生地、元参、麦冬五钱，海参二条，姜汁六匙，甘草二钱。喘促不宁，痰涎壅盛，肺气不降，宣白承气汤。生石羔五钱，大黄三钱，杏仁二钱，括蒌皮一钱五分。左尺牢坚，小便赤痛，渴甚时烦，导赤承气汤。生地、赤芍、大黄三钱，川连、川柏二钱，芒硝一钱。津液不足，无水舟停者，间服增液汤，如不下，加芒硝一钱五分、大黄三钱。邪闭心包，神昏舌短，内窍不通，饮不解渴，牛黄承气汤，即前安宫牛黄丸二粒，调生大黄末三钱，分一服。下后，虚烦不眠，心中懊憹，反覆[①]颠倒，栀子豉汤；呕，加姜汁。

黄连黄芩豉玉金，口苦呕渴热秽熏。

舌绛不渴清营解，舌白而滑属湿温。

阳明温病，干呕而渴，尚未可下者，黄连黄芩汤主之。黄连、黄芩、豆豉二钱，郁金一钱五分。阳明温病，舌中黄燥，而底色绛不渴者，邪在血分，清营汤，方见前。若舌白而滑者，不可与也，当于湿温中，求之。

疹斑证治上焦详，斑块疹点医辨方。

禁用升提补大下，出而不快调胃嘀。

阳明温病，发斑疹，证治前“上焦”已详。但斑纯赤成

① 反覆：今统用“反复”，下文凡见此，保留原文不出注。

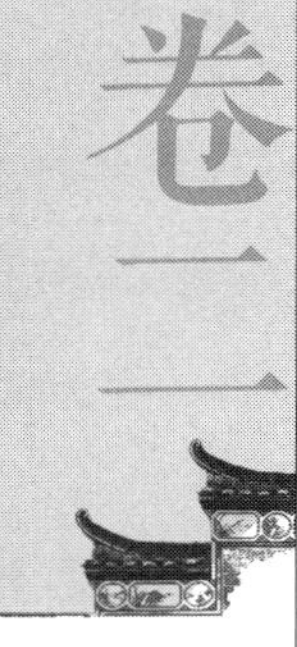

块，为肌肉之病，疹系红点高起，为血络中病。若悮用升提、补、大下，用升提或衄、昏痉，或厥呛；用补则壅而雾乱；大下则内陷。如出不快，内壅特甚，调胃承气汤和之，得通则已。

栀子柏草瘅证尝，懊憹不渴溺涩详。

疸而腹满渴胃实，汁出溺闭茵栀黄。

阳明温病，不甚渴，腹不满，无汗，小便不利，心中懊憹，必发黄，栀子柏皮汤。栀子、川栢[1]五钱，甘草三钱。阳明温病，无汗，或独头汗出，腹满，舌燥黄，小便闭，必发黄，茵陈蒿汤。茵陈六钱，栀子皮三钱，大黄三钱。

冬地三黄小便闭，元草银芦通化气。

温病阴虚重养津，苦寒渗利勿轻试。

阳明温病，无汗，实证未剧，未可下，只小便不利者，甘苦合化，冬地三黄汤。麦冬八钱，生地四钱，川连、川柏、黄芩一钱，元参四钱，甘草三钱，银花露、芦根汁各半杯，冲服。小便利，则止服。葆按:《条註》凡小便不通，有上游结热者，上游指小肠，有膀胱不开者，有肺气失降者。而温热病，小便不通，无膀胱不开证，皆由小肠热结，与肺气不化而然。法宜甘苦，忌用淡渗苦寒。是方用三黄之苦，合芦银麦草之甘化，平而润之。忌五苓、八正之类。而苦寒亦从燥化，温病有余于火也。

下后旬余便不通，增益可与禁再攻。

谵昏牛黄汤梨汁，舌苔薄荷末拭空。

---

① 栢：同“柏”，下同。

温病下后，舌上津回，脉静身凉，旬日不大便，可与增液益胃辈，断不再用承气。若用之，肺燥而欬，脾滑而泻，热渴不除，百日死。温病等证属实，神昏谵语者，牛黄丸主之。渴甚者，雪梨浆沃之。若舌上苔厚不退，用新布蘸新汲水，再蘸薄荷末，拭洗舌上，其苔自渐去。

三石暑湿气蔓胸，通杏银茹金汁冲。

邪热入营内窍闭，清宫竹沥知银从。

暑温蔓延，舌滑微黄，邪在气分，三石汤主之。漂滑石、寒水石三钱，石膏五钱，通草二钱，杏仁、银花三钱，竹茹二钱，金汁冲。邪气久留，舌绛苔少，热搏血分，清宫汤见前，加知母三钱，银花二钱，竹沥三匙，冲。若神识不清，热闭内窍，先与紫雪丹，再与此汤服。

小陷胸夏蒌实连，水停胸下渴呕蠲。

浊痰痞结泻心効，除枣参姜只杏忝。

阳明暑温，身热面赤，发热渴呕，按之胸下痛，小便赤，大便闭，水结在胸也，小陷胸汤加减。半夏五钱，括蒌三钱，只实、川连二钱，急流水煎。阳明暑温，浊痰凝聚，心下痞者，半夏泻心汤加减。川连二钱，黄芩三钱，半夏一两，只实二钱，杏仁三钱。虚者，可用人参、大枣引。

杏仁滑石芩连橘，呕利汗通金夏朴。

湿化热存渴舌黄，脉实目赤小承沃。

暑湿伏暑，三焦均受，舌灰白，胸痞闷，潮热呕渴，自利汗出，溺短者，杏仁滑石汤。杏仁、半夏三钱，滑石、黄芩、郁金、川朴二钱，川连、通草一钱，橘红一钱五分。暑温湿温气已化，热结独存，口燥，面目俱赤，舌燥黄，脉沈实者，小承气等汤，审慎分下之。

半苓汤连厚朴通，太阴寒湿痞结胸。

便溏腹胀溺不利，四苓蓁朴五苓同。

去蓁再内夏瓜菓[1]，肢冷目黄利语重。

足太阴寒湿，痞结胸满，不饥，半苓汤。半夏、茯苓五钱，川朴、通草三钱，黄连一钱。若寒湿腹胀，溺闭，大便溏而不爽，欲作滞下，四苓加川朴蓁皮；五苓散亦主之。苍术三钱，泽泻、猪苓四钱，茯苓五钱，蓁皮二钱，川朴三钱。五苓散即四苓加桂枝，共研末。寒湿肢冷，自利目黄，舌白，神倦不语，邪阻脾窍，舌卷语重，四苓汤加木瓜一钱、半夏三钱、草菓八分。阳气虚，加附子。

草菓茵陈湿凝腹，大腹苓猪陈泽朴。

面目俱黄肢厥冷，茵陈四逆湿寒束。

足太阴寒湿，中焦滞痞，舌灰滑，草菓茵陈汤。草菓一钱，茵陈、茯苓三钱，大腹皮、猪苓、川朴二钱，陈皮、泽泻一钱五分。若加面目俱黄，肢逆冷，则非前汤可治，茵陈四逆汤。茵陈六钱，干姜五钱，附子、炙草三钱。厥回，止服。

椒附白通葱胆姜，腹疼肢冷湿格阳。

舌白肛坠便不爽，参术朴陈附炮姜。（理中汤加减）

寒湿，舌白滑灰，脉迟，便窒塞，浊阴凝聚，腹疼，甚

① 菓：同“果”，下同。

则肢逆，椒附白通汤。川椒炭二钱，生附子炭三钱，葱白三茎，干姜二钱，胆汁半盃[1]，冲，冷服。葆按：此足三阴，俱为湿浊所困，阳气不得下交，浊阴凝聚。故用姜附通阳，以安中土，葱白由内达表，川椒驱浊止痛，是皆阳药。若直投之，恐阴盛格阳而不纳，又借猪胆，猪为水蓄阴象也，从其所好。胆甲木也，得少阳生发之机，合葱通阳最速也。寒湿舌白，肛坠痛，便不爽，不食，附子理中汤加减。人参、附子、炮姜、广皮一钱五分，生茅苍术三钱，厚朴二钱。此言肛门坠痛，湿邪伤胃。

吞酸痞闷湿寒伤，温土苓姜术桂匡。
吐泻腹疼霍乱证，寒理中渴五苓尝。
热寒肢冷汗四逆，病解身疼桂枝汤。
寒湿搏急转筋甚，四苓防杞薏桂藏。

寒湿两伤脾胃之阳，吞酸痞闷，寒热，或酒客湿聚，苓姜术桂汤。茯苓五钱，生姜、白术、桂枝三钱。若上吐下泻，寒热身疼，或不寒热，但腹中痛，名霍乱。若是寒多，不欲饮水，理中汤。甘草、人参、白术、干姜三钱，温服。热多，渴欲饮水者，五苓散；方见前。吐利汗出，发热恶寒，四肢拘急，手足厥冷，四逆汤加人参、干姜一钱五分，附子、炙草二钱，人参一钱。吐利止，身疼不仁，桂枝汤和之。若霍乱证，转筋者，五苓散加防杞、苡仁、桂枝；寒甚，再加附子。

---

① 盃：同“杯”，下同。

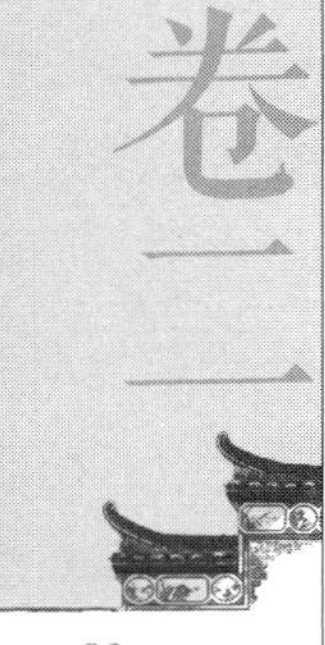

干霍乱蜀椒救中，姜榔陈朴绞痧松。

转筋杞薏桂枝内，语乱先投至宝冲。

卒中寒湿，内挟秽浊，眩冒，腹绞痛，脉沈紧迟伏，甚则欲吐不吐，欲泻不泻，四肢厥冷，俗名绞肠痧，又名干霍乱；甚则转筋，古书不载，蜀椒救中汤主之。若语乱者，先用至宝丹，再与此汤。川朴、川椒三钱，干姜四钱，槟榔、陈皮二钱。转筋，加防杞五钱，苡仁、桂枝三钱；厥甚，加附子。

立生丁沈蟾雄苍，蜂蝎蛟涂霍乱尝。

九痛丸方和巴杏，已编《金匮》药证详。

立生丹，治伤暑干霍乱证，及疟，泻痢，心疼，胃脘痛，吞酸，阴寒结胸，及小儿寒证。母丁香一两二钱，沈香四钱，明雄黄一两二钱，茅苍术一两二钱，蟾酥八钱，火酒化开，入药，和丸，如菉豆大，每服二丸。下死胎如神。若被蜂蝎咬伤，磨涂患处，妊妇忌服。九痛丸及巴杏，已编《金匮》内。

人参泻心只芍芩，姜连湿陷里虚侵。

三香湿热募原壅，枳桔蒌栀豉降金。

湿热，上焦未清，里虚内陷，神识如蒙，舌滑脉缓，人参泻心汤加减。白芍、人参、干姜二钱，只实、川连一钱，黄芩一钱五分。湿热受自口鼻，由募原直走中道，不饥不食，机窍不宣，三香汤主之。括蒌皮、降香、桔梗三钱，山栀、只壳、郁金[①]、豆豉二钱。葆按：泻心汤，邪已入中焦，故用苦降以

① 郁金：原作“玉金”，据文义改。

达下焦而解。三香汤邪将入中焦，用芳香，冀邪从上焦而散。

苓皮通薏腹猪叶，宣窍牛黄此渗接。

湿热熏蒸胃呃戕，橘茹柿蒂捣姜协。

吸受秽湿，三焦热蒸，头疼身胀，溺闭，呕逆，昏迷，渴不多饮。先用芳香，宣窍牛黄丸，继用渗消浊湿，茯苓皮汤。茯苓皮、苡仁五钱，通草、腹[①]皮、猪苓、竹叶三钱。阳明湿温，热壅胃气，为哕者，新制橘皮竹茹汤。橘皮、竹茹三钱，柿蒂七枚，姜捣汁三匙，冲服。

正气苓陈藿朴君，五方加味证详分。

一加腹杏麦茵曲，湿郁三焦腹胀伸。

舌白便溏身痛闷，二通黄卷杞薏仁。

三加滑杏舌黄辨，宣化气机湿秽侵。

查[②]菓曲加四正气，秽熏舌白夺之匀。

五加苍术谷芽腹，脾胃两伤泻闷寻。

葆元按：此五种正气散，方药证治虽不同，而五方苍陈藿朴俱用，则以此为主，随数述证加味，便读者好记忆。从景岳五柴胡饮汤歌变法。藿香、茯苓、川朴二钱，陈皮一钱五分。三焦湿郁，升降失司，腹胀便不爽，一加减正气散加腹皮、麦芽、茵陈一钱，杏仁二钱，神曲一钱五分。湿郁三焦，脘闷便溏，身痛舌白，脈模糊，二加减正气散加通草一钱，大

① 腹：原作“服”，据医注改。

② 查：同“樝”，今统用“楂”。樝，音zhā，楂。

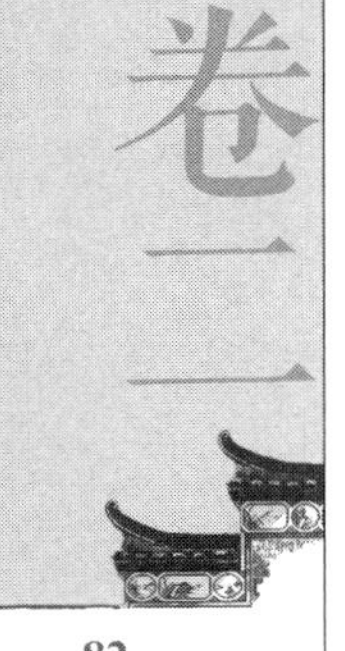

豆黄卷二钱，防杞、苡仁三钱。秽湿着里，舌黄脘闷，气机不宣，久则酿热，三加减正气散加滑石五钱、杏仁三钱。秽湿着里，邪阻气分，舌白而滑，脈右缓，四加减正气散加查肉五钱、草菓一钱、神曲二钱。秽湿着里，脘闷大便泻，五加减正气散加黄芩、苍术二钱，谷芽一钱，大腹皮一钱五分。

芩滑苓猪腹蔻通，湿热似寒禁表攻。

半夏姜苓呕不渴，芩连夏实姜痞松（泻心汤加减）。

脈缓身痛，舌淡黄滑，微渴汗出。热解復热，发表攻里，两不可施。清热祛湿，俱难偏用，黄芩滑石汤。黄芩、滑石、茯苓、猪苓三钱，腹皮、蔻仁、通草一钱。温病，呕不渴，半夏汤。半夏、茯苓六钱，干姜四钱。呕甚而痞者，半夏泻心汤。半夏六钱，川连二钱，黄芩、只实、生姜三钱。虚者，可用人参。

宣痺翘蚕滑夏苡，杏栀赤小豆皮杞。

热蒸湿聚经络熏，舌灰目黄湿痺里。

湿聚热蒸，蕴于经络，寒战热炽，骨骱[①]烦疼，舌色灰滞，面目痿黄，病名湿痺，宣痺汤。连翘、蚕沙[②]、半夏三钱，滑石、苡仁五钱，栀子、赤小豆皮三钱，防杞、杏仁五钱。痛甚加片姜黄二钱，海桐皮三钱。

薏叶翘苓滑蔻通，汗疼疹利脏腑蒙。

杏仁薏朴夏姜桂，蒺杞宣络肢体松。

① 骨骱：人体各骨关节的总称。

② 蚕沙：今统用“蚕砂”，下文凡见此，保留原文不出注。

湿郁经脉，身疼汗出，发热自利，胸腹白疹，内外合邪，薏苡竹叶散。苡仁、茯苓、滑石五钱，竹叶、连翘三钱，白蔻、通草一钱五分，为末，每服五钱。风暑寒湿杂感，气不主宣，欬嗽头胀，不饥舌白，肢体若废，杏仁薏苡汤。杏仁、苡仁三钱，川朴一钱，半夏、防杞一钱五分，生姜七片，桂枝五分，蒺藜二钱。

加减防杞祖痺方，滑膏桂杏薏通尝。
风桑面赤口涎母，湿萆苍寒桐姜黄。
挟痰加半夏陈朴，有汗耆草无羌苍。
古方参用勿胶瑟，活泼流通临证详。

暑湿痺者，加减木防杞汤。滑石、杏仁四钱，防杞、石膏六钱，桂枝、薏仁三钱，通草二钱。此治痺之祖方也。风胜则引，引者节疼掣痛，或上或下吊掣，四肢游走作痛，经谓行痺是也。本方加桑叶，倍加桂枝。湿胜则肿，肿者加萆薢、苍术，倍加滑石；寒胜则痛，痛者加海桐皮、片姜黄，倍加桂枝、防杞；倘面赤，口涎出者，加知母，倍加石膏；挟痰加半夏、陈皮；无汗加羌活、苍术；有汗或多，加黄耆、甘草。加减如此，示门径，以变通耳。

湿热夏秋内外蒸，宣通气分疸肿申。
二金金砂内金腹，猪朴通法淡苦辛。
杏夏膏姜栀柏实（杏仁石膏汤），痺闭三焦里证分。
赤豆翘通栀豉粉，湿劳悮瘅保和吞。

夏秋时令，湿热气蒸，外干时令，内蕴水谷，必以宣通气分。失治则为肿胀，由黄疸而肿，苦辛淡法，二金汤。海

金砂[①]、鸡内金五钱，腹皮、猪苓、川朴三钱，通草二钱。黄疸脈沈，胸痞呕恶，便结溺赤，三焦里证，杏仁石羔汤。杏仁、半夏五钱，石羔八钱，栀子、川柏三钱，只实汁、姜汁各三匙，冲。素积劳倦，再感湿温，悞用发表，身面俱黄，不饥溺赤，连翘赤小豆汤煎送保和丸三钱。连翘、赤小豆二钱，通草、豆豉、花粉、山栀一钱。保和丸，查《备要》。

疮疟白虎菓苍培，胸疼痞结泻心和。

草菓知母芩梅夏，朴粉姜汁疟晏来。

疮家湿疟，忌用发散，苍术白虎汤加草菓主之，即白虎汤加草菓、苍术。湿甚为热，疟邪痞结，舌白口渴[②]，烦燥自利者，泻心汤。背寒胸痞，疟来日晏，邪渐入阴，草菓知母汤。草菓、黄芩、乌梅、川朴、花粉一钱五分，知母二钱，半夏三钱，生姜汁五匙，冲。

参连实牡干生姜（加减人参泻心汤），津劫味酸伤胃阳。

麦冬麻梅知芍首，疟伤胃阴食烦详。

疟伤胃阳，气逆不降，热劫胃津，不饥渴，味变酸，加减人参泻心汤。人参、牡砺、生姜二钱，干姜、只实、川连一钱。疟伤胃阴，不饥不大便，得食则烦热愈加，津液不復者，麦冬麻仁汤。麦冬五钱，麻仁、白芍四钱，乌梅肉、知母二钱，首乌三钱。葆按：胃阳伤者，不饥渴呕，用苦辛合法，以降其

① 海金砂：今统用“海金沙”，下文凡见此，保留原文不出注。

② 渴：原作“揭”，据文义改。

逆；胃阴伤者，得食则烦，用酸甘化阴，以润其燥。

芩连夏实芍姜汁（黄连白芍汤），不渴多呕太阴疟。

寒呕鸣溏荷露姜，青陈夏菓参温吸。

太阴脾疟，寒起四末，不渴多呕，热聚心胸，黄连白芍汤。黄芩、黄连二钱，半夏、白芍三钱，只实一钱，姜汁五匙，冲。燥甚者，另服牛黄丸。太阴疟，脈濡，寒热，疟来日迟，腹满甚则呕吐，便溏，噫气，加味露姜饮。人参、草菓、青皮、陈皮一钱，生姜、半夏二钱，加荷叶上甘露三匙，冲。

湿疟舌白喜热汤，菓朴苓陈杏夏尝。

少阳柴胡汤出入，补中益气虚邪匡。

舌白脘闷，寒起四末，渴饮热汤，湿蕴之故，名曰湿疟，厚朴草菓汤。厚朴、草菓、杏仁一钱五分，茯苓三钱，半夏二钱。如疟是少阳经证，小柴胡汤，若渴，去半夏加花粉。中焦疟，气虚邪陷，延久不愈，补中益气汤。二方见《备要》。

青蒿鳖甲疟偏热，丹皮知粉合桑叶。

此与柴胡和解同，彼治伤寒此温别。

脈左絃，夜热早凉，汗解，渴饮，少阳疟偏于热重者，青蒿别甲汤。丹皮、知母、花粉、桑叶二钱，青蒿三钱，别甲五钱。葆元按：此方仿小柴胡法意。而不同其药者，原少阳厥阴脏腑如一，毫无间隔，与他不同，邪之所凑，俱可伤害。谓伤寒由疟从表入里，寒为阴邪，少阳受之，故用柴胡保守而佐人参、姜枣以和之，不使邪陷入阴也。而温病变疟，由上传中，温为热邪，厥阴受之，改用别甲坐镇，而佐青蒿、知粉以润之，免邪重燔津液也。主方是开生面，足见灵巧，业是者留意焉。

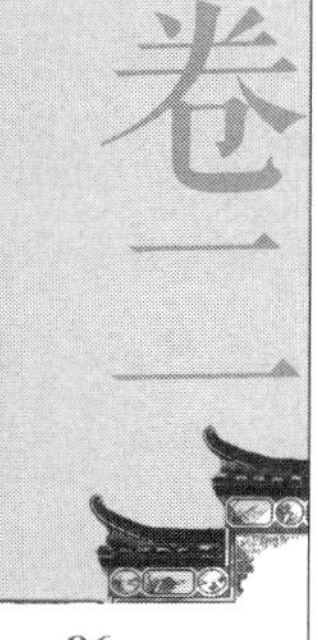

四苓合芩芍陈朴，湿泻欲痢木香効。

风湿热寒表里侵，作痢湏人参败毒。

自利不爽，欲作滞下，腹拘急，小便短，四苓加芩芍汤即四苓汤加黄芩、白芍、川朴二钱，陈皮一钱五分。此由泻欲作痢，未成痢，若久痢勿服。暑湿，风寒杂感，寒热递作，腹不和而滞下者，表里证重，人参败毒散；方见《备要》。

加减芩芍初痢効，香连陈朴胀疼腹。

滑石藿香红白成，猪茯蔻通陈厚朴。

滞下已成，腹内胀痛，加减芩芍汤。黄芩、陈皮、川朴二钱，白芍三钱，木香、川连一钱五分，加减看原文。滞下红白，舌色灰黄，渴不多饮，小便不利，滑石藿香汤。藿香、厚朴、猪苓二钱，广皮、通草、蔻仁一钱，滑石、茯苓三钱。葆按：予随先君恒升公医业，庭训之下，请详痢证。先君曰，下利经谓泻，而痢者俗名。经谓滞下，言肠胃被秽壅滞，难下，是以里急后重。初起，或用下法理气，里急自解，活血后，重当除，佐以芳香使其通降。红多者血炽，白术丸审用；白多者气滞，槟榔丸可施。壅补荤滞戒忌。然用古方治新病，犹折旧屋造新房，其料改造，全在匠者，相地灵巧，而用方加减，务在医人，临证审用。

疟邪内陷痢柴芩，谷查归芍丹人参。

春温内陷痢防脱，地草芩连胶芍匀（黄芩阿胶汤）。

温疟邪热，内陷变痢，脾胃气衰，面浮腹膨，里急肛坠，邪延日久，中虚证重，加减小柴胡汤。柴胡三钱，黄芩、白芍二钱，谷芽、山查、土炒当归一钱五分，丹皮、人参一钱。春温内陷下痢，最易厥脱，加减黄芩阿胶汤。生地四钱，炙草一钱五分，黄芩二钱，黄连、阿胶三钱，白芍一钱五分。

白头蓁芍柏连芩，热痢下重腹痛频。

湿痢脱肛五苓水，神昏痞结汤泻心。

内虚下陷，热痢下重，腹痛，左小右大之脉，加减白头翁汤。白头翁、黄芩三钱，白芍、川柏、黄连、蓁皮二钱。湿温，下痢脱肛，五苓散加寒水石三钱。滞下，湿熏内蕴，中焦痞结，神识昏乱，泻心汤；方见上。

人参石脂炮姜米，阳明不阖胃虚拟。

加减附苓朴术姜，腹满溺清温脏止。

附子粳米姜草参，呃逆土败纯温里。

气陷补中柴术除，不藏门户芍防杞。

久痢，阳明不阖，人参石脂汤。人参、炮姜二钱，炒陈米一合，仝煎汁，去渣；赤石脂三钱，冲服。自痢腹满，小便清长，脉濡而小，病在太阴，法当温脏，勿事通腑，加减附子理中汤。附子、干姜、川朴二钱，茯苓、白术三钱。自利不渴者，属太阴，甚则呃逆，此属动逆土败，附子粳米汤。附子、干姜、甘草二钱，粳米一合，人参二钱。气虚下陷，门户不藏，补中益气汤加减。黄耆、陈皮、炙草、土炒当归一钱，升麻三分，人参三钱，酒炒白芍三钱，防风五分。

躁伤胃阴五汁填，牛乳两燔玉女煎。

玉竹冬沙草共治，土虚扁豆气参添。

躁伤胃阴，五汁饮，方见上；玉竹麦冬汤亦主之。玉竹、麦冬三钱，沙参二钱，甘草一钱。土虚加扁豆；气虚加人参；胃液干躁，外感已清，牛乳一盅，冲。躁证，气血两燔，玉女煎主之；方见上。

下 焦 篇

风湿 湿热 湿疫 温毒 冬湿 暑湿 伏暑 寒湿 湿温

中焦羁久下焦侵，实可下之虚养津。

加减復脉阳亢甚，地麦芍草胶麻仁。

三甲审加龟鳖牡，温病善惧重保阴。

阳明中土，久羁邪热，乘陷下焦。葆按：原註下焦者，肝与肾也。中焦阳明为阳土，邪热久羁，未有不克少阴肾水。若前已下而伤阴，或未下而阴竭，审系实证居多，正气未败，脉来沈实有力，尚可下之，即《伤寒论》中法，下之以存津液。若脉虚，无结粪而邪热少，虚热多，惧再下之，是重竭其津，而速死也。温病，邪在阳明久羁，或已下，或未下，身热面赤，口干唇裂，舌躁，甚则齿黑，脉沈实者，仍可下之。若脉虚大，手足心热甚，加减復脉汤。干生地、白芍六钱，麦冬五钱，炙甘草六钱，阿胶、麻仁三钱。若虚甚，加人参，煎服。温病耳聋，属少阴，苔燥，若服小柴胡汤必死，均宜此汤服之。若加牡砺，名一甲；加鳖甲，名二甲；加龟板，名三甲，审证用之。

黄连芩芍阿鸡黄，不寐阴亏壮火亢。

夜热早凉退无汗，青蒿别地丹知藏。

少阴温病，真阴告竭，壮火復炽，心烦，不得卧，黄连阿胶汤。黄连四钱，黄芩、白芍一钱，鸡黄一枚，阿胶三钱。夜热退无汗，热自阴来者，青蒿别甲汤。青蒿二钱，别甲五钱，生地四钱，丹皮三钱，知母二钱。

小定风珠痉厥呃，鸡黄阿龟便淡菜[①]。

大风味芍草牡冬，阿鳖龟鸡麻地派。

既厥且哕，脉细而劲，小定风珠主之。鸡黄一枚，阿胶二钱，生龟板六钱，童便一盃，冲，淡菜三钱。热邪久羁，消烁真阴，或悞表攻，神倦瘛疭，脉虚气[②]弱，舌绛苔少，大定风珠主之。麻仁、五味二钱，白芍、炙草、生牡砺四钱，麦冬六钱，阿胶三钱，别甲、龟板四钱，鸡黄二枚，干生地六钱。加减看《条辨》原文。

桃仁丹芍归硝黄，便利腹坚蓄血强。

闭甚桃黄虻蛭下（抵当汤），便黑而易犀黄汤。

少腹坚满，夜热早凉，溺清便闭，脉来沈实者，蓄血也，桃仁承气汤加减。桃仁、丹皮、赤芍、当归三钱，芒硝二钱，大黄五钱。若闭甚，服桃仁承气不下，抵当汤主之。桃仁、大黄五钱，水蛭五分，虻虫二十枚，二味炙干，研末，泻下则止。时欲嗽口不欲嚥[③]，大便黑而易者，有瘀血也，犀角地黄汤。干地黄一两，犀角、白芍、丹皮三钱。

桃花汤米姜石脂，粥去炮姜参草随。

脓血稀水汤堵截，逗遛完谷粥藏奇。

---

① 淡菜：即贻贝，是一种双壳类软体动物。

② 气：原作“粇”，据《温病条辨》改。

③ 嚥：同“咽”，下同。

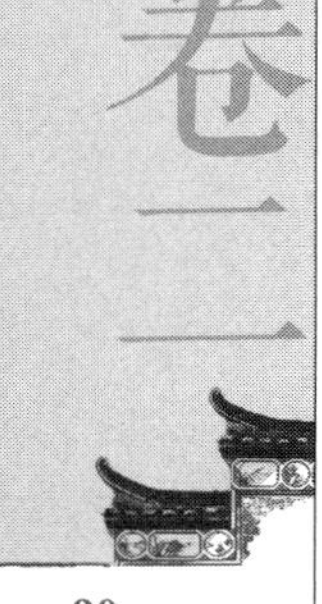

温病里虚，下利稀水，或便脓血，桃花汤主之。炮姜五钱，粳米二合，炼赤石脂一两（一半仝煎，一半研末，冲服）。温病七八日，脈虚数，舌绛苔少，下利日数十行，完谷不化，身虽热，桃花汤主之。人参、炙甘草三钱，白粳米二合，炼赤石脂六钱，上药先煎参草，去渣，再入粳米，煑如稀粥，内石脂末，和匀，分二服。利止，停后服。若前过服寒凉，可加干姜三钱。

猪皮煑去渣用汁，米粉熬香和白蜜。

下利咽烦火不藏，若无烦利桔甘导。

温病，少阴下利，咽痛，胸满，心烦，猪皮汤主之。猪皮一斤（用刀割去肥者，令如纸薄），用水一斗，煑去五升，去渣，加白蜜一斤，白米粉五合，仝熬香，和匀，服。若咽痛，无下利，心烦者，可与甘桔汤，即甘草、桔梗，不湏服前药。

半夏二钱蛋一枚（苦酒汤），去黄和醋壳内煨。

滤渣用汁含嚥下，呕伤咽疮音哑开。

温病邪入少阴，呕而咽中伤，生疮不能语，声音不出者，苦酒汤主之。制半夏二钱，用鸡蛋一枚，去黄留白壳，内入米醋半盃，仝鸡蛋和匀，内半夏，安微火上，煨令三沸，去渣，用汁少少含，少嚥下，不差，再一二三次。

经行邪陷痉由温，竹叶玉女两解焚。

血室热邪余未解，护阳芍草地冬参。

黄桃丹泽地中白（加减桃仁承气汤），血室神迷蓄血侵。

妇人温病，经水适至，脈数耳聋，干呕烦渴，甚至数十日不解，邪陷入血室，而发痉者，竹叶玉女煎主之。即玉女煎，方见上，加竹叶三钱，熟地改用生地。热入血室，邪去其半，脉数，余邪不解，护阳和阴汤。白芍、麦冬、人参三钱，炙草、生地二钱。若邪去八九，脉虚数，暮微寒热，用前復脉汤，加人参三钱。热病，经水适至，十余日不解，舌痿饮冷，心烦热，神忽清忽乱，脉右长左沈，瘀热在里也，加减桃仁承气汤。蒸大黄、炒桃仁三钱，丹皮四钱，泽兰、人中白二钱，生地六钱，煎分三服。候六时，得下瘀血，止后服；不知，再服。

夏秫热清痰不寐，寐不食和桂枝汤。

面黄舌淡建中効，躁欬益胃五汁尝。

温病愈后，嗽稀痰而不欬，彻夜不寐者，半夏汤。半夏八钱，秫米二两（即芦稷粟）。若痰饮愈而亦寐，舌滑，食饮不进，半夏汤和桂枝汤服之。温病愈后，面色萎黄，舌淡不饮水，脉迟，不思食，小建中汤。芍药六钱，桂枝四钱，炙草三钱，生姜二钱，大枣十二枚，饴糖五钱，冲。温病愈后，或一月至一年，面微赤，脉微数，暮热，常思饮水，不欲食者，五汁饮及牛乳俱主之。或病后，肌肤枯躁，小便溺管痛，或微躁欬，或不思食者，胃阴亏也，益胃汤、五汁饮，俱主之。

连梅消渴暑神昏，阿胶冬地痺烦心。

蚘喑椒梅呕利格，参姜夏芍实连芩。

暑邪深入少阴，消渴者，及入厥阴，麻痺者，连梅汤。黄连、阿胶二钱，乌梅、生地、麦冬三钱。若心热烦燥，神迷甚者，先与紫雪丹宣窍，再服此。暑邪深入厥阴，呕恶吐蚘，寒热，下利血水，声音不出，上下格拒者，椒梅汤。川椒炒炭、乌梅去核净肉、白芍三钱，人参、干姜、半夏、黄连、黄芩二钱，只实一钱。

来復精石暑填胸，青橘灵脂硝硫溶。

无湿名温兼湿暑，两伤元液三才从。

暑邪悮治，胃口伤残，延及中下，气塞填胸，躁乱口渴，来復丹主之。硫黄、硝石各一两（仝火内溶化，和匀，结成沙子），元精石一两，青皮二钱，五灵脂二钱，炒令烟尽。暑邪久热，寝不安，食不甘，神识不清，阴液、元气两伤，三才汤主之。天冬二钱，干生地、人参五钱，煎服。大凡夏至前，为温不兼湿；夏至后，为暑兼湿也。

香附覆花夏苏苡，陈苓暑湿似表里。

控涎遂戟芥曲丸，悮治水停悬饮拟。

伏暑、湿温，胁疼寒热为疟状，不可服小柴胡汤，香附覆花汤主之。香附、覆花、茯苓、苏子三钱，陈皮二钱，半夏、苡仁五钱。痛甚，加降香。若日久不愈，是前悮治，或表散，或和解，致水湿邪居胁下，无出路，控涎丹主之。甘遂、大戟、白芥子等分，为末，神曲糊为丸，姜汤送下。葆按：近见世俗，见病者，寒热往来，胁疼口苦，不分六气之邪，动以和解，小柴胡为至稳。不知伤寒从表入里，应用此法，使邪升阳而解，免传三阴。而温邪受自上焦而传中下，用此和解，邪必难出，特立香附覆花汤，辛香咸淡，屈曲水邪，由支河而下，以开后学。倘前悮服发散和解，其温邪暑湿，定盘踞胁下，无由出路，前方不中，与仿《金匮》悬饮，用控涎丹，以疏凿之。

鹿附舌白菓菟苓，湿浮跗肿少阴刑。

火衰安肾韭芦菟，附纸鹿茴苓术呈。

湿久不治，伏足少阴，舌白，身痛，足跗浮肿，鹿附汤。鹿茸、茯苓五钱，菟丝、附子三钱，草菓一钱，温服。湿邪久羁，脾阳消乏，肾阳亦惫，安肾汤主之。韭菜籽、附子、苍术一钱，芦巴、菟丝子、故纸、鹿茸、茯苓三钱，小茴二钱。便溏，加赤石脂。葆按：予治商人嗜酒，营谋不遂，脉细舌白，跗肿，足难履地，所服扶利不应。予曰此湿刑少阴，投鹿附汤而愈。

术附姜苓湿伤阳，肢体痺麻血痔疮。

黄土附芩草地术，先便后血阿胶襄。

湿久伤阳，痿弱不振，肢体麻痺，痔疮下血，术附姜苓汤主之。生白术、茯苓五钱，附子、干姜三钱。先便后血，小肠寒湿，黄土汤主之。灶中黄土八钱，炼（赤石脂亦可代之），阿胶、附子、黄芩、白术、干生地、炙甘草三钱。

喘欬痰稀寒湿钟，无汗恶饮小青龙。

有汗辛麻去倍桂，大加麻根姜勿逢。

秋躁内伏，冬寒外加，脉紧无汗，恶寒，喘咳痰稀，舌白胸腹胀，小青龙汤。干姜、麻黄、芍药、甘草三钱，桂枝、半夏五钱，细辛、五味二钱。俗云用细辛不过数分，临证审用，脉数有汗，去细辛、麻黄；大汗出，倍桂枝，去干姜，加麻黄根。

麻杏石甘宣肺郁，音哑脉洪喘而欬。

饮邪壅肺金不鸣，气息卧难葶苈拭。

喘咳息促，吐稀涎，脉洪数，右脉大于左，喉哑，是为热饮，麻杏石甘汤主之。麻黄、石膏、杏仁三钱，甘草二钱。支饮，喘息不得卧，葶苈大枣泻肺汤主之；方见上。

《金匮》饮家当用温，主方反渴重加辛。

上焦肺郁干姜桂，下内附姜中实陈。

《金匮》云病痰饮者，当以温药和之，以桂枝、干姜为热药，服之当渴，今不渴，此为饮也。《条辨》云饮家反渴，当用辛温，实遵《金匮》。云水在肺，其人渴，如饮在上焦，重加桂枝、干姜散肺中寒；如中焦水停不下降，加只实、陈皮使水下行；如下焦水郁膀胱，故加附姜，使水畅流。葆按：《金匮》云饮家不渴，而此云饮家反渴，与《金匮》经旨似相背。然究其意，彼言不渴者，是水气既聚，饮已成法。浊阴凝聚，阳气不宣，桂姜性虽温燥，而能通阳化浊。亦不见渴，此言反渴者何也？水寒射肺，寒化为热，热蕴上焦，肺受火烁，得水救解，是以反渴。然宿水未化，新水又增，亦用辛温，使其亦通阳化浊，疏通新宿之水，畅流而下，言似背其法，即守《金匮》也。

橘半桂苓只姜汤，饮邪胃壅阴吹尝。

峻通壅达大肠解，审是液枯膏发良。

饮家阴吹，脉絃而迟，是胃口饮邪所聚，不下行大肠，反由小肠而吹响，不得固执《金匮》猪膏发煎，橘半桂苓只姜汤主之。橘皮、茯苓、生姜六钱，半夏二钱，桂枝、只实一两，甘澜水煎。若审知全是胃中液枯，气不下行，迫走前阴而吹，喧响，仍宜服猪膏发煎。

湿疝当脐椒桂汤，青萸柴橘茴良姜。

脉絃寒疝胁牵痛，大黄附子细辛详。

暴感寒湿成疝，寒热脉絃，舌白，当脐痛，或胁下痛，椒桂汤。川椒炭、桂枝、柴胡六钱，青皮、吴萸、小茴四钱，橘皮、良姜三钱，急流水煎。寒疝，脉絃紧，胁下偏痛，发热，大黄附子细辛汤。大黄、附子各五钱，细辛三钱，分作二服。

乌药槟青茴良木，巴豆麸炒川楝熟。

寒疝脐旁引睾丸，胁腰掣痛瘕少腹。

寒疝，少腹脐旁，下引睾丸掣痛，牵引胁下，腰痛不可忍者，天台乌药散。乌药、槟榔、青皮、小茴、良姜、木香各五钱，川楝十枚（巴豆七十粒，打碎，和麦麸数合，仝炒川楝，以焦为度，去麸豆），用川楝合前药，研末，酒调服一二钱。

宣清便闭湿昏漫，皂子苓猪寒水蚕。

湿凝气阻三焦闭，二便不通半硫丸。

湿温久羁，三焦弥漫，神昏气阻，少腹硬满，大便不下，宣清导浊汤。皂筴子、茯苓、猪苓五钱，寒水石、蚕沙四钱，大便通快为度。湿凝气阻，三焦俱闭，二便不通，半硫丸。半夏、硫黄，等分，为末，蒸饼丸，开水送下。

术附陈姜厚朴参，湿流下注肛坠疼。

气虚寒湿通补法，气实热湿槟连寻。

浊湿久留下注，气闭，肛门坠痛，胃不喜食，舌苔白，术附汤。生茅苍术五钱，生附子、炮姜、陈皮、川朴三钱，人参二钱。此治气虚寒湿，肛门坠痛，因浊湿久留肠胃，肾阳亦

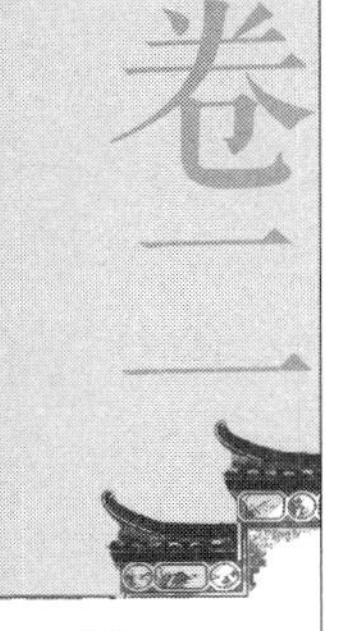

困而痛，故用参附补肾元阳，姜术温脾健运，朴橘以行浊湿，俾虚者充，闭者通，浊者行，其痛自止，是谓通补法。若因滞下肛门痛，是气实热湿，宜木香槟榔丸法。

异功归桂合姜枣，因疟成劳疟母久。

痞块经年积胁凝，煎丸饮子二方考。

疟邪久羁，因疟成劳，谓之劳疟。络虚而痛，阳虚而胀，胁有疟母，邪留正伤，加味异功散。人参、茯苓、白术三钱，陈皮、炙草二钱，当归、肉桂一钱五分，生姜三钱，大枣二枚。若疟母经年不愈，此气凝瘀结，别甲煎丸、别甲饮子酌用。

温脾腹胀太阴疟，朴菓姜苓桂蜀漆。

少阴形寒扶阳汤，参茸附桂漆归立。

厥阴疟呕芍梅连（减味乌梅丸），苓夏椒萸姜桂就。

太阴三疟，腹胀不渴，呕水，温脾汤主之。川朴、桂枝、蜀漆炒，去腥，三钱，草菓二钱，茯苓、生姜五钱。少阴三疟，久不愈，形寒嗜卧，舌淡脉微，发时不渴，气血两虚，扶阳汤主之。人参、附子、桂枝、蜀漆炒，三钱，鹿茸五钱，当归二钱。厥阴三疟，日久不已，劳则发热，痞结，气逆欲呕，减味乌梅丸主之。乌梅、白芍、川连、茯苓、半夏、川椒、吴萸、干姜、桂枝。临证斟酌分两。

酒痢茵陈白芷汤，蓁苓藿柏湿羁肠。

断下柏查痢肛坠，二苓银术榆樗尝。

酒客，久痢，饮食不减，茵陈白芷汤主之。茵陈草、白芷、蓁皮、茯苓、藿香、黄柏。久痢，带瘀血，肛中气坠，腹中不痛，断下渗湿汤。樗根皮（俗名臭椿树根皮）炒焦，一两，生茅苍术、黄柏一钱，地榆、银花炭、猪苓一钱五分，焦查、赤苓三钱。

双补参苓味芡萸，莲苁菟戟盆脂薯。

参茸归附仲茴菟，痢伤奇经腰胯瘉[①]。

老年久痢，脾阳受伤，食滑则便溏，肾阳亦衰，双补汤主之。人参、茯苓、五味、芡实、萸肉、白莲子、苁蓉、菟丝子、巴戟、覆盆子、补骨脂、薯（即山药）。痢久阴阳两伤，少腹肛坠，腰胯脊髀痠痛，脏腑伤及奇经，参茸汤主之。人参、鹿茸、当归、杜仲、小茴、菟丝子。倘偏阴虚，加故纸。

参梅莲草瓜山药，久痢伤阴热渴欬。

虚利理阴地附姜，味苓芍溺闭厌食。

久痢伤阴，口渴舌干，微热微欬，人参乌梅汤主之。人参、乌梅肉、莲子炒、木瓜、山药。此方救阴，仍护脾胃。若亏甚者，去山药、莲子，加生地、麦冬。久痢小便不通，厌食欲呕，加减理阴煎主之。熟地、附子、炮姜、五味子、茯苓、白芍。

尻痠肛坠痢阴伤，气陷余粮味地黄。

无度脤微桃花止，肾伤肠滑三神尝。

久痢伤阴，气陷肛坠，尻痠，地黄余粮汤。禹余粮、五味子、熟地。下痢无度，脤微细，肢厥，不进食，桃花汤主之；方见前。久痢伤肾，下焦不固，肠腻滑下，纳谷运迟，三神丸主之。五味、故纸、肉菓霜。

① 瘉：同“愈”。

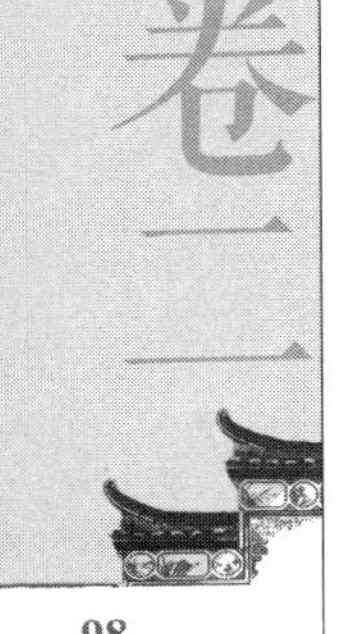

休息证脉强弱分，强遵下法佐通温（大承气汤）。

弱参芍附草苓味，腹痞煖阳兼摄阴。

休息痢，经年不愈，视其脉证强弱。若脉证实者，从守《金匮》法，以病不尽故也，大承气汤下之，佐以少少温下法，兼通络法。若下焦阴阳俱虚，不能收摄，少阴气结，有似癥瘕，参芍汤。人参、白芍、附子、炙草、茯苓、五味子。

噤口虚实湿热研，热冲肠壅头翁煎。

湿邪实呕泻心効，查姜银芍芩香连。

邪少肾虚胃关闭，苁附参归姜芍宣（肉苁蓉汤）。

参苓炮蔻胃虚噤，末米送去陈薯莲。

噤口痢，热气上冲，肠中逆闭，腹痛，在下尤甚者，白头翁汤主之，方前。噤口痢，左脉细数右紘，干呕腹痛，里急后重，加减泻心汤。焦查、干姜、银花、白芍、黄芩、木香、黄连。噤口痢，胃关不开，由于肾关不闭者，肉苁蓉汤。苁蓉一两，附子、人参、当归、炮姜二钱，白芍三钱，肉桂煎汤，全炒，缓分作三服。噤口痢，呕恶不饥，积少痛缓，形衰脉紘，舌白不滑，加减参苓白术散。人参、扁豆炒，二钱，白术、茯苓、薏仁一钱五分，桔梗、炮姜、肉菓霜一钱，砂仁七分，炙草五分，共为细末，每服一钱五分，香粳米汤调服。

专翕龟鸡鲍脊髓，二参蒺牡羊腰杞。

地阿麦味鳖鸡黄，有情无情熬汁取。

莲芡芍苓末蜜丸，躁伤肝肾効无比。

三焦温病方编全，排韵难施惭句俚。

躁久，伤及肝肾之阴，上实下虚，昼凉夜热，或干欬，或不欬，甚则痉厥者，三甲復脈汤及定风珠、专翕大生膏俱主之。龟板一斤，鳖甲一斤，上二味先熬成胶；阿胶二斤，大乌海参二斤，乌骨鸡一对，生牡砺一斤，鲍鱼二斤，羊腰子八对，猪脊髓一斤，鸡子黄二十个，此俱血肉有情者，除三胶，文火熬三昼夜，去渣。人参二斤（无力者东洋亦可，北高丽更好，实贫苦者，或少用亦可），麦冬二斤，不去心，五味子八两，熟地黄三斤，沙苑、蒺藜一斤，北枸杞一斤，炒半焦，白蜜一斤，此俱草木无情者，除白蜜，文火熬三昼夜，去渣，合前药和匀，文火再熬三昼夜，以得水成珠为度，末下龟胶、鳖胶、阿胶和蜜，锅内和匀，听用。野茯苓二斤，白芍二斤，芡实三斤，莲子二斤，上四味，其研细末，合前胶为丸。初服二钱，渐加一钱，日三服，约一日，服两许，期年为度。倘惯小产，或三月、五个月，肝虚而热者，加天冬一斤、真桑寄生一斤，仝内归无情者，熬膏，有力者，再加鹿茸二十四两，研末，和匀更美。

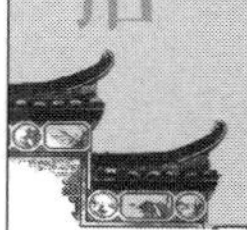

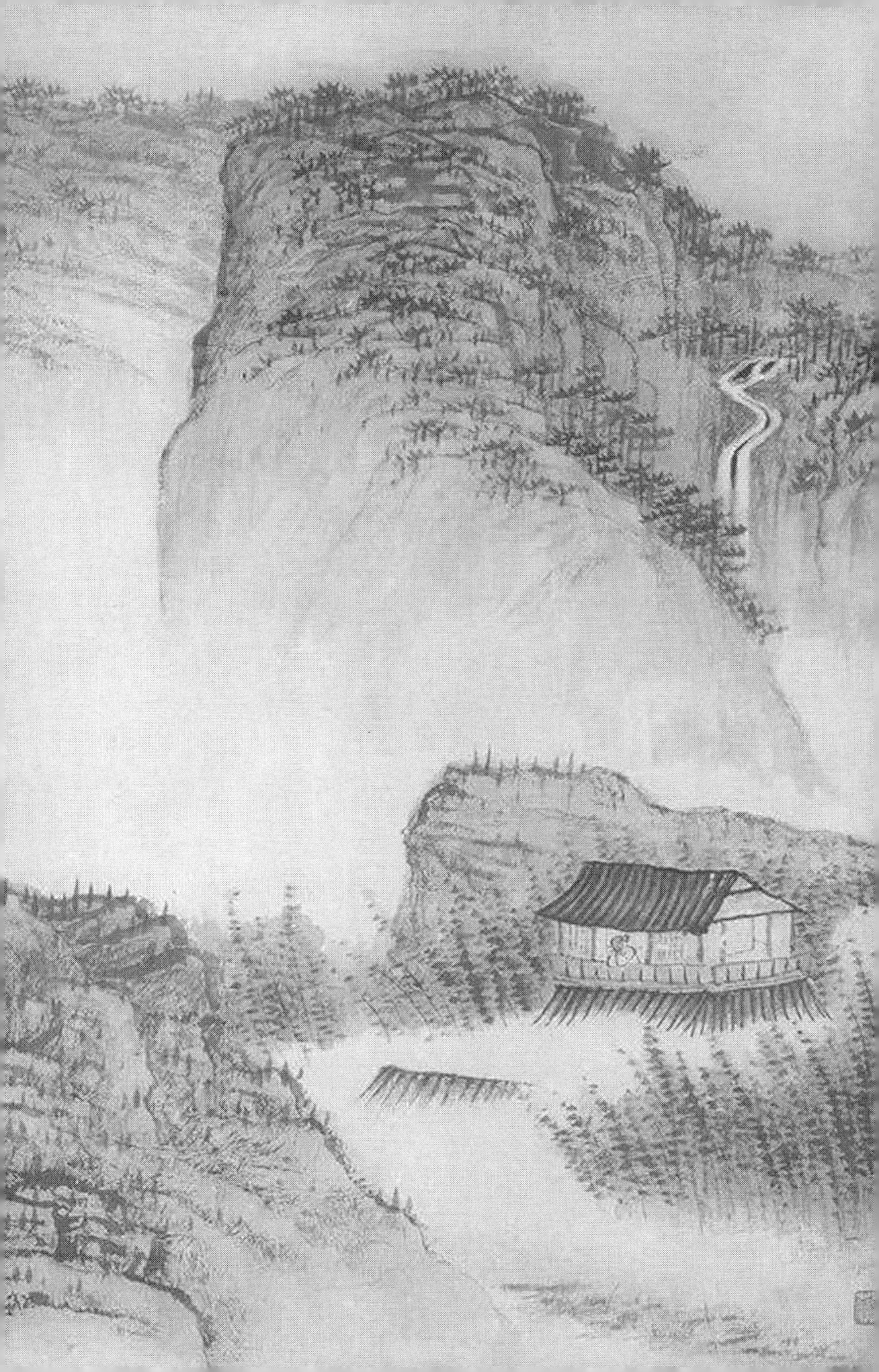

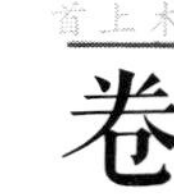

卷二

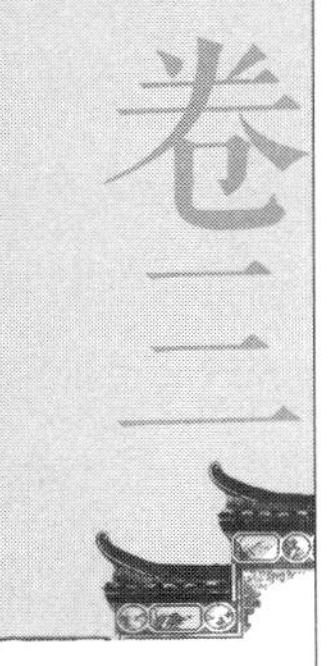

临证指南方歌括

中　风

中风偏左麻麻归，首杞菊膝斛豆衣。
膝地杞萸味斛菊，神苁志喑㖞遭悲。
寄归苁虎苑麻戟，膝纵肢麻精内虚。
麻木右肢手难举，片羌附志耆桂枝。

偏枯在左，血虚不能荣筋骨，内风袭络，脉左缓大。制首乌、枸杞、归身、淮膝、天麻、三角胡麻、黄菊煎汁、石斛煎汁、黑豆衣煎汁，用三汁膏和蜜丸，早服。失血有年，阴气久伤，復遭悲郁，内风冒，血舍，口㖞，左肢麻，舌喑无声，足痿。熟地、牛膝、萸肉、远志、枸杞、菊花、五味、石斛、茯神、苁蓉、蜜丸。右肢麻木，膝盖牵纵，中年精血内虚，虚风自动。苁蓉、枸杞、归身、生虎骨、沙苑、巴戟、天麻、桑寄生、精羊肉膏、阿胶丸，早服；交冬加人参。寡居十四载，操持过劳。四月阳气洩令，忽然右肢麻木，如坠不举，汗出，固气佐通络。桂枝、附子、远志、片姜黄、羌活、黄耆。

异功归耆麻姜枣，麻右气虚口歪保。
星橘羚丹钩斛菖，舌歪言蹇内风走。
羚苓麦味膝苁昌，地杞水亏麻木守。
经络阻痰跌气伤，导痰菖沥姜和捣。

右属气，麻木一年，入春口眼歪斜，虚风内动，年老卫气不固。人参、白术、茯神、广皮、炙草、归身、黄耆、天麻、煨姜、南枣。凡中风，肢体缓纵不收，属阳明气虚，用人参为首，而耆附草佐之，若短缩牵挛，逐邪为急。脉左数右絃，形盛气衰，冬春之交、真炁[1]不相维续，内风炽，右肢麻，舌歪言蹇，此属中络。羚羊角、胆星、丹皮、橘红、连翘、菖蒲、钩藤、石斛。水亏风动，舌强肢麻，中络之象。通补下焦，复以清上。熟地、苁蓉、枸杞、牛膝、五味、远志、羚羊角、茯苓、麦冬、菖蒲，蜜丸。经络痰阻，大便不爽，昨日跌仆，气乱痰阻，以宣经隧。半夏、菖蒲、橘红、茯苓、胆星、竹沥、姜汁。

下虚厥中呆遗溺，龟膝苁天虎地栢。
术杞参苓归芍麻，中络舌瘖[2]胀疼膝。
桑决芍钩蒺斛蓁，舌麻肢痿内风逆。
缓培肝肾地苁苓，柏虎斛乌膝萆益。
水涸液亏琼玉膏，参苓地蜜和秋石。
风眩仆偏痿羚羊，桂夏陈苓郁姜沥。

初起神呆，遗溺，老人厥中。数月来不寐，是阳不交阴，非痰火，议与潜阳。龟板、熟地、苁蓉、天冬、虎胫骨、淮膝、枸杞、黄柏。中络，舌瘖不言，痛自足渐上麻木，膜胀，已属痼疾。人参、茯苓、白术、枸杞、当归、白芍、天麻、桑

① 炁：同“气”，下同。
② 瘖：同“喑”。下文凡见此，保留原文不出注。

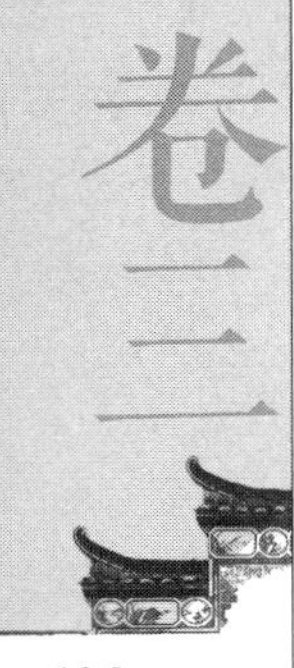

皮。风木司天，春夏阳升。因七情过扰，五志气火併上肝胆，内风盘旋，唇舌麻木，肢节痿为中厥之萌。石斛、陈皮、蒺藜、蓁皮、草决明、桑叶、钩藤、白芍。前议苦酸法，肝风已折上引之威，兹以缓培肝肾。熟地、苁蓉、虎胫骨、淮膝、首乌、萆薢、石斛、茯苓、柏子仁，共末，穞豆煎汁为丸。琼玉膏：鲜生地汁二斛，冬蜜一斛，器盛，桑柴火锅内炖三日，取出，人参六两，茯苓一斛，秋石煆[①]，一两，共末，入前地蜜膏匀，每早滚水调服五钱。初春，肝风四动，眩晕跌仆，左肢偏痿，舌络不和，呼吸不爽，痰火上蒙，根本下衰，先宜清上痰火。羚羊角、茯苓、橘红、桂枝、半夏、郁金、竹沥、姜汁。

肝　风

肝风阿地蛎萸草，阳厥上升甘酸守。
斛地冬阿莲蛎神，肝风上冒牙疼好。
首归冬杞桑神柏，麻豆息风润血稿[②]。
地芍阿神淡菜参，喑聋喉燥病延久。

内风乃身中阳气之动变，甘酸之属，宜之。生地、阿胶、牡蛎、萸肉、炙草。肝风乘阳明虚上冒，牙肉肿痛，议和阳熄风。生地、阿胶、牡蛎、天冬、茯神、石斛、旱莲草、女

---

① 煆（xiā瞎）：火烧令赤。下同。
② 稿：通“槁”，干枯。

贞子。缓肝，润血，熄风。首乌、枸杞、当归、桑叶、三角胡麻、柏子仁、茯神、天冬、穞豆皮，蜜丸。久病，耳聋，微瘖，喉不清，是阴不上承，阳挟[①]内风，侮清空诸窍。大凡肝肾宜润宜凉，龙相宁则水源生。人参一钱，秋石一分，拌焙，鲜生地三钱，阿胶一钱，淡菜二钱，白芍一钱半，茯神二钱半。

蛎菊柏胶小麦冬，肋疼喉痺恕动风。

神菖志麦龙龟牡，镇摄和阳惊悸冲。

桑菊麻钩翘蒺牡，虚风麻痺窍蒙聪。

菖羚星犀郁钩沥，窍闭㖞强姜利胸。

怒动肝风，筋胀胁板[②]，喉痺。阿胶、天冬、甘菊、柏子仁、牡蛎、小麦。肝胆阳气挟内风上腾不熄，心中虚热，惊悸。和阳镇摄法。龟板、龙骨、牡蛎、茯神、菖蒲、小麦、远志。虚风麻痺，清窍阻塞。天麻、钩藤、蒺藜、甘菊、连翘、牡蛎、桑皮。夏季阳气暴升，烦扰，致内风上阻清窍，口㖞舌强，呵欠，脉数。犀角、羚羊角、郁金、菖蒲、胆星、钩藤、连翘、橘红、竹沥、姜汁。

参苓菖夏沥姜汁，瘖赤寐阴阳不续。

左胁动跃风未平，知神草麦参金合。

桑钩夏志斛菖陈，心悸晕眩风舞袭。

钩决羚苓菊地桑，阴虚阳亢养肝质。

① 挟：原作“侠”，据文义改。

② 板：原作“版”，据文义改。

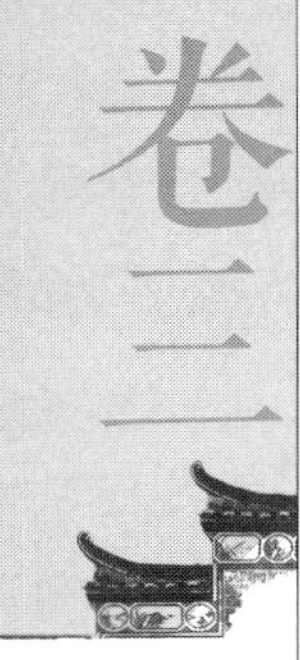

舌瘖，面赤亮，如寐汗出，病来仓猝[1]，因多食面，乃肾脏阴阳不续，肝风突起，以致神昧，七八日，声音不出。治法固正气，佐宣上焦热痰。人参、半夏、茯苓、菖蒲、竹沥、姜汁。诸恙向安，惟左胁动跃多年，气升欲噫。肝阴不足，阳震难息，谷食初加，乙癸同治。人参、茯神、知母、炙草、朱砂染麦冬，调入金箔。木火体，加郁勃，肝阴耗，厥阳升，头晕，目眩，心悸，知饥少纳，欲呕，胃逆不降，养肝熄风，泄木安胃法。桑叶、钩藤、远志、菖蒲、半夏曲、广皮白、石斛、茯苓。左脉絃，气逆至咽，心中愦愦，乃阴耗阳亢，议养肝之体，清肝之用。石决明、钩藤、橘红、茯神、鲜生地、羚羊角、桑叶、黄菊花。

眩　晕

眩晕火升风挟痰，翘羚栀豉夏陈宽。
痰多胸痺防痱桂，夏蒺麻陈苓苡甘。
眩晕挟痰吐清水，麻钩桑菊二陈忝。
胡麻菊膝首芝杞，青菓息风神摄安。

脉左絃数，痰，脘不爽，烦则火升眩晕，静坐神识稍安，治在少阳阳明。羚羊角、连翘、豆豉、焦栀、广皮白、半夏曲。脉絃动则眩晕，痰多，胸痺窒，此清阳少旋，内风日沸，最虑风痱。天麻、蒺藜、桂枝、半夏、橘红、茯苓、苡仁、

---

① 猝：原作“粹”，据《临证指南医案》改。

炙草。内风挟痰，眩晕，吐清水。半夏、茯苓、广皮、天麻、钩藤、菊花。肝风动逆不熄，头晕。制首乌四两，甘菊炭一两，枸杞二两，桑椹二两，黑芝麻二两，大胡麻一两半，牛膝一两半，茯神二两，青菓汁法丸。

内风旋舞头晕逆，桑菊芝麻苓蛎料。
首紫杞神柏料冬，呕吐头眩土木克。
晕厥发烦蛎志神，味萸牡地冬龟膝。
阿龟淡菜斛萸苓，味地莲介潜风息。

内风舞逆，头晕。桑叶、黄菊花炭、牡蛎、料豆皮、黑芝麻、茯苓。两寸脉浮大，气火上升，头眩，甚欲呕吐。厥阴上干，阳明失降，土被木克，当镇肝阳。首乌、料豆皮、枸杞、柏子仁、紫石英、茯神、天冬、南枣。晕厥，烦劳即发，此水亏不能涵木，厥阳鼓风，致烦劳阳升病发。熟地、龟板、牡砺、天冬、萸肉、五味、茯神、牛膝、达志、磁石，蜜丸。烦劳，阳气动，内风直冒清空，遂眩晕。病不在中上，以酸咸熄风，介类潜阳。淡菜胶、龟胶、阿胶、熟地、萸肉、茯苓、石斛、建莲、山药浆，和三胶为丸。

头　风

右偏头痛从龈起，苓地斛丹桑菊杞。
杞苑[①]芎归芍菊钩，头风目赤从管治。

① 苑：原作“菀”，据文义改。

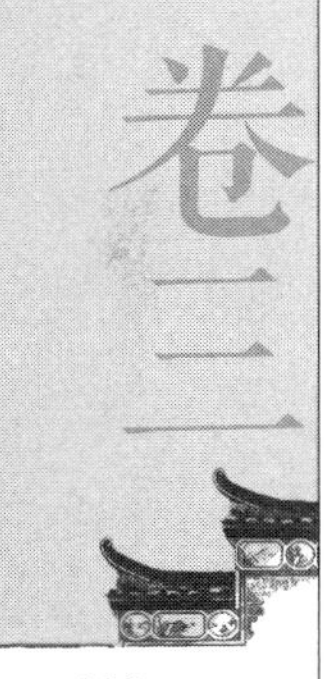

头风愈復目防盲，菊杞茶苓柏夏已。

还少偏头风泪流，復脉阳亢风威止。

右偏风头痛，从牙龈起。生地、炒蔓荆子、炒黄菊花、茯苓、枸杞、炒丹皮、石斛。头风目痛昏赤，乃火风上郁，询起数年，遇风冷更甚。非清散可愈，从治风先治血意。枸杞、当归、炒白芍、沙苑、菊花、钩藤、川芎[①]。头风既愈，復发痛甚，呕吐，阳明胃虚，肝阳风迫，恐防失明。炒半夏、茯苓、苦丁茶、菊花炭、炒枸杞、柏子仁。中年阴中之阳已虚，内风偏头痛，冷泪出，还少丹常服。脉絃，面赤，头痛绕脑后，警惕汗出，早晨小安，入暮剧。復脉去参、姜、桂，加鸡子黄、白芍服。

虚　劳

六味去萸芍膝前，胡桃固气饮呛眠。

心疼渴衄羊胶乳，秋地神薯味芡莲。

劳损水生木体法，海苓淡菜阿龟盐。

味萸地柏芡莲锁，咸酸固阴介类潜。

脉左弦，着枕眠，冷痰上升，交子后干咳，此肾虚，阳不潜伏，从摄固引导。熟地、茯苓、山药、丹皮、泽泻、白芍、牛膝、车前、胡桃肉。厥阳上冲，心痛振摇，消渴，齿

① 川芎：原文无，据歌诀补。

衄，都是下焦精损，质重味厚，填补空隙。熟地四两，五味、茯神、建莲、芡实、山药、人乳粉各二两，秋石一两，精羊肉熬胶丸，早服四钱。肝厥，用咸味入阴，水生木体，是虚症治法。夏令泄气，因劳病发，须静养经年，议介类潜，佐酸味敛之。熟地、柏子仁、萸肉、五味、锁阳、阿胶、龟胶、淡菜胶、海参胶、茯苓、胡连、芡实、青盐。

薯地莲苓猪脊筋，形衰肛漏损元真。

六味中白知柏芍，囊下肛前海漏侵。

参脂麋苓归艾紫，奇伤晨泻漏消阴。

参莲苓草芡山药，漏嗽培中法用温。

春病至夏，日渐形衰，为损怯症，治嗽清热，不効。脉左数，肛漏，疡难全好。熟地、山药、建莲、茯苓、猪脊筋。脉小数疾，童年真阴未充长，囊下肛前有漏，阳独升降，巅窍如蒙，虑人损怯。六味丸去萸肉，加白芍、黄柏、知母、人中白，蜜丸。女科，既嫁必究孕育，结褵[①]十载，未能得胎，肛疡久漏，损及奇经。述经迟，晨泄，心若漾摇，都属下损。人参、麋茸、紫石英、茯苓、当归、补骨脂、枣艾汤泛丸。虚损四年，肛疡成漏，食减形瘦，色黄，当以培中固下。人参、茯苓、山药、芡实、莲子、炙草。

术朴丹归苓鳖甲，腹膨阴损补通法。

神莲首杞穞皮冬，音哑心嘈舌绛渴。

① 褵（lí 厘）：通“缡”，古代妇女出嫁时所系的佩巾。借指结婚。

阳亢阴虚喉哽遗，补心卧服安神杂。

阿龟六味丹泽除，早服莲秋蛎固纳。

室女天癸未至，入暮寒热，此先天不足，延挨入损。腹膨减食，治太阴厥阴。白术、厚朴、当归、鳖甲、丹皮、黄芩。此一通一补法。白术补太阴，厚朴通阳明，当归补厥阴，丹皮泄少阳，黄芩清气分热，鳖甲滋血分热。阴伤及阳，畏风，午后潮热，舌绛渴饮，腰脊坠，音哑，心嘈，以柔阳滋液。首乌、枸杞、天冬、穞豆皮、茯神、建莲。遗浊已久，上冬，喉中哽噎，医用寒解，入夏不痊。原少阴之脉，循喉挟舌本，阴亏液竭，无以上承，议益水源、制火炽法。早用六味减丹泽，加阿胶、龟胶、秋石、牡蛎、湖莲，填阴潜阳，卧时进补，心丹宁神解热，俾上下交，经年愈。

气冲呛逆难安寝，桃味参神河车引。

猪髓青铅地味苓，头垂脉止病危窘。

卫不固动则伤风，淡菜秋胶合固本。

薯鹿牛羊猪髓莲，萸参味地芡樱粉。

精气内夺，冬乏收藏，入夜气冲呛逆，不得安寝，皆劳怯之未传，难治。人参、紫河车、茯苓、茯神、五味、胡桃肉。脉细促，三五歇止，头垂欲俛[1]，着枕，气冲不续，肾脏无根，督脉不用。虚损至此，无挽法。熟地、五味、茯苓、青铅、猪脊髓。阴伤不復，阳气自升降，行动则觉外感，皆

① 俛：同“俯”。

体质失藏，外卫不固。治在少阴，固本丸加潜阳介类，淡菜、阿胶、秋石。脉数，垂入尺泽穴中，此阴精未充，早泄，阳失潜藏，汗出吸短，龙相内灼，升腾面目，肺受熏蒸，嚏涕交作，兼之胃弱少谷，精下注，溺管痛。议有情之属，以填精，滑涩互施法。牛骨髓、羊骨髓、猪骨髓、鹿胶各四两，熟地八两，人参、萸肉、芡实、湖莲、山药、茯神各四两，五味、金樱粉，胶髓顿化，和诸药末丸。

杞苓菊地旱莲贞，喉目咯遗越窍清。
知柏六味丹泽去，冬龟猪髓相龙萌。
神苁腰志芡莲味，精洩陡发阳冒升。
奇海两伤筋牵掣，枸膝苁归沙苑苓。

喉痺，目珠痛，吸气短促，曾咯血遗精，皆阴不内守，孤阳上越清窍。熟地、枸杞炭、旱莲草、菊花炭、女贞、茯苓。脉细数，左垂尺泽，先天质弱，真阴未充。当精通之年，阴气早泄，使龙相刻燃，津液暗消，有虚怯根萌，保养为要旨，知柏六味去丹泽，加龟板、天冬，猪骨髓丸。阴精泄下，阳气冒上，太冲脉衰，厥气上冲，陡然痫厥，宜远房帏。法从阴引阳，从阳引阴，封固蛰藏，百日可効。苁蓉、五味、远志、茯神、芡实、建莲、羊腰子。少壮形神憔悴，身体前后牵掣不舒，此奇经脈海乏气，肾病何疑？苁蓉、枸杞、当归、牛膝、沙苑、茯苓。

参茸归杞茴胡桃，羊内肾通奇治劳。
伯仲茸苁归苑杞，奇伤气弱菟丝瘳。
阴伤及阳形衰靡，参地芡莲薯味求。
復脉加芍姜枣去，晨寒暮热液亏筹。

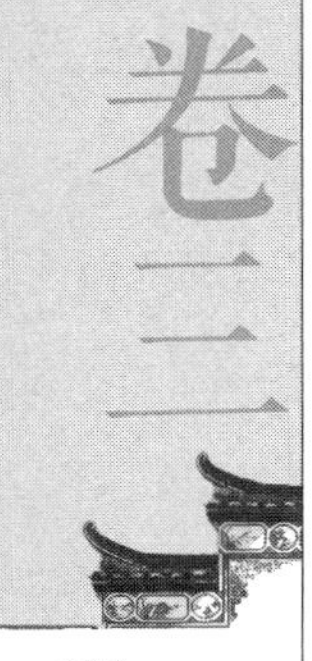

左脉略大俱数，右腰牵绊，足痿，五更盗汗即醒，有梦情欲即遗，自病半年，脊椎六七节凸出。自述书斋受湿。然六淫新邪，病经久，当解验色脉，先天禀赋原怯，乃筋骨间病，内应精血之损伤。人参、当归、小茴炒，各一钱，鹿茸二钱，枸杞炒，三钱，胡桃二钱，雄羊内肾二枚。夫精血有形，以草木无情补益，必不应。余以柔剂阳药通奇脉，又以血肉有情，栽培身内精血，多服有益。辛温咸润，乃柔剂通药，谓肾恶燥。服有小効，是劳伤肾真，八脉皆废弛，议升阳法。鹿茸、苁蓉、当归、枸杞、柏子仁、杜仲、菟丝、沙苑。阴伤及阳，春夏阳气主泄，真无内聚，形神萎靡。人参、熟地、五味、山药、芡实、建莲。脉虚细，晨寒夜热，烦倦口渴，汗出。脏液已亏，当春气令泄，宗仲景元气伤，当与甘药，阴虚者，復脉汤。人参、阿胶、火麻仁、麦冬、白芍各一钱，生地二钱，桂枝三分，炙甘草七分。

八珍芎去杞桂臻，脐动脘疼苁味温。
甘麦枣加神柏芍，悸烦眩闷损营阴。
桂枝汤入神归牡，肋背痛营损法辛。
参气砂苓薯味菟，胡桃纳气喘痰伸。

脏阴久亏，八脉无力，是久损不復。况中脘微痛，脐中动气，非滋凉可服，仿十四味建中法，温养通纳。人参、生於术、茯苓、炙草、熟地、当归、白芍、苁蓉、枸杞、浔桂、五味，蜜丸，早服。诵读耗气损营，心脾扰乱，不时神烦心悸，头眩脘闷，调养灌溉，使阳不升越。小麦三钱，炒芍一钱，柏子仁二钱，茯神三钱，炙草五分，南枣五枚。脉絃，肋痛引背，食减，此属营损传劳。桂枝、炙草各四分，白芍、当归各一钱半，茯神、牡蛎各三钱，煨姜一钱，南枣三枚。中年衰，动则喘嗽，脉细食减，乃下元不主纳气，五液蒸变粘涎，未老先衰，即是劳病。人参、坎炁[①]、胡桃、菟丝、茯苓、五味、砂仁，山药浆丸。

虎潜知柏虎龟羊，地锁芍陈归膝襄。

大造河车龟地柏，二冬牡膝参劳匡。

天真冬羊苁山药，归术参耆根本伤。

补心三参桔志味，枣神归柏地冬菖。

《指南》所用方，编汤歌便记。虎潜丸：知母、黄柏、虎胫骨、龟板、羯羊肉、熟地、锁阳、白芍、陈皮、当归、牛膝。大造丸：紫河车、龟板、熟地、黄柏、天冬、麦冬、杜仲、牛膝、人参。天真丸：天冬、精羊肉、苁蓉、山药、当归、白术、人参、黄耆。天王补心丹：人参、元参、丹参、桔梗、远志、五味、枣仁、茯神、当归、柏子仁、生地、天冬、麦冬、菖蒲、辰砂。

班龙柏纸鹿胶霜，苓地菟固阴养阳。

固本二冬参二地，还少味地杞茴香。

菖苓楮戟苁萸杜，膝志老虚头目匡。

双补薯萸陈戟菟，砂前蔻味参莲襄。

青囊班龙丸：柏子仁、故纸、鹿角胶、鹿角霜、茯苓、熟地、菟丝。班龙二至百补丸：鹿角、黄精、枸杞、熟地、菟丝、

① 坎炁：脐带。

金樱子、天冬、麦冬、牛膝、楮实、龙眼肉，以上熬膏，鹿角霜、人参、黄耆、芡实、茯苓、山药、知母、熟地、萸肉、五味，十味为末，和前膏少加蜜为丸。固本丸：天冬、麦冬、人参、生地、熟地。还少丹：五味、熟地、枸杞、小茴、菖蒲、茯苓、楮实、巴戟天、苁蓉、萸肉、杜仲、牛膝、远志、山药。丹溪滋阴大补丸：此方去楮实。双补丸：山药、萸肉、陈皮、巴戟、菟丝、砂仁、车前、白蔻、五味、人参、建莲。

咳　嗽

风温咳嗽发热寒，杏苏桑贝苡桔甘。
风郁不止咳橘杏，只桔桑前翘薄添。
鼻窒音低咳苏杏，蒡苡橘蒡只桔安。
邪蒸咳发热喉痒，苏贝橘杏栀粉漫。

冬令寒邪，先贤麻桂等汤成法，此属风温，宜辛凉轻剂。葆按：风邪伤肺，咳嗽，寒热。杏仁、苏梗、桑皮、象贝母、苡仁、桔梗。风郁，咳嗽不止。只壳、桔梗、桑皮、前胡、连翘、薄荷、橘红、杏仁。烦劳卫疎[①]，风邪上受，痰气交阻，清窍失和，鼻塞音低，皆肺病，辛散邪，少佐微苦，以降气。苏梗、杏仁、辛夷、牛蒡子、苡仁、橘红、枳壳、桔梗。风邪，郁蒸化燥，发热后咳嗽，口干喉痒，先进清肺。杏仁、

① 疎：同“疏”。

花粉、苏子、象贝、山栀、橘红。

咽痛脉细数黄痰，兜芦桑杏贝苡堪。
喉肿解毒银沙麦，豆皮蛋白蔗浆含。
湿温阻肺痞咳呕，兜勃枇杏栀贝干。
粉膏杞苑苡通杏，渴饮咳甚大便难。

脉细数，黄痰咽痛，当清温邪。兜铃、芦根、桑叶、杏仁、川贝、苡仁。轻清治肺，咳呛颇减。咽痛红肿，邪窒既久，壅而成毒，嗌干，不饮水，舌淡不红，清气分，佐解毒。银花、沙参、麦冬、菉豆皮、鸡子白、蔗汁。湿郁温邪，阻遏肺气，脘痞咳呕。医不明口鼻受侵阻气之理，故不効。兜铃、马勃、枇杷叶、杏仁、黑栀、象贝。渴饮，咳甚，大便不爽。石膏、花粉、防杞、紫苑、苡仁、通草、杏仁。

秋燥咳嗽气促桑，沙草粉竹苡蔗浆。
躁甚咳逆石膏肃，杏苡沙桑竹草襄。
胸痺脉絃咳头胀，枇桑贝杏桔瓜帮。
橘瓜杏苡郁栀豉，痰饮燥加气逆康。

秋躁，痰嗽气促。桑叶、沙参、甘草、花粉、玉竹、苡仁、蔗浆。清燥救肺法，杏仁、苡仁、沙参、桑叶、玉竹、石膏、甘草。脉絃，胸痺痛，咳嗽头胀，此燥气上侵，肺气不宣，用轻清法。枇杷叶、桑叶、川贝、杏仁、桔梗、冬瓜子。脉沉絃为饮，近加秋燥，上咳气逆，中焦似痞。橘红、栝蒌皮、杏仁、苡仁、郁金、山栀、豆豉、冬参。

沙芦橘骨贝桑苡，风热咳经月不止。
扁竹冬沙芍苡苓，和肝养胃久咳已。

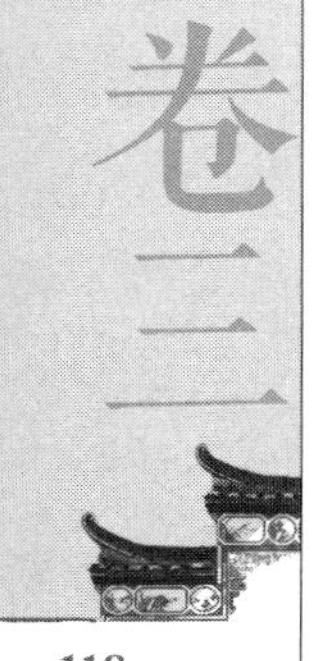

液衰久咳内火燎，沙扁麦神斛粉拟。

加减復脉青蔗浆，阴亏渴咳疟缠起。

风热咳嗽，经月不止。沙参、芦根、橘红、骨皮、象贝、桑叶、苡仁、滑石。外受风温郁遏，内因肝胆升逆，肺失清肃，咳痰不解，经月气壅，大便不爽。拟养胃，杜肝逆。扁豆、玉竹、麦冬、沙参、白芍、苡仁、茯苓。久咳三年，痰多食少，身动息喘，脉左数，自觉内火燔燎，乃液耗阳升，非实火也。常以琼玉膏，服汤药，勿损胃气。沙参、麦冬、茯神、扁豆、石斛、花粉。久疟伤阴，冬温，阳不藏，春令更泄越，入暮寒热，晨汗始解，咳嗽，口渴，头痛。忌表散，当以甘药。仲景云，理阳虚，推建中，顾阴液，投復脉，乃邪少虚多法，加减復脉汤，歌载"下焦篇"。鲜生地、麦冬、白芍、炙草、阿胶、火麻仁、青蔗浆。

麻杏石甘苡胃咳，呕逆加苓夏姜汁。

体弱胃咳糯稻根，神扁沙麦南枣合。

姜枣粮脂术芍苓，便溏潮热大肠咳。

上咳下溏脉絃长，苓术草瓜姜枣续。

伏邪久咳，胃虚呕食，《内经》所谓胃咳之状。麻黄、杏仁、石膏、甘草、半夏、茯苓①、姜汁②。咳逆欲呕，是胃咳也，体弱脉缓，当用甘药。茯神、扁豆、沙参、麦冬、南枣、糯稻根五

① 茯苓:《临证指南医案》有薏仁，无茯苓。

② 姜汁:《临证指南医案》无姜汁。

钱。脉絃右甚，咳嗽，午间潮热，便溏畏风，以大肠嗽治之。禹余粮二钱，赤石脂一钱，生於术一钱半，茯苓三钱，白芍一钱，大枣三枚，姜汁一匙。右脉数左絃长，上咳下便溏，大肠咳也。生於术一钱半，茯苓三钱，炙草五分，木瓜一钱，姜汁四分，大枣肉四钱。

地薯乳味萸苓樱，莲芡理咳兼固精。
坎炁胡桃杞味乳，萸薯神戟肾虚宁。
精衰久咳海参燕，紫地胶冬胡桃苓。
益胃生金柿止嗽，沙耆草枣扁冬平。

胃虚，真阴弱，先后天俱亏，咳逆梦遗。以填精实下为主，若清热止嗽，必胃损减谷。熟地、山药、人乳粉、萸肉、茯苓、金樱膏、湖莲子、芡实、五味。形瘦，脉垂尺泽，久嗽呕逆，半年不愈。是肾虚，厥气上干，医以清寒治肺，误人匪浅。坎炁、胡桃肉、枸杞、五味、人乳粉、萸肉、茯神、巴戟，山药浆丸。久咳损中州，脾失输化，食减神倦，肺无所资，至咳不已，脉细数，精气内损。熟地、阿胶、燕窝、海参、天冬、茯苓、紫石英、胡桃肉。经云久咳不已，则三焦受之，是不耑[①]治肺。况六旬形体难充，真气渐衰，兹议丸剂，摄纳下焦，早服膏方，益胃生金晚进。熟地、茯苓、淮药各四两，五味、建莲、车前、淮膝、胡桃肉各三两，为末，猪脊髓蒸熟去膜，捣丸，早服五钱，未编歌。北沙参、扁豆、南枣肉各四两，麦冬二两，甘草一两，熬膏成，柿霜二两，收，晚服五钱。

① 耑：同“专”。

吐　　血

杏贝枇沙梨蔗浆，春温咳呛血金伤。
热邪壅苡桔桃菀，脓血麻杏石甘汤。
痰红喘嗽闷苏杏，栀豉蒌金桔降香。
杏叶芩翘滑荷汁，暑邪呛血倦烦康。

春温时邪，气质有厚薄，不可慨[①]以辛散，正在知识之年，阴分不足，致咳呛失血，当以甘寒润降。枇杷叶、杏仁、沙参、川贝、梨肉、蔗浆。邪郁热壅，咳吐脓血，音哑[②]。苡仁、桔梗、桃仁、紫菀、麻黄、杏仁、石膏、甘草。肛疡虽愈，阴气经走泄，今加嗽血痰多，胃不喜食，脉数喘逆，脘闷，姑清上焦。苏子、杏仁、焦栀、豆豉、蒌皮、郁金、桔梗、降香。入夏呛血，乃气泄阳升，幸经水仍来，体可无妨。近日头胀脘闷，烦倦寒热，是秋暑上受。竹叶、杏仁、连翘、黄芩、漂滑石、荷叶汁。

苡杏蒌瓜贝兜铃，火熏血迫肺遭形。
丹桑栀菊翘蒌贝，痰血窍蒙胆勃横。
怒动肝阳查郁斛，丹苓苏降栀下行。
查丹桃降苓苏郁，久郁肝升血上腾。

毒药熏疮，火气逼射肺金，遂咳呛痰血，咽干胸闷，脉

---

① 慨：通“概”。
② 哑：原作“亚”，据文义改。

尺浮，阴不藏，防虚损。以轻药暂清上焦，解火气。杏仁、菉豆皮、冬瓜子、苡仁各三钱，川贝、兜铃各七分。耳目昏蒙，甚于午前，此属少阳郁勃之升，呕恶痰血，多是络热。丹皮、栀子、菊叶、连翘、蒌皮、川贝、橘红。暴怒，肝阳大升，胃络伤，血涌甚多，失气下行为顺之旨。仲淳《吐血三要》云：降气不必降火。目今不纳食，服寒滑药所致。炒山查、郁金、石斛、丹参、茯苓、苏子、山栀、降香。肝木升旺之候，涎血大吐，脘闷，此久气火灼热，神志失守，多惊恐，络中之血随火升而上，当先降气。苏子、降香、丹参、查肉、桃仁、郁金、茯苓、黑栀皮、连翘。

咳血胗脉右坚气，震伤胃络所由致。
调和肺胃养其阴，扁豆神沙桑粉苡。
肝肾阴伤脉左坚，冬阿地味薯贞贝。
肋疼苏降桃丹金，盈碗成盆花蕊着。
犀角地黄清躁阴，三黄泻心亢阳炽。
理中復脉温补殊，大法收功重胃气。

凡咳血之脉，右坚者，治在气分，系震动胃络所致，宜薄味调养胃阴，如扁豆、茯神、北沙参、苡仁等味；左坚者，乃肝肾阴伤所致，宜地黄、阿胶、枸杞、五味等味；脉絃，胁痛者，宜苏子、桃仁、降香、郁金等味；成盆盈碗者，葛可久花蕊石散，仲景大黄黄连泻心汤。理阳虚理中，养阴液復脉，此其《要略》腾正，总保胃气为主。

淡菜膝苓斛穞三，脉絃胁缓络未安。
劳心冲动血频吐，地七淡神膝斛添。

血后咳伤咽痛哑，麦沙扁斛糯神宽。

脉絃血止草神芍，女贞三才旱莲监。

脉絃，胁痛已缓，络未安，血仍吐。淡菜一两，三七一钱，牛膝炭一钱半，茯苓二钱，石斛、穞豆皮各三钱。劳力扰心，血復来，冲气咳逆，当摄纳为要。熟地四钱，三七一钱，牛膝炭一钱半，石斛、茯神各三钱，淡菜一两。失血后，咳嗽，咽痛音哑，少阴亏耗，不易治。糯稻根一两，扁豆五钱，冬麦三钱，石斛、北沙参、茯神各一钱半。早服都气丸，盐汤下。血虽止，脉左大，阴燥未平。天冬、生地、人参、茯神、炙草、白芍、女贞、旱莲。

增液斛莲糯稻根，咽疼咳血哑声音。

咽疼音哑厥阳冒，冬枣胶苓小麦参。

嗽血多年声嘶喘，鸡黄扁骨麦沙振。

声嘶不寐阴虚灼，牡地神胶冬斛申。

失音咽痛，继而嗽血，脉来细数，已成劳怯。幸能食胃强，庶带病延年。生地、元参、麦冬各一钱半，石斛三钱，莲子一两，糯稻根五钱。咳嗽，继失血。经言三焦皆伤，喉痛失音，乃阴液无以上承，厥阳燔燎不已，镇胃制肝法。小麦、南枣、阿胶、茯苓、北沙参、天冬。见红两年，冬月加嗽，入春声音渐嘶，喉舌干燥，脉小坚，胃口日减，甘缓益胃阴法。鸡子黄、扁豆、骨皮、麦冬、北沙参、甘草。左脉絃数，失血后，咳嗽音嘶，少寐，阴亏阳升不潜之候，当滋养为主。生地炭、石斛、茯神各三钱，生牡蛎五钱，阿胶、冬麦各一钱半。

上吐肠红苓穞皮，元贞地芍阿龟奇。

去萸六味膝童便，交节血溢铅斛持。

吐血遗莲薯志味，神萸柏地芡樱糜。

阴虚遗嗽血沙苡，麦斛桑苓草扁贻。

脉细絃数，阴亏痰红，肠风。春温后，再劫津液，上下失血，风淫于内，治以寒咸。茯苓、穞豆皮、元参、女贞、生地炭、白芍、阿胶、龟胶。久损交节，血溢，六味加减。熟地、淮药、野苓、丹皮、泽泻、青铅、炒牛膝、石斛、童便冲。少壮情志未坚，阴火易动，遗精淋沥，肾水既失其固，春木地气上升，痰中带血。入夏暨秋，胃纳不减，庶免劳怯。山药、湖莲、远志、五味、茯神、萸肉、黄柏、熟地、芡实，金樱膏丸。阴虚遗精，诵读久坐，阳升。北沙参、苡仁、石斛、桑叶、茯苓、甘草、冬麦、扁豆。

固本神龟旱莲贞，海参淡菜金水生。

地苓河车杞参味，肝肾两培苑石英。

血浊口腥元气惫，附铅味地草参应。

芍龙桂地膝神味，血湧热寒脉乱倾。

脉数咳血，曾咯腥痰，似作肺痈。然体质木火，因烦阳升逼肺，故血出，当金水共治。生地、熟地、天冬、麦冬、沙参、旱莲、女贞子、海参胶、淡菜胶、石斛胶，熬膏服。向有失血，自述下有冲突逆气，血湧如泉。盖任脉失其担任，冲阳上冲莫制，皆肾精肝血不内守，阳翔为血溢，阳坠则阴遗，腰痛胫冷，皆精血下损现症。须静养经年，非旬月可復。人参三钱，熟地炭四钱，鲜河车胶一钱，冲，茯苓、炒枸杞、沙苑各一钱半，五味一钱，紫石英五钱。血脱益气，用人参、熟地、茯苓，入阳能引阴药；河车血肉温养，同紫石英，镇冲

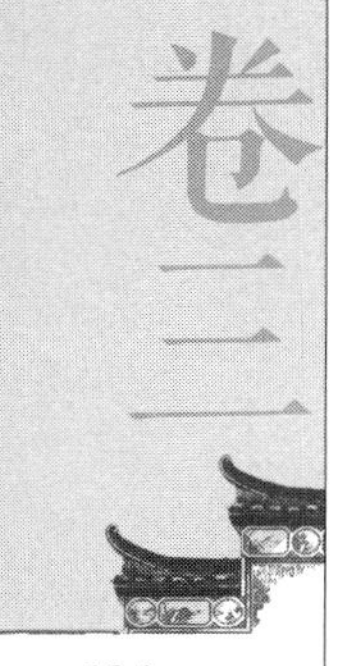

脉，以固气散越；五味酸收五液；枸杞同沙苑，入肝络以温养，乙癸同源治也。口气腥臊，血色浑浊，下元无根，恐难接续，摄阴阳法。人参、附片、熟地、五味、青铅、炙草。脉动极无序，血湧如泉，汗出畏冷，少焉热躁，无根之阳上冒，血凝成块。熟地炭、龙骨、茯神、五味、浔桂、白芍、牛膝盐炒。

都气人乳合龟板，阳越阴虚血亢捍。
升血降遗二地冬，龙龟秋志阳潜挽。
麦丹藕汁斛穞皮，失血咽干阴耗散。
喉痒阳升血呛胶，地丹童斛膝贞啖。

阳动失血，皆系阴亏，如心悸咽干咳嗽，都阳越上亢，面亮油光，下虚少纳，都气丸。熟地、萸肉、淮药、茯苓、丹皮、泽泻、五味，加人乳粉、龟板，蜜丸。形充伟，脉长关搏。述旧冬衄血痰红，至冬阳不潜伏，升则血溢，降则遗精，乃阳体而性喜动之累。生地、熟地、天冬、龟板、麦冬、龙骨、秋石、远志。失血脉细数、咽干。穞豆皮，丹参、麦冬、石斛各一钱半，藕汁一盃。上年胁痺伤络，今夏阳络血沸上溢，喉痒呛，心嘈，午后甚，肝风内震。鲜生地、阿胶、丹参、石斛、女贞、童便、川膝。

失血动喘气乳桃，杞参苑味苓虚劳。
下元虚气冲神味，地斛参桃河车柔。
吸短血唾女贞芡，神莲斛地味薯笃。
精生于谷培中土，诃及精耆苡枣投。

病原[1]是阴虚，嗽血年久，肾病延脾胃，食减腹膨。病是老劳，行动喘促，元海难纳气，急收纳根蒂。坎炁、人乳粉、胡桃、枸杞、人参、沙苑、五味、茯苓。一阳初萌，血症即发，下焦失固，饮食渐减，咳则脘痛，冲气上逆，进摄纳法。茯神、五味、熟地、石斛、人参、胡桃、鲜河车胶。脏脉附背，督脉行背，唾中有血，吸气少入，腰脊痠楚，寐汗出，真气内损，木火劫燥，不易治。女贞、芡实、茯神、白莲、石斛、熟地、蜜炙五味、山药。虚损五年，肛漏未愈，咳嗽失血，经旨所云阴精不上奉，阳气独升降。奈何见血投凉止嗽，胃困减食。夫精生于谷，中土运纳，则二气存。黄耆、黄精、柯子、白及、苡仁、南枣，熬膏，早晚参汤服。

积劳血吐喘气伤，黄耆建中去桂姜。
血止面红泻胃困，异功加枣芍薯良。
胁疼牵背肢寒躁，养荣汤去耆志康。
午服生脉早杞地，参归桂味神苁帮。

形神积劳，气泄失血，食减喘促，由阳气伤，非酒色成劳比。北耆、白芍、南枣、茯苓、黄精。血止，纳谷少，泄泻脾胃困，阴火上触，面赤忽嘈。先理中宫，以进食，忌寒凉止嗽，异功加减。人参、茯神、广皮、炒芍、山药、炙草。早晨咳逆，自下上冲，欲呕，左胁虚里，呼吸痛牵背，肢冷，入暮心腹热，舌干，交节血再动，是损难復之微，养荣汤去黄耆、远志，二

① 原：原作“源”，据《临证指南医案》改。

服。自服后半月来，诸症皆减，午后心腹仍热，午服生脉散，早服人参、熟地、枸杞、当归、肉桂、茯神、五味、苁蓉洗。

失血背疼汗络虚，枣神草柏芍参归。
斛胶扁麦沙参地，呛血夜间君相吹。
心肺敛滋三七枣，二冬茜膝地神委。
膝神淡菜扁冬斛，血涌阳升胃络虚。

脉芤汗出，失血背疼，此为络虚。枣仁、茯神、炙草、柏子仁、炒芍、人参、炒当归。尺脉数，夜不寐，咳呛有血，昼则咳无血，行走微喘。夫阴阳为枢纽，阳不潜伏，寐时触阳气之升，络血未静，随咳呛而出，清上安下法。钗石斛、阿胶、生地各二钱，沙参三钱，扁豆一两，麦冬一钱半。脉同前述，心中怯冷，四更咽干，咳呛血盈口，拟敛心液滋肺津法。三七磨冲、天冬、茜草各一钱，炒枣仁五钱，生地、麦冬各二钱，牛膝、茯神各一钱半。脉右濡，气乏，失血，能食无味，血来潮涌，乃阳明胃络虚，血随阳升出，法当填中。淡菜一两，麦冬、石斛、茯神各三钱，生扁豆五钱，牛膝炭一钱半。

脈细头摇面赤焰，芍神桂膝地童便。
肝风缓血止经行，桃泽丹归膝延践。
惊恐水寒迫血戕，黄桃归鳖桂芜垫。
神昏恐火灼丹苓，苏降桃栀查郁验。

脉细微，多郁怒，经来即病，冬月胃痛，随咯血不止。寒战面赤，惊惕头摇，显是肝阳变风，络血沸起，议镇阴煎，制其阳逆。熟地、牛膝炭、肉桂、茯神、白芍、童便。服后，经行血止，肝病何疑？桃仁、泽兰、丹参、当归、牛膝、延胡、茯苓。水寒外加，惊恐内迫，阴疟三年，继患失血，迄今七年，未有愈期。血来紫块，仍能纳谷，参其疟伤，惊伤，必是肝络凝瘀，勿乱投滋腻药。大黄、桃仁、归须、桂枝、茺蔚子[①]、鳖甲。涎血大吐，胸脘不爽，此久郁气火，神志失守，遂多惊恐，络中之血随火升，气逆而上，当先降其气。苏子、降香、丹参、查肉、桃仁、郁金、茯苓、黑栀皮。

胁痞热寒瘦嗽血，柏归桃降覆神彻。

胁瘕咳血降苏苓，栀苡丹荆膝藕节。

琥珀地丹泽郁桃，心嘈络损刺乳胁。

胁疼胸痞胆络伤，柏降桃丹归泽设。

形畏冷，发热，左胁有宿痞，失血咳嗽，曾骤劳力，经年羸瘦。柏子仁、归须、桃仁、降香、覆花、茯神。劳伤，身动失血，胁有瘕聚，因咳甚血来，宜降气。降香、苏子、茯苓、黑栀、苡仁、丹皮、荆芥炭、牛膝、藕汁。左乳傍胁中，常似针刺，汗出，心嘈，能食，此少阳络燔灼，谋虑致伤，防有络血上涌，议清络宣通。生地、丹皮、泽兰、郁金、桃仁、琥珀末。投和阳益阴，血未止，胸痞，左胁刺痛，此少阳络经由之所，未宣通故痛。柏子仁、降香末、桃仁、丹皮、泽兰、归须。

骨疼血吐怒劳来，消渴阳升玉女培。

宿怒伤宜气导血，黄桃栀降斛苏裁。

血逢节吐劳成呕，芍草冬神橘乌梅。

① 茺蔚子：原作“茺蓛子”，径改。

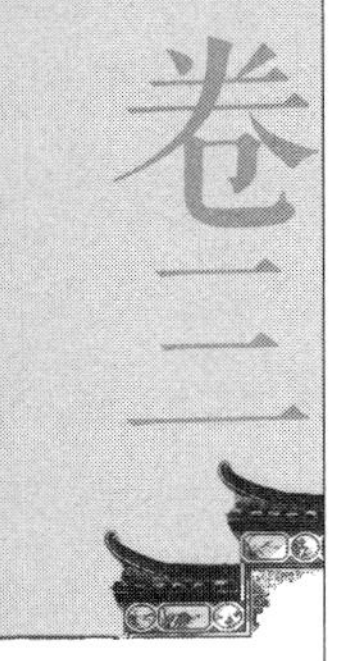

元地犀银翘郁芍，火炎勃逆营不和。

胁胸背痛苏韭白，桑苡苓丹查降磨。

失血瓜枇丹膝苡，脉絃逆苏降桃擂。

先有骨疼鼓栗，隔旬日，必吐血碗许，自冬入夏皆然，仅可仰卧着右，咳逆不已。据述怒劳致病，是阳气过动，消渴舌燥，纳谷如昔，两和厥阴阳明，玉女煎。石膏、熟地、麦冬、知母、牛膝。宿伤怒劳动肝，血溢紫块，降气导血。大黄、桃仁、焦栀、降香、石斛、苏子。郁损，咳血频发，当交节气逆，呕吐肢厥，业已成劳。白芍、炙草、麦冬、橘红、乌梅、茯神。失血，口碎，舌泡，乃情怀郁勃，营卫不和，寒热交炽，延久入劳。所喜经水尚至，议手厥阴血分主治。鲜生地、元参、犀角、银花、连翘、郁金、白芍。诵读静坐，痰血夏发，入冬不已，胸胁痛引背部，脉小涩，非欲伤。夫痛为络脉失和，络气逆则血上，宗仲淳气为血帅。苏子、老韭白、桑叶、苡仁、茯苓、丹皮、山查、降香末。脉絃失血，胁痛气逆。枇杷叶、冬瓜子、苡仁、桃仁各三钱，苏子炒、丹皮各一钱，降香汁八分，牛膝炭一钱半。

失　音

麻杏石甘射苡仁，外寒内热迫失音。

少阳犯上音喉痺，桑麦穞丹蛋白申。

甘桔兜桑骨杏贝，粳米养胃自生津。

扁芍斛薯饴草枣，便溏音哑土培金。

先失音，继喉痺，是气分室塞。微寒热，水饮入呛出，痰随出随阻，舌黄口渴，与苦辛寒法。麻黄、杏仁、石膏、甘草、射干、苡仁。气燥，喉痺失音，少阳木火犯上。桑叶、穞豆衣、丹皮、麦冬、鸡子白。喉痺音哑，经月未愈，津液不上供，肺失清肃，右寸脉大。川贝、骨皮各一钱，兜铃、桑叶各八分，桔梗、甘草各八分，北杏[①]六粒，白粳米二钱。咳嗽音哑，便溏。扁豆、炒芍、石斛、炙草、山药、米糖[②]、大枣。

失音气喘津散离，薯地莲苓味芡驰。

久嗽失音沙地草，鸡黄胶斛麦神怡。

杏芦莱菔沥熬汁，风火失音调服宜。

喉痺失音陈虀汁[③]，徐徐呷下渐开奇。

声嘶气喘失音，全属下元无力。真气不得上供，津液不能注肺，致食减便溏，所投热药，又復劫液，反增病剧，补足三阴法。熟地、五味、山药、茯苓、芡实、建莲。久咳失音，喉痺。沙参、麦冬各一钱半，阿胶、石斛、炒生地各二钱，鸡子黄一枚，甘草五分，茯神一钱。芦[④]根汁、莱菔汁、杏仁汁，熬膏，早晚服。三五年陈虀汁，早晚一盃，口啣[⑤]徐徐呷下。

---

① 北杏：即苦杏仁。

② 米糖：福建宁德、江西宜春的特色小吃，用米浆、姜片和麦芽制成。

③ 虀（jī基）汁：虀同“齑”，指细切后用盐酱等浸渍的蔬果。虀汁，指腌制蔬果的汁。

④ 芦：原作“卢”，径改。

⑤ 啣：同“衔”。

肺　痿

肺痿吐涎勿过辛，沙饴麦枣缓甘侵。

声嘶脉细涎喉梗，归草参耆及苡申。

久咳神衰汗气促，草耆及苡合枣吞。

麦冬汤补母虚法，苇茎汤清上实因。

《金匮》桂枝皂液足，《千金》姜枣肺宜温。

炙甘草肺痿多効，法诀甘辛辨重津。

冬温咳嗽，气泄邪浸。辛苦散降，希冀嗽止。虽肺欲辛，过辛则正气散，音不扬，吐涎，喉痺难治，仿《内经》味过辛，甘缓和之。北沙参、炒麦冬、饴糖、南枣。溃疮流脓经年，脉细色夺，声嘶食减，咳嗽，喉梗痛，皆漏损脂液，阴失内守，阳失外卫，肺痿难痊。人参、黄耆、苡仁、炙草、归身、白及。久咳神衰，气促汗出，此属肺痿。黄耆八两，百合、白及、南枣各四两，苡仁、甘草各二两，熬膏米饮送。脉数而虚，右寸偏大，口吐涎沫，不能多饮水，五心热，足背浮。古谓金空则鸣，金实无声，金碎亦无声，是肺病成痿。虚则补母法，仲景麦冬汤。麦冬一钱半，半夏一钱，人参、甘草各四钱，大枣三枚，粳米五钱。肺气不降，咳痰呕逆，苇茎汤。鲜芦根、桃仁、苡仁、丝瓜子又作冬瓜子。葆按:《金匮》《千金》生姜及桂枝去芍药加皂荚汤、炙甘草汤，述尤在泾先生云，附鄙意，俱註“肺痿”下，及叶先生用甘缓，合参，自有定见。

遗　精

脉数湿频遗火炽，萆苓桔泽柏连苡。
苓丹萆胆泽连猪，湿热留肝通腑气。
知柏志苓萆地丸，脉絃湿热阴虚炽。
频遗无梦锁[1]参神，螵地志龙芡樱闭。

色苍脉数，烦心则遗。阳火下降，阴虚不摄，湿热下注，固涩无効。萆薢、茯苓、桔梗、泽泻、远志、黄柏、川连、苡仁。病在肝肾，少腹阴囊亦胀，阴分虚，湿热留着腑。经云气不宣，无以承流宣化，泄厥阴，通腑气法。茯苓、丹皮、萆薢、胆草、泽泻、黄连、猪苓。脉右絃左垂，阴虚，湿热遗精，疮蚀。知母、黄柏、远志、茯苓、萆薢、熟地，蜜丸。无梦频遗精，乃精窍已滑。古谓有梦治心，无梦治肾。肾阴损，阳升无制。锁阳、人参、茯神、桑螵蛸、熟地、远志、龙骨、芡实，金樱膏丸。固下，佐建中。

早婚窍不摄精淋，韭菟[1]苑床螵味盆。
年壮守坚薯车地，沙莲萸味芡樱匀。
下遗上吐汗龙味，鳔螵芡苓秋石寻。
吸短阳浮填固味，参薯杞地膝龙神。

---

① 锁：原作“琐”，据文义改，下同。

② 菟：原文作“兔”，据文义改，下同。

成婚太早，精未充满，久泄，关键不摄，初则遗浊，久则滑溢，皆下失摄纳之权。菟丝、蛇床、覆盆、沙苑、韭子、五味，鳇鱼鳔胶丸。失血遗精，先天既薄少，藏易泄，须潜心静养，水火交坚，守瞬息强制之功。山药、鲜河车胶、熟地、砂仁、萸肉、五味、芡实，金樱膏丸。脉虚数，气冲心热，咳呛血，屡因怒，肝阳升则血湧，坠则精遗。入夏泄令，晨汗暮热，枢纽失固，议固摄法。龙骨、五味、桑螵蛸、鳔鱼胶、芡实、茯苓、秋石冲。常有梦遗。上年冬温，阳气不藏，气升而络血随气上吐，头面热，心悸怔忡，俱是肾气失纳，阳不潜伏。拟填精镇神，佐酸收甘缓。熟地、龙骨、五味、山药、枸杞、牛膝炭、人参、秋石拌茯神。

芡樱六味去丹泽，梦泄味莲志秋石。
介味潜精淡菜龟，神盐旱地薯贞栢。
遗精不寐心肾烦，柏苓薯地冬蛎息。
阳离梦泄寐即醒，参螵龟归龙神格。

阴虚体质，常患梦泄。养阴佐涩，参入通药。熟地、山药、茯苓、萸肉、建莲、芡实、五味、远志、秋石。阴精走泄，阳失依附，上冒为热。坎水中阳不藏，厚味填之，介类潜之，乃从阴引阳法。淡菜、龟板、茯神、青盐、旱莲草、熟地、山药、女贞子、柏子仁。少年频遗，不寐心嘈，乃肾中有火，精得热而妄行，恐防肾消累。焦黄柏、茯苓、山药、生地、天冬、煅牡蛎。阴精走泄，阳不内依，欲寐即醒，心动震悸，气因精脱，当养精固气。龟板一两，桑螵蛸、龙骨、茯神各二钱，人参、当归各一钱。

参术膏胃气培升，桑螵散宁神固精。

胃谷运迟异功醒，神伤散越归脾征。

妙香散萌动心扰，补心丹上实下倾。

猪肚丸脾胃蕴热，固精丸房劳竭精。

神伤于上，精败于下，心肾不交，久伤精气不復，谓之损。阅东垣辈，于损不肯復，宜大进参术，谓有形精血难生，无形元气急固。况上下交损，当治其中，人参、白术熬膏，米饮送。真阴伤，五志中阳，上燔喉痛，下坠遗精，精髓日耗，骨痿无力，早服补心丹，汤歌见“虚劳”；晚服桑螵蛸散，查《备要》。病去三四，形色渐復，右脉絃大，谷运迟，吞酸，腹胀，仍有欲梦遗，此中焦之阳宣动则运，下焦之阴固则能守，异功散，查《备要》，加炒谷芽，半月服。桑螵蛸散以固下，参术膏以益中，遗滑得止，下关颇有收摄。独寐时，诸事纷纷来扰，神散难敛，归脾汤，方见《备要》，使他脏真气咸归于脾。始于念萌不遂其欲，阳下坠。为精洩，妙香散；方载《备要》。膏粱酒肉，饮醇厚味，久之脾胃酿成湿热，留伏阴中而梦泄，当清脾胃蕴蓄之湿热，猪肚丸方。猪肚一具、治净，入白术、苦参、牡蛎，仝煑服。房劳过度，精竭阳虚、寐则阳陷，随触随泄，不梦而遗，固精丸，见《备要》。

淋　浊

湿热下蒸淋溺疼，沙苓萆竹通茵陈。

愈復肛胀腑通泻，丹猪萆柏金沙匀。

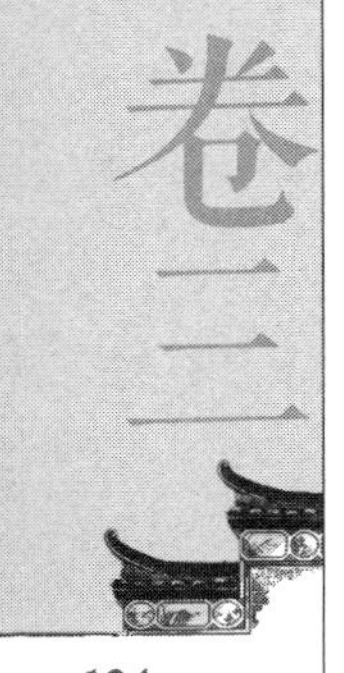

养阴通腑浊疼缓，栀泻阿丹猪地临。

浊止肢麻苁首杞，冬盐菊柏枣丸神。

湿热下注，溺疼，淋浊，用分利法。海金沙、茯苓、萆薢、竹叶、木通、茵陈。脉数淋浊，愈后再发，肛胀便不爽，余滴更盛。通草、泽泻、丹皮、猪苓、萆薢、黄柏、海金砂、蚕砂。滞浊下行，痛缓，议养阴通腑。山栀、泽泻、阿胶、丹皮、猪苓、生地。前用甘露饮，淋浊止，而头晕，肢麻，腹饥则欲痛，是水弱木失养，肝阳化风，过隔咽达巅。壮年有此，防痱中。养肝息风，培胃充络，缓图，勿求速効。首乌、苁蓉、天冬、枸杞、柏子仁、茯神、菊花炭、青盐，红枣肉丸，早服四钱，晚服猪肚丸方。

酒湿热停淋柏蚕，杞苓萆楝青沙燔。

阴虚湿热浊淋萆，六味去萸柏膝含。

婚早阴虚淋齿衄，芡樱蛎合补阴丸。

浊凝溺短通阳气，智志乌苓萆琥弹。

膏淋，浊腻湿热，然亦有劳伤、肾伤，下虚不摄。今嗜酒，腹中蕴积，苦辛寒分消治。黄柏、蚕沙、防杞、茯苓、萆薢、川楝、青皮、海金沙。阴虚湿热，停腑为浊，六味去萸肉，加萆薢、牛膝、车前、黄柏。疮久，已有湿热，知识早，阴未生成早泄，阳光易升降，牙宣龈血，下淋浊，丹溪大补阴丸。黄柏、知母、熟地、龟板、猪骨髓、牡蛎、芡实，金樱膏丸。淋浊，溺短涩，乃浊凝腑气。萆薢、赤苓各三钱，乌药一钱，益智、琥珀末各五分，远志四分，先以其通阳气。

浊淋利腑宿精凝，导赤合瞿麦二苓。

心热下移苓柏桔，菖连丹地参神平。

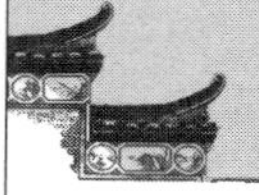

肾虚固纳桃脂杜，苓地柏归盐杞擎。

气闭成淋宣肺降，枇蒌杏菀郁栀行。

浊淋，小便不利，当清利其腑，导赤散。小生地、木通、淡竹叶、甘草稍[①]、瞿麦、赤苓、猪苓。心热下移于小肠则为淋浊。用药以苦入心，小肠火腑，非苦不通。既効，宗前法。茯苓、黄柏、桔梗、菖蒲、丹参、生地、人参、茯神、川连。脉左细劲，腰痠，溺有余沥，近日减谷难化，此下焦虚，渐及中焦腑阳。纳肝肾，勿损胃气。胡桃肉、补骨脂、杜仲、茯苓、熟地、柏子仁、当归、青盐、枸杞，蜜丸。气闭成淋。紫菀、枇杷叶、杏仁、郁金、黑山栀、瓜蒌皮、降香末。

血淋腑热痛红栀，丹胆荟黄郁李归。

清热坚阴血未已。栀知竹柏地丹推。

茴苓苁柏杞牛膝，便溺坠多血肾虚。

淋久阳衰冷鹿杞，地莲柏伸芡巴委。

血淋，尿管溺出痛，脉沉实，形苍黑，从腑热治。红花、山栀、丹皮、胆草、芦荟、酒大黄、郁李仁、归须，服二帖[②]。血淋未已，用坚阴清热。山栀、知母、淡竹叶、小生地、丹皮、黄柏。血淋管痛，腑热为多，经月来，每溺或大便，其坠下更多，想阴精损，肾气不收之故。大茴、茯苓、苁蓉、柏子仁、枸杞、牛膝。淋浊经年，阳损阴耗，腰痛畏冷。鹿角胶、枸杞、熟地、湖莲肉、柏子仁、杜仲、芡实、巴戟天。

---

① 稍：禾末。

② 帖：原作“占”，据文义改。

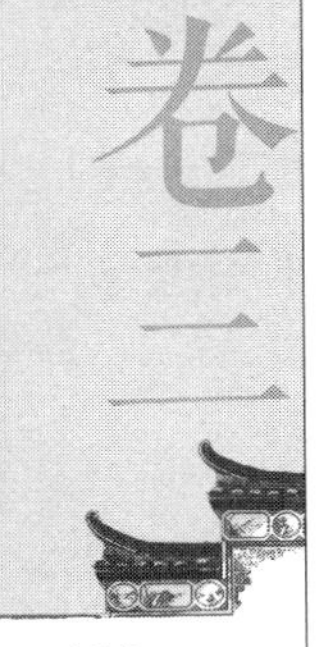

败精阻窍腑宜通，杜膝汁和麝少冲。

隧道浊凝牵韭汁，小茴归桂黄桃轰。

溺疼便闭楝归桂，鼠屎韭茴杜膝松。

败浊热蒸痛胆柏，栀茴牵楝黄沉攻。

淋属肝胆，浊属肝肾。据述溺出如脓，或遗洩后，痛平又或转甚，想精窍必有败精凝阻，故清通固无效，考古法通淋瘀，虎杖汤。今人罕识，以杜牛膝代鲜杜牛膝根，洗净捣汁，一盃调入，麝香一分，顿温空心服，淋通即止，勿多服。前法平稳继进，通血中败浊。白牵牛子、韭白汁、酒制大黄各一两，炒桃仁二两，小茴、桂枝各三钱，归须五钱，白汁法丸。淋症，湿热阻窍居多，三年前曾发，愈。月前发，竟有血块塞尿管，大痛，不能溺出，想房事强忍，败精离位成浊阻，仿濒湖有外甥槲乔病，与此适符，遵其法。川楝子、归尾、桂枝、两头尖、韭白、小茴、杜牛膝根汁冲。每溺尿管痛，溺后浑浊，败精阻窍，湿热内蒸，虎杖散，宣窍通瘀甚效，去麝香则不效。酒制大黄、胆草、牵牛、川楝、小茴、焦黄柏、焦山栀、沉香汁。

败留新结理带冲，苓杞归龟茴鲍茸。

宣补无功从奇治，固升八脉带崩同。

菟参脂鹿苓茴韭，盆柏桃蒸饼丸融。

溺后血块脉缓涩，茸归苑柏杞茴芡。

败精留精关，宿瘀因溺强出，新者又瘀在里，经年累月，精血枯稿[①]，势必成劳不治。当以奇经调理。茯苓、枸

① 稿：通“槁”。

杞、当归、龟板、小茴、鲍鱼、鹿茸。案牍神耗，水火不交，阴精变腐浊，故宣利清解不效，其病延在任督。菟丝、人参、补骨脂、鹿茸、茯苓、小茴、韭子、覆盆、胡桃、柏子霜，蒸饼为丸。脉缓涩，溺后有血，或间成块，晨倾溺器，必有胶浊粘腻之物，四肢寒凛，纳食如昔。病伤奇经。生鹿茸、当归、枸杞、柏子仁、沙苑、小茴。

阳　　痿

胡桃脂志节苓杞，盐地鹿羊阳痿起。

参附汤班龙峻雄，腽肭脐大补精髓。

焦劳郁伤条少阳，丹郁柴苓陈薄取。

三旬之年，阳事不举，先天禀弱，心气不下交于肾，非如老年阳衰，进温热之比。填充髓海，交合心肾。胡桃、补骨脂、熟地、远志、黄节[①]、茯苓、枸杞、青盐，鹿筋胶丸。脉小数涩，上热火升，喜食辛酸。上年因精滑阳痿，用班龙二至丸不効，此乃焦劳思虑郁伤，当从少阳以条畅气血。丹皮、郁金、柴胡、茯苓、陈皮、薄荷、山栀、神曲、生姜。其参附汤及腽肭脐，俱补阳治痿。

① 黄节：不知为何药。待考。

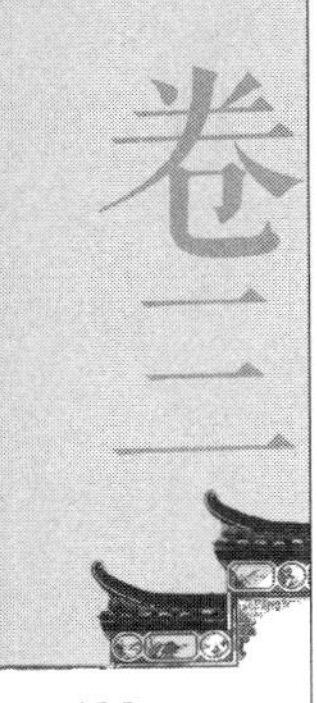

汗

枣姜附术草参耆，脉细自汗阳式微。
寐少汗多木乘土，神龙草枣芍参怡。
脉絃汗出劳伤致，归耆建中营卫离。
夏蛎参苓草麦枣，怒劳背热汗阳疲。
阴虚汗止咳生脉，贞斛神萸熟地持。
神瘁汗黄耆五物，阳虚汗玉屏风奇。

脉细自汗，下体怯冷，卫阳式微使然。黄耆二钱，附片七分，白术一钱半，炙草五分，煨姜一钱，南枣三枚。茹素恶腥胃弱，厥阴来乘，当丑时，濈然汗出，多梦少寐。人参、龙骨、茯神、枣仁、炒芍、炙草、五味，三十粒蒸熟，药水送。脉絃大，身热，时汗出，劳伤营卫所致，归耆建中汤。黄耆三钱，当归、白芍各一钱半，桂枝、煨姜各一钱，炙草五分，南枣三枚。劳怒，心背热汗，兹经行病发，食纳顿减，以镇阳理虚。人参、半夏、茯苓、炙草、牡蛎、小麦、南枣。镇摄汗止，火升咳嗽，乃属阴虚难復。人参、麦冬、五味、熟地、萸肉、石斛、茯神、女贞，接服琼玉膏。脉细自汗，体冷神疲瘁，肢节痠。黄耆、桂枝、白芍、炙草、煨姜、南枣。劳伤，阳虚汗泄，玉屏风散。黄耆三钱，白术二钱，防风六分，炙草五分。

脱

遗尿目瞑口开脱，参附五味童便纳。

胃虚气逆生脉神，咽疼痰呃地铅夹。

仲景救急附参加，脉革无根汗呕渴。

肝逆肾衰口噤鼾，汗多地黄饮子法。

遗尿，目瞑口开，面亮汗油，阳飞欲脱，无药力挽。人参、五味、童便、附片。胃虚，客气上逆为呃噫，痰带白腥，咽微痛，镇摄法。人参、麦冬、五味、茯神、青铅。脉革无根，大汗后，寒痉，头颠痛，躁渴不寐，此属亡阳。平昔饮酒少谷，勉议仲景救急汤加参附汤，候查载。肾脉不得上营，肝风突起，呵欠鼾声，口噤汗出，阴阳不续，危期至速，地黄饮法。熟地炭、萸肉炭、石斛、天冬、苁蓉、牛膝炭、五味、远志、茯神，煎饮子法。

脉大散神迷语呓，参神胶麦龙牡蛎。

阳升阴槁惕心惊，復脈去姜桂养液。

脈雀啄阴阳两离，草参蛎地冬阿协。

牡龙附桂草芍参，呕泻热寒脱气血。

脉大不敛，神迷呓语，阴阳不交，欲脱之象，镇固阴阳，冀其甦[①]息。人参、茯神、阿胶、小麦、龙骨、牡蛎。阴液枯槁，阳气独升，心热惊惕。议復脉，甘缓热以养液，汤载《备

① 甦：同“苏”。下同。

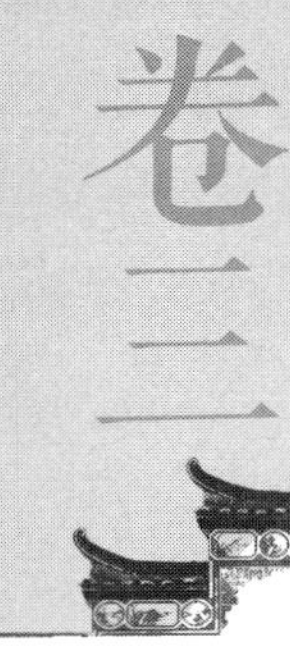

要》，去姜、桂加牡砺。脉如雀啄，色枯气促，身重如山，不纳食，气血大虚，防暴脱。人参、生地、阿胶、麦冬、炙草、牡蛎。久损不復，真气失藏，交大寒节，厥阴主候，肝风乘虚上扰，气升则吐，降则大便，寒则脊甚，热则神烦。交春防脱。人参、生牡蛎、龙骨、附子、桂枝木、生白芍、炙草。

脾　胃

胃不甦省头大麦，梅陈斛夏病后格。
智苓荷叶米参陈，胃腑宣通补壅逆。
夏曲谷陈斛豉苓，阴亏口苦火邪客。
食谷不化胃火衰，苓术砂陈朴智涤。

病后胃气不甦，不饥少纳进，议清养。鲜省头草、广皮、半夏曲各一钱，石斛二钱，大麦仁五钱，乌梅五分。胃阳伤，腑病以通为补，与守中必壅逆。人参、粳米、益智、茯苓、广皮、荷叶。脉涩，体阴亏偏热，近日不饥口苦，此胃阴伤，邪内炽，古谓邪火不杀谷。石斛、半夏曲、生谷芽、广皮、豆豉、茯苓。食谷不化，胃无火。白术、厚朴、广皮、益智、砂仁。

年来难饱胀胸腹，夏薤桂姜菖蒌朴。
胃惫口淡汗脉濡，荜苓参附枣姜芍。
朴陈荜智夏苓姜，脘痺形寒温通效。
能食运难溏畅脾，智姜术附荜苓握。

脉右濡，脐上寸许，聚气横束，几年来食难用饱，数日一更衣，微通阳气。薤白、瓜蒌汁、半夏、姜汁、桂枝、鲜菖蒲。脉濡自汗，口淡无味，胃阳惫矣。人参、附子、干姜、茯苓、南枣。舌灰黄，脘痺不饥，形寒怯冷，阳微不能运布，议温通宣达。厚朴、陈皮、荜拨、益智、半夏、茯苓、干姜。脉窒塞，能食少运，便溏。茯苓三钱，生白术、益智、附子、干姜、荜拨一钱。

痰饮阳虚泻羌防，术参智草陈瓜强。
陈苓丁术夏姜朴，食后吞酸萸茄藏。
膜胀疏脾胃朴实，斛陈麦曲苦苓尝。
大半夏姜连通降，胃苓谷酒困脾阳。

素有痰饮，阳气已微，再加挹[①]郁伤脾，致食下不化，食已欲泻。仿东垣升降法。人参、白术、羌活、防风、生益智、广皮、炙草、木瓜。阳微，食后吞酸。茯苓四两，半夏、广皮、白术各二两，厚朴、干姜、澄茄、吴萸各一两，公丁香五钱，水泛丸。脉絃，食胀，大便不爽。水谷之湿内着，脾阳不默运，胃腑不宣通，升降法。石斛、茯苓皮各三钱，广皮、麦芽、神曲各一钱半，厚朴、只实、苦参各一钱。长夏疟痢，都伤脾胃，老年气衰不復，清阳难旋转，不纳谷，吐痰。阳土不耐辛热，议宣通补方，大半夏汤加川连姜方，详“呕吐门”。酒多谷少，湿胜中虚，腹痛便溏，脾阳不健，平胃合四苓加炒谷芽，方详《备要》。

① 挹：同“抑”。

木 乘 土

脘痛泛清水脉絃，楝萸苓桂良姜延。

腹鸣脘痺逆姜楝，椒桂萸梅苓芍填。

肝逆犯胃晨泻呕，夏苓参智瓜姜援。

神伤胃困和肝逆，冬麦参苓梅瓜研。

脉絃，胃脘痛，子后清水泛溢，由少腹涌起，是肝厥胃痛。吴萸、桂枝各五分，茯苓三钱，川楝、延胡、良姜各一钱。肝厥犯胃，脘痛腹鸣，气撑至咽。干姜、川楝、川椒、吴萸、乌梅、茯苓、白芍、桂枝。躁[①]烦嗔怒，肝气易逆，干呕味酸，木犯土，乃晨泻食少，安胃和肝。半夏、茯苓、木瓜、生益智、人参、煨姜。半百衰年，多虑神伤，夏令气泄，遂加便溏。今不思纳谷，无烦渴，胃阳虚也，凡醒胃必先制肝。人参、茯苓、木瓜、乌梅炒、麦冬肉、大麦仁。

惊逆呕冲沫楝梅，椒运归芍陈姜和。

制肝补脾桑姜草，丹芍苓陈参归培。

舌绛味酸不食牡，阿麻地麦草冬裁。

胁瘕肝逆吐和胃，萸夏连姜蛎楝罗。

询初病由惊，夫惊则气逆，初由肝逆，久则诸气皆逆，三焦皆受，不特胃。“厥阴篇”云气上撞心，饥不能食，欲呕

① 躁：原为“操”，据医理改。

吐沫，木犯胃矣，议安胃法。川连、川楝、川椒、白芍、乌梅、姜渣、归须、陈皮。胃病已缓，但常畏寒，俄顷发热而解，此肝病先厥后热，和气血，佐宣畅少阳。人参、茯苓、广皮、炙草、当归、白芍、丹皮、桑叶，姜枣汤法丸。前以和胃制肝得效。盖肝木肆横，胃土必伤，津液必枯，唇赤舌绛咽干，谷味变酸，是胃汁劫，胃阴不復，非阴柔难协和，与脾土有别。生牡蛎、阿胶、生地、小麦、炒麻仁、麦冬、炙草。哕逆吐食，痛在胃脘。据陈左胁结瘕，系情怀忧劳，气郁结聚。久病颇能安食，非纯补可愈，议泄厥阴以舒用，和阳明以利腑，取苦味，辛气通法。半夏、川连、牡蛎、吴萸、川楝子皮、姜汁。

瓜苓夏附粳米参，刚愎酸肝养胃津。
肝逆风迷汗苓夏，姜连参芍陈梅均。
夏苓萸芍橘参米，通补阳明泻厥阴。
参芍沉香梅苓橘，制肝益胃以平嗔。

经候适来，肢体若撒，环口瞤动，踝臂肘冷。初则气升至咽，久则懒食脘痞，呕胀，吞酸。刚药畏劫胃阴，少佐柔药。人参、木瓜各二钱，半夏姜汁炒、茯苓各三钱，附子七分，粳米 。病躯未全復，偶涉嗔忿，麻痺干呕，耳聋，随即昏迷如厥，此肝风乘阳明，法当和阳益胃。人参、半夏、白芍、广皮各一钱，茯苓三钱，乌梅、川连、生姜各三分。通补阳明，泄厥阴。半夏、茯苓、吴萸、白芍、橘红、人参、粳米。动怒，脘下痛，不食，是肝犯脾胃，理气皆破泻难用，议制肝木益胃土法。人参一钱，炒焦白芍一钱半，焦乌梅三分，加南香汁五匙，冲，茯苓五钱，橘红八分。

肿 胀

肿胀喘衄泪动冲，参苓朴杏枣姜松。
土衰攻痞变单胀，术附朴苓姜桂充。
酒湿附陈苍菓荜，二苓朴智胀温通。
桂姜术附陈苓荜，食胀泻阳衰暖中。

冬季寒热，汗出则解。自劳役噫怒之后，病势日加，面浮足肿，喘气，目泪鼻衄，卧着气冲，食纳不运。睹色脉，中满胀病日来矣！厚朴、杏仁、人参、茯苓、煨姜、南枣、厚朴，杏仁，取能降气；参、苓、姜、枣，建立胃中清阳。攻痞变成单腹胀，脾阳伤，极难治。生白术、附子、茯苓、厚朴、生干姜。嗜酒聚湿，脾阳伤单腹胀，湿气踞结，二便不爽，健阳运湿。草菓、生苍术、附子、广皮、厚朴、茯苓、荜拨、猪苓。食下胀，便溏，肢麻，此脾困顿，不默运。白术、茯苓、附子、桂枝、荜拨、炮姜。

胀满泻椒菓湿阳，二苓腹朴青皮详。
积劳食下胀足肿，苓朴菓陈术附搪。
暑湿痢伤跗肿满，术苓附蔻朴泻杨。
早宽暮急腹单胀，参术智陈姜桂尝。

左脉紘，胀满不运，便泄不爽，当温通脾阳。青皮、草菓各一钱，茯苓皮、腹皮各三钱，广皮、厚朴、猪苓各一钱半，椒目五分。积劳，脾阳伤，食胀足肿。茯苓、厚朴、草菓、广皮、生白术、附子。耕作烈曝，渍于水土，暑湿蒸为泻痢，邪去正伤，临晚跗肿腹满，乃脾阳困，浊阴窃踞。生白术、茯苓、附子、草蔻、厚朴、泽泻。苦寒多服，胃阳伤，胁痛，呕酸，用辛温痛减。病述早上腹宽，夜气紧微硬，大便不爽，单腹胀忧。人参、茯苓、归身、益智、广皮、煨姜、生白术、肉桂末冲。

久病痰多胸胀满，术苓朴桂姜丸啖。

胀膨腹软腑行呆，陈朴智苓砂谷探。

胀泻肠鸣脾肾衰，参苓芦菟附姜暖。

肿由痢起肾阴伤，苍地苓姜车附挽。

胸腹胀满，久病痰多。生白术、茯苓各二两，厚朴一两，肉桂五钱，姜汁丸。本草云厚朴与白术能治虚胀，仿洁古只术丸意，佐茯苓通胃阳，肉桂入血络，病当却矣。腹软膨，便不爽，腑阳不行。广皮、厚朴、生益智、茯苓、砂仁、谷生谷芽。老人脾肾阳衰，午后暮夜阴气用事，肠鸣腹膜胀，时泄。初宜刚剂，俾阴浊不僭阳，易復。附子、芦巴、干姜各一钱，人参一钱半，茯苓、炒菟丝各三钱。此治阳明之阳。若入白术、甘草则兼走太阴。蟹为介属，咸寒沉降，食之大损真阳，况久痢泻肾伤。今浮肿渐起自下，是水失火而败急，宜煖下。徒见痢红，为脾胃湿热，必中满。附子、干姜、茯苓、车前、熟地炭、苍术。

阳微阴结肿邪沉，术泻苡附杞细辛。

陈夏苓茹连芍实，平肝逆养胃清金。

腑阳窒寒胀橼朴，沙杏郁通菔鸡肫。

腑窒肫连陈夏菔，实蒌桔杏沥姜吞。

阳微阴结，肿胀。白术、泽泻、苡仁、附子、防杞、细辛。阳明胃逆，厥阴来犯。丹溪谓上升之气自肝而出，清金

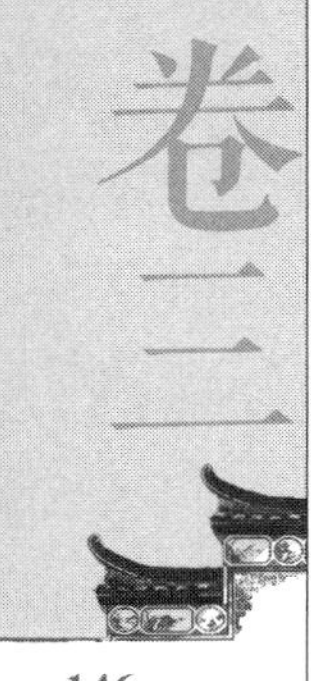

开气亦能制木，痛胀稍缓，议以温胆汤。半夏、茯苓、广皮、只实、竹茹、川连、白芍。右缓左絃脉，始作肠鸣，由渐腹胀，不纳食，便难溺少。木侮土，腑阳窒塞，胀满日甚，河间分消法。厚朴、香橼皮、海金沙、杏仁、郁金、木通、莱菔子、鸡肫皮。食入不运，脘中胀，由悒郁，经年不愈。色黄形瘦，脉小，喜凉饮，便不通利。川连、鸡肫、只实、广皮、桔梗、半夏、菔子、郁金、杏仁、竹沥、姜丸。

肝郁痞胀连姜渣，肫朴苍椒丸针砂。
通腑泄肝猪杏朴，温中舒郁椒槟瘥。
白通除尿入茴楝，刚峻乌萸冲疝瘕。
二便闭膨胀降肺，郁通杏朴菀栀夸。

肝郁乘胃为胀，经年内结[①]有形，缓消法。生苍术、鸡肫皮、川连、厚朴、姜渣、针砂煅制，椒目汤法丸。脉絃腹满，按之漉漉有声，每大便先腹痛，便不能爽，此胃气不降，阳气自滞，嗔怒不息，肝木横逆。议泄肝通腑浊。杏仁、厚朴、猪苓、郁金、椒目、槟榔汁，接服小温中丸。神劳伤阳，腑气不通，疝瘕。阴浊从木侮土，胃为浊蒙，肠中气窒闭锢。若此非辛雄刚剂，何以直突重围，胀满日增，难治。生炮川乌头、生附子、干姜、吴萸、川楝、小茴、猪胆汁。三焦不通，脘痺腹胀，二便皆秘。先以苦辛润降，开手太阴；兼进小温中丸，泄肝平胃舒胀。紫菀、杏仁、通草、郁金、黑山栀、厚朴[②]。

① 结：原作“经”，据《临证指南医案》改。
② 厚朴：释文无“厚朴”，据歌诀补。

肿胀属热铁锈汁，芩连姜夏芍只实。
二苓术泻朴椒沙，溺涩跗肿土不及。
朴腹青椒合四苓，腹膨溺闭腑阳郁。
脘胁胀桂楝蒌姜，延薤桃归苓夏合。

气臌三年，近日跌仆呕吐，因惊气火更逆，胸塞胀满，二便通，面起痱瘰。从“病能篇”，骤胀属热。川连、黄芩、半夏、只实、干姜、白芍、铁锈汁。今年厥阴风木加临，太阴阳明不及，䐜胀跗肿，大便涩，治在腑阳分消法。生漂术、茯苓、猪苓、泽泻、厚朴、椒目、海金沙，煎汤丸。郁逆，中焦不运，寒热，小便闭，腹膨胀，脉涩，腑阳失司，泄木通腑。白术、茯苓、猪苓、泽泻、椒目、厚朴、青皮、大腹皮。病起旧秋，脘中卒痛，有形梗突，后遇惊触，减食停，脘腹胀，甚则牵胁肋，大便旬日始通，带血。早按脐上瘕形小，微痛，阅服药或消或补，不効，未知通阳。薤白汁、姜汁、桂枝、川楝、延胡、归尾、桃仁、半夏、茯苓、瓜蒌实，二汁法丸。

肿随上下杏栀苡，滑豉枇苓通肺痺。
麻杏石甘开鬼门，五苓杞朴通腑注。
尻髀臁腿肿阳衰，辛独乌苓杞术委。
乳没乌蚯辛桂松，腿髀经络通肿去。

温热无形，入肺为喘，乘脾为胀，六脉开合俱废，便不通爽，溺短浑浊。舌绛口渴，腑病背胀，脏病腹满，更兼倚倒左右，肿胀随着，其湿热布散三焦矣，姑以清肃上焦为先。杏仁十粒，去皮，漂滑石、通草、豆豉、栀子皮各一钱半，鲜枇杷叶去毛，茯苓皮、苡仁各三钱，急火煎。此肺经药也，肺气

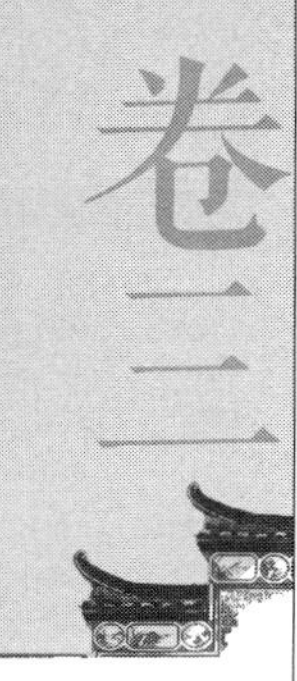

窒，失降，杏仁微苦则能降；滑石甘凉解热，合苡仁、通草，淡而渗气分；枇杷叶辛凉，开肺气；茯苓用皮，谓诸皮皆凉；栀、豉宣其陈腐郁结；此气味俱薄为上焦药，齐之才轻可去实法。诊脉浮促，呼息不利，气分在上结阻，致中下不通。喘胀要旨，开鬼门取汗，洁净府利水，宣通表里。麻黄、杏仁、石膏、甘草、苡仁。髀尻微肿，小腿下臁肿甚。腑阳不行暮甚，辛香通经腑之郁。生白术、炮川乌、细辛、茯苓、防杞、独活。前议辛香通经脉，果得肿减，而髀尻足跗肌肉肿浮，究竟阳未全復，四末未布，活络丹。炮川乌、干地龙、乳没、北细辛、桂枝，用油松节三两，入酒煎汁法，为丸。

肿泻喘瘰闭气机，通砂苓柏辛豆皮。
二苓赤豆沙蚕苈，瘰肿半消接服奇。
单胀缓攻脾胃室，朴黄桂实芍姜驰。
胀遗胁汩下坠术，牡泻智苓桂朴弥。

肿自下起，胀及心胸，肌肤赤瘰，便滑溺无，湿热横经隧，气机闭，呻吟喘不宣通，而医用桂附、耆术以致病，加通草、黄柏、赤豆皮各一钱半，海金砂五钱，猪苓三钱，细辛二分。前法，肿消三四，仍以分消。猪苓、茯苓皮、赤豆皮、海金沙、蚕沙、葶苈、通草。夏至节来，连次梦遗，遂腹坚大，二便或通或闭。纳食胀加，肢冷，里热甚，则衄血牙宣，是气血交结，非停水胀比。单腹胀以太阴不运，阳明愈钝，议以缓攻。白芍一钱半，桂枝、熟大黄、厚朴、只实、生干姜各一钱，三帖，脉症稍和。凡阳动则遗，右胁汩汩有声，下坠少腹，调理脾胃。生於术、茯苓各三钱，生牡蛎四钱，泽泻、厚朴各一钱，生益智、桂枝各五分。

积　聚

胁高突痞栀蒌陈，蛤粉芥姜郁夏屯。

着不移阴邪聚络，桂归韭白核延纯。

湿酿腑积芦肫菔，连朴查青香饼匀。

胸胁硬蜣螂桃牡，芎归枯附香郁寻。

伏梁络病气血郁，桃蔚朴苓通实临。

肠腑不通苍白术，实苓陈菔芍肫噙。

右胁有形高突，按不痛，非若气聚凝痰，难以摧求，此属瘕痞。真蛤粉、芥子、瓜蒌皮、黑栀皮、半夏、郁金、橘红、姜皮。着而不移是阴聚络，脉絃缓，难以五积散、肥气丸攻治，以辛温入血络治之。当归须、延胡、肉桂、橘核、韭白。病后失调，肠中传导失职，气滞酿湿成热，六腑滞浊为聚，古法肠胃宿疾，取丸剂缓攻。川连、芦荟、鸡肫皮、木香、青皮、菔子、山查、厚朴，蒸饼法丸。三年来，右胸胁形高突，初则胀痛无形，久则形坚似梗，故消克理气逐血不効，是未能讲究络病工夫。考仲景方，每取虫蜣，迅速使飞者、升走者，降血无凝着，气可宣通。蚁螂虫[①]、䗪虫、当归须、桃仁、郁金、川芎、香附、木香、生牡蛎、夏枯草，用大酒曲末二两，搅糊丸，每酒送三钱。脉数坚，伏梁病在

① 蚁螂虫：即蜣螂。

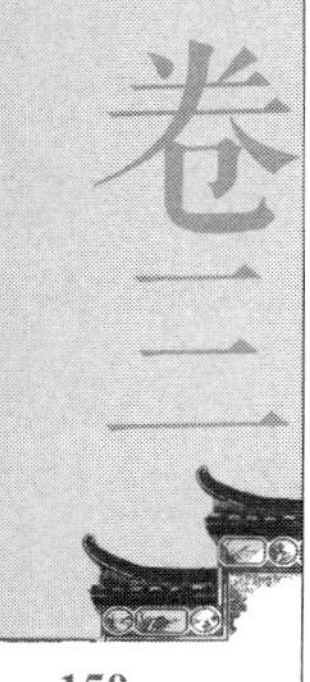

络，气血分消。郁金、桃仁、茺蔚子、厚朴、茯苓、通草、只实。湿胜脾胃，食物不化，向有积聚，肠腑不通，拟和中。黄芩、白术、苍术、只实、厚朴、陈皮、白芍、鸡肫皮，泛丸。

痞

栀豉降蒌痞挟痰，郁桃杏送白金丸。
人参泻心陈梅入，痞结津枯渴便难。
气痞结胸不大便，杏银贝郁菉蔻[①]瀺[②]。
贝麻斛杏省头草，气结无形化热盘。

古称痞闷都是气分之郁。两番大便，胸次稍舒而未全爽，此岂有形之滞？当用仲景栀子豉汤，解陈腐郁热，暮卧，进白金丸一钱。盖热必生痰，气阻痰滞，一汤一丸开之。黑栀、香豉、降香、瓜蒌皮、郁金、桃仁、杏仁。白金丸：郁金、枯矾，泛丸。热气痞结，非因食滞，胃汁消灼，舌干便难，苦辛开气，酸苦泄热。人参、只实、白芍、川连、生姜、橘红、乌梅。气久闭则结，不饥不大便。杏仁、银花、川贝、郁金、菉豆壳、白蔻。气结必化热，前法稍効，仍难用补。省头草、石斛、杏仁、川贝、麻仁。

① 蔻：原作“叩”，径改。
② 瀺（chán禅）：浮沉，在此引申排列。

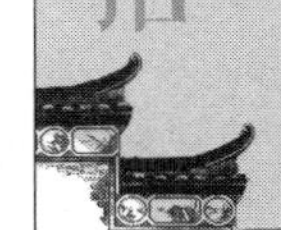

芩朴姜连夏滑金，结胸痞蔻保和吞。

兰苓大麦夏陈斛，暑痞渐通胃困因。

气阻脘痺饮作痛，枇橘杏降蔻苏金。

脉沉肢冷脘不爽，姜附夏苓草菓参。

连实芩姜夏姜汁，劳伤胃痛舌白分。

胃寒中痞流涎沫，橘楝姜苓萸夏温。

胸痞自利，状如结胸。夫食滞在胃，而胸中清气，被湿浊阻遏，非徒攻滞。清解三焦，汤药却邪，兼进保和丸，消导。黄芩、厚朴、干姜、川连、漂滑石、半夏、郁金、白蔻，送保和丸三钱。恶寒泄泻悉减，胸脘仍闷，余暑未清，胃气未甦。佩兰叶、茯苓、大麦仁各三钱，半夏、陈皮、石斛各一钱半。气阻脘痺，饮下作痛，当开上焦。枇杷叶、橘红、杏仁、降香汁、白蔻、苏子、郁金。脉沉肢冷，中脘不爽。干姜、附子、炒半夏、茯苓、草菓仁、人参。劳伤，胃痛伤阳，错认箭风，敷帖服丸，心下坚，按之痛，舌白烦渴，二便涩，喘急不食，从痞结治。姜炒川连、干姜、只实、黄芩、半夏、姜汁。胃寒涌涎，胸中痞结。橘红、川楝子、干姜、茯苓、炮[1]吴萸、半夏。

噎膈反胃

阳结阴衰成噎膈，参连姜汁夏只沥。

姜连姜汁夏参苓，附芍老年涎湧迫。

---

① 炮：原作“泡”，据文义改。

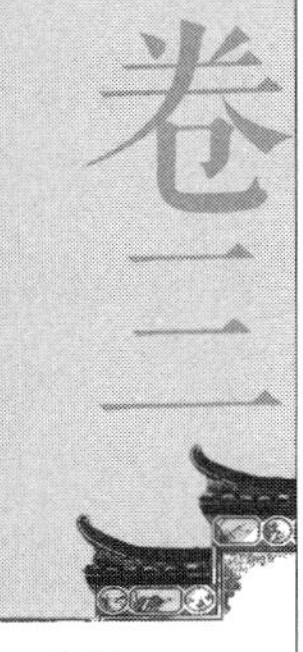

阳结阴伤窄润肠，连苓杏夏桂姜藉。

阳明汁干芍梨麻，竹贝二冬杏柿妙。

脉左涩，脘隐痛，呕恶吞酸，舌绛不多饮，此高年阳气结于上，阴液衰于下，为关格之渐，当开痞通阳。人参、姜汁、半夏、只实汁、竹沥。老年形消不飧，不大便，气冲湧涎，乃关格症，进退黄连汤。干姜、川连、姜汁、附子、人参、茯苓、半夏、白芍。清阳日结，腹窄不能纳谷，阴液涸，肠失润，大便难。川连、茯苓、杏仁、半夏、桂枝、姜汁。阳明汁干成膈。白芍、梨汁、三角胡麻、玉竹、川贝、天冬、麦冬、杏仁、柿霜。

苏冬柏地杏芝松，七汁渐开噎膈通。

拒食吐涎土木逆，橘苓杏夏沥姜攻。

酒伤郁热脘疼阻，豉实姜苓连夏充。

秫米只苓夏姜汁，患忧痰阻噎塞胸。

老年气血渐衰，必大便数日通[①]爽，然后脘中纳食无阻，此胃汁渐枯，胃气少下行之旨，议丹溪法度。苏子汁、麦冬汁、柏子仁汁、杏仁汁、鲜生地汁、黑芝麻汁、松子仁汁，水浸，布绞，滤清，自然汁顿服。格拒食物，涎沫逆气，自左上升，此老年悒郁所致。必使腑通浊泄，仅可延年，两通阳明厥阴。橘红、茯苓、苦杏仁、半夏、竹沥、姜汁。酒热郁伤，脘中食阻痛，以苦辛寒治。豆豉、只实、川连、姜汁、

---

① 通：原文作“不”，据《临证指南医案》改。

茯苓、半夏。忧思郁结，凝痰阻碍，已属噎塞之象，当怡情善调。炒半夏一钱半，茯苓五钱，秫米三钱，只实炒一钱，姜汁二小匙，冲。

食入吐涎后復纳，姜连橘沥桔蒌夏。
少安饱吐沫夏苓，丁智陈姜豉丸豁。
早食暮吐温胃阳，姜萸苓夏陈荜拨。
知饥食吐溏肢浮，参附姜姜苓米达。

脉絃小涩，食入脘痛格拒，必吐清涎，然后再纳，昔肥今瘦。云郁怒伤，少火变壮火，气滞痰聚，清阳莫展，脘窒窄隘，噎膈渐成。议苦降辛通，利痰清膈，莫进蔻沉劫津。姜汁、川连、橘红、竹沥、桔梗、瓜蒌皮、半夏、杏仁。少食颇安，饱食不肯下，间有涎沫涌吐。此胃阳久馁有年，防噎膈，幸二便通利，浊尚下泄。半夏、茯苓各二两，生益智、陈皮、干姜各一两，丁香五钱，上末，豆豉二两，煎汁法丸，姜汤服三钱。脉濡缓，中年胸胁时痛，继以早食晚吐，此属反胃，乃胃阳衰浊阴壅。干姜、吴萸、茯苓、半夏、陈皮、荜拨。知饥恶食，食入即吐，肢浮，便溏溺少，不渴，老年噎膈症。人参、茯苓、附子、干姜、粳米、姜汁。

脘疼瘀阻积劳蒌，红楝夏延橘郁桃。
宿瘀桃香防痞膈，苓陈夏智参归求。
有形痰瘀食晚吐，夏实黄桃韭白投。
附子泻心开痞塞，茯苓饮竹沥姜柔。

积劳有年，阳衰浊阻，脘中常痛，怕成噎膈。瓜蒌皮、红花、川楝、半夏、延胡、橘红、郁金、桃仁。胃痛，得瘀

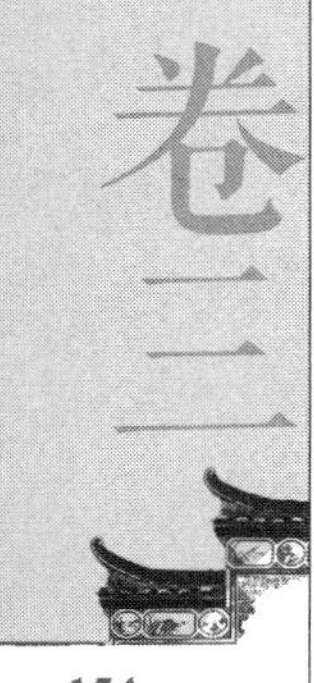

血去[1]而减，两年宿病復起，食进痞闷，怕其清阳结而成膈，益气佐通，兼血络治。桃仁、木香、茯苓、陈皮、半夏、生益智、人参、当归，泛丸服三钱。早食暮吐，大便不爽，病在中下，初因劳胃痛，痰瘀有形之阻。半夏、只实、制大黄、桃仁、韭白汁。阴阳逆乱，已成关格，用附子泻心汤，为上热下寒治。胃属腑阳，通为补症，脘窒纳食不过膈。茯苓饮加菖蒲、竹沥、姜。方载“痰饮”。

噫　嗳

清降失司阻噫嗳，赭石汤加苓枣退。
食后噫甚宣上焦，夏陈朴杏桔郁配。
术苓智朴夏姜陈，胸膈不舒温灌溉。
脾胃不和嗳腹疼，参苓芍草干姜帅。

初因温通见効，多服不应，想雨湿上加，胃阳更困，仿仲景赭石汤去枣，加茯苓、人参、覆花、赭石、半夏、茯苓、干姜。噫气不爽，食后甚。半夏、陈皮、厚朴、杏仁、桔梗、郁金。多噎，胸膈不爽，胃阳弱，宜淡食。生白术、茯苓、益智、厚朴、半夏曲、生姜、陈皮。嗳气，腹微痛，脾胃不和。人参、焦白芍、茯苓、炙草。葆附按：宿嗳，反覆经年，以七香饼，照服而愈。

① 去：底本无此字，据《临证指南医案》补。

呕 吐

胀吐吞酸犯胃弱，萸连楝杏夏苓朴。
附姜姜汁芍萸粳，间日吐肝强胃薄。
胁疼呕和胃柔肝，麦苓参夏陈粳捉。
肝乘胃痛呕涎痰，姜桂椒梅参白芍。

吞酸痞胀，食入呕吐，此肝阳犯胃，用苦辛泄降。吴萸、川连、川楝、杏仁、半夏、茯苓、厚朴。左胁久有聚气，食积胃脘中，两三日，呕噫吞酸，积物吐出，肝犯胃，胃阳伤不能传小肠。每七八日始更衣，胃气不下行，法温胃肠，制肝逆。附子、干姜、姜汁、白芍、吴萸、粳米。胁疼入脘，呕吐黄水。因惊，动肝犯胃。液衰难用刚剂，用养胃汁以熄风。麦冬、茯苓、人参、半夏、广皮白、炒白粳米。动气肝逆，痰凝胃滞，卒然大痛，呕涎。干姜、桂枝、人参、白芍、炒乌梅肉、炒黑川椒。

吐绿沫肝翻胃口，麻胶秋地小麦枣。
气冲偏左呕肝痰，赭覆苓姜萸夏守。
丁木萸陈藿楝苓，胸疼痢白浊攻呕。
痛从少腹呕涎冲，茴桂萸苓鼠屎韭。

药杂投，屡伤胃口，汤饮哕出，大便不通，经有半月，其吐出形色青绿涎沫，显是肝风大动，胃口翻空，熄风镇胃法。但危笃若此，以邀天眷。小麦百粒，火麻仁一钱，阿胶、生地各二钱，秋石拌人参、南枣肉各一钱。气冲偏左，厥逆欲

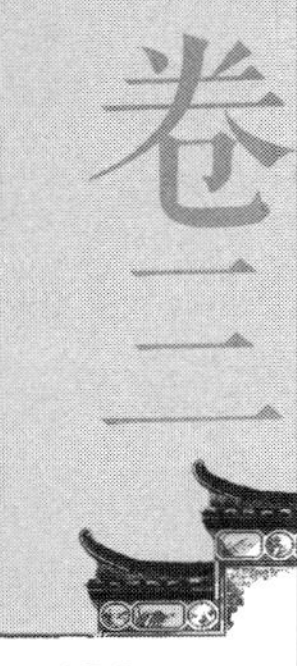

呕，呕尽方适。伏饮在肝络，辛以通之。赭石、覆花各二钱，半夏、茯苓各三钱，吴萸、干姜各八分。肢冷，呕逆下痢，白积生冷，水寒郁生，阳气上塞，心大痛，乃厥阴浊邪上攻。丁香、木香、吴萸、陈皮、藿香、川楝、茯苓。痛从少腹上冲，为呕为胀，是厥阴秽浊致患。韭白根、茯苓、炮[1]吴萸、桂枝木、两头尖、小茴。

食呕阳微不运谷，苓姜术桂朴椒目。

早安晚食痛阳微，椒朴姜姜苓夏束。

姜汁参苓梅夏陈，胃阳虚谷闻呕恶。

姜连附夏陈参苓，脘痛阳衰呕酸浊。

阳微不运，水谷悍[2]气聚湿，致食入即呕，周身掣痛，乃阳明脉不用事，延恐肿胀。苓姜术桂汤加厚朴、椒目。早食颇安，晚食必胃痛呕吐，阳气微，浊阴聚则有形，夜痛至晓，阴邪用事乃剧。秦椒、厚朴、干姜、姜汁、茯苓、半夏。脉虚无神，闻谷干呕，汗出振寒，此胃阳大虚，勿以寒热而攻邪。姜汁、人参、茯苓、乌梅、半夏、陈皮。寒热邪气扰中，胃阳伤，酸浊上湧吐，脘痛如刺，是阳衰阴僭，胃气不得下行。年老下元衰，必得釜底蒸煖，中宫得流通，附子泻心汤。煎药按法，用人参、附子各一钱半，干姜一钱，三味另煎汁；川连六分，半夏一钱半，只实一钱，茯苓三钱，四味冷热水各半盏，煎沸和前汁服。

---

① 炮：原作“泡”，据文义改。

② 悍：原作“捍”，据文义改。

食下火衰酸吐出，椒姜苓夏饴糖倍。

脾呆食吐渴津枯，草枣参神炮姜术。

饥纳冲涎吐沥沙，枇冬降杏苏丹率。

参苓夏术实生姜，干呕阳虚阴浊碍。

中焦火衰，食下不运，作酸呕出。炒干姜、炒半夏各一钱，茯苓三钱，炒川椒三分，炒饴糖四钱。汤水下嗾，少顷涌出，岂非胃阳难，失司纳物？此症一投柔润，浊填必胀满。今舌红微渴，皆津液不能升扬，岂有面白如纸，尚不以阳气为重耶？南枣、炮姜、人参、茯神、白术、炙草。知饥能纳，忽气冲，涎沫上涌，脘中格拒，不堪容物。治以养金制木，使土宫无戕贼害，滋水制火，令金脏得清化权。苏子、麦冬、杏仁、枇杷叶、北沙参、桑叶、丹皮、降香、竹沥。肌肉柔白属气虚，外似丰溢，里真大怯。盖阳虚之体，多湿多痰，肌疏汗淋，唇舌俱白，烦渴，不纳谷，大便渐少，急和胃气。人参、茯苓、半夏、白术、只实、生姜。

藿菓陈苓砂朴丁，阳微呕秽芳香醒。

接扶正气温通法，芦智参苓姜木亨。

冲动脉俱动柔润，苁苓归杞桂沙烹。

夏茹苓斛陈姜实，寒郁热化室烁征。

壮年脉濡，恶闻秽气即呕。缘阳虚浊阴易聚，口鼻受浊，先入募原，募原是胃络分布，上逆为呕吐。先芳香辟秽理标。藿香、草菓、陈皮、茯苓、砂仁壳、厚朴、公丁香、荜拨。扶正温阳治本。芦巴、生益智、人参、茯苓、木香、煨生姜。少腹属肝，肝厥必犯阳明，故作痛呕。二年来，病时发，想肝肾

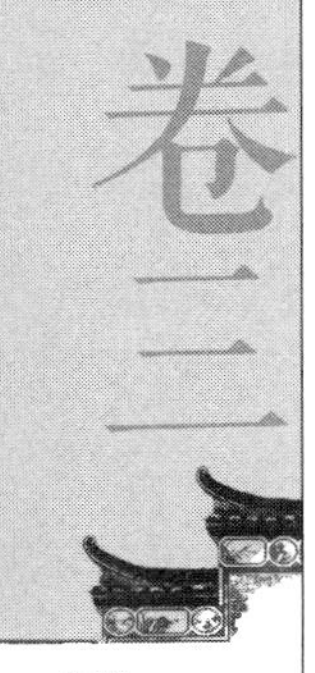

必自内伤，久则延及诸脉奇经，所谓冲脉动而诸脉皆动。议温通柔润，从下焦损治。苁蓉、沙苑各一钱半，茯苓三钱，当归、枸杞各二钱，肉桂五分。后加鹿角霜。寒郁化热，营卫气室，食入即吐，胃中热灼，忌荤腥，加味温胆汤。鲜竹茹、半夏、茯苓、广皮各一钱半，石斛三钱，只实一钱，姜汁一匙，冲。

吐　蚘

寒热吐蚘属厥阴，椒梅姜桂芩连辛。

苦辛酸法安蚘呕，萸夏参苓连梅均。

疟出汗阴达阳分，桂苓夏实姜连参。

热寒减呕噫涎湧，赭石汤和芍附温。

厥阴吐蚘，寒热干呕，心胸格拒，舌黑，渴不欲饮，重症。乌梅肉一钱半，桂枝、白芍、黄芩、生干姜各一钱，炒焦川椒、川连各三分，细辛一分。肝郁不舒，理进苦辛，佐以酸味，恐其过刚也。仿食谷则呕例。吴萸、半夏、人参、茯苓、川连、乌梅。又疟来得汗，阴分邪已达阳经，第痰呕虽未减，而青绿色不见，可喜。舌心白、边渐红，清邪佐辅正。人参、茯苓、半夏、只实、桂枝、干姜、川连。又寒热较前发减半，但身动言语气冲，湧痰肢冷。胃虚噫呕法，旋覆代赭汤加白芍、附子，佐通阳制逆。

肝逆胃虚惊动蛔，参椒赭石楝苓梅。

忽然痛发参辛桂，椒芍梅苓连楝培。

暑湿热聋渴蚘吐，陈连夏实杏菖和。

语谵胸痞蛔仍吐，芩实菖连苓姜裁。

胃虚少谷，肝厥上逆，蛔虫上触，前以人参安蚘丸，兹以镇逆安胃。人参、川椒、赭石、川楝、茯苓、乌梅肉。忽然痛再发，脉微，恰交立夏，正气不相续，仍虑復厥。人参、细辛、桂枝、川椒、乌梅、茯苓、川连、川楝、白芍。暑湿热蒸，吐蚘，口渴耳聋，神未甚清。川连四分，半夏、菖蒲各一钱半，只实一钱，广皮、白杏仁各三钱。又身热不解，胸痞，入暮谵语，耳聋吐蛔。此热厥，厥阴症，势最险。川连、干姜、黄芩、只实、半夏、姜汁、茯苓、菖蒲。

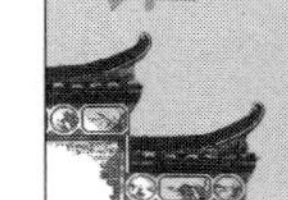

肠　痹

肠痹二便燥治肺，枇蒌豉郁杏栀啜。
尻髀喜摩湿邪蒸，杞杏丹膏桑苡桂。
二便不通威喜清，桔蒌菀杏郁栀契。
食膨肠痹便旬通，桑杏通葵蒌菀制。

食进脘中难下，大便气塞不爽，肠中收痛，此肠痹。治在肺。枇杷叶、瓜蒌皮、豆豉、郁金、杏仁、山栀。身重难转，尻髀板着，按摩少安，大便闭，小便短少，不饥少饮。此湿蒸化热阻气分，经隧病，名湿痹。防杞、桂枝、桑叶、丹皮各一钱，杏仁二钱，石膏三钱。二便不通，此肠痹。桔梗、蒌皮、紫菀、杏仁、郁金、黑栀，威喜丸送。食下膜胀，旬日得一更衣。肠胃皆腑，以通为用。丹溪治肠痹，必开肺气。桑叶、通草、杏仁、冬葵子、紫菀、瓜蒌皮。

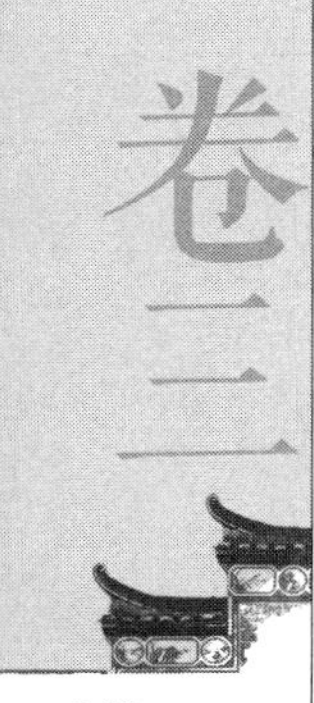

便　闭

勃阳腑室闭芦菔，查楝青连栀橘朴。
嗜酒渍筋骨湿蒸，三黄苍萆地龙独。
辛蚕甲杞茄松灵，沙脊酒浸沉痼却。
更衣丸火腑虚通，肠胃窒小温中渥。

阳气郁勃，腑失传导，纳食中痞，大便燥结。酒内[①]凝坚，以通肠胃郁热。芦荟、莱菔子、山查、青皮、川连、山栀、橘红、川朴、川楝子。服咸苦入阴，大便仍闭，夫病着深远，平素饮酒，厚味酿湿，聚热渍筋灼骨，经年不拔，可谓沉痼之疾。议以大苦寒，坚阴燥湿，参入酒醴引导，同气相求至理。大黄、黄连、黄柏、茅苍术、萆薢、干地龙、独活、细辛、山甲、防杞、白茅根、油松节、仙灵脾、蚕沙、海金沙、狗脊，黄酒、烧酒各半，浸七日饮。肝风动，里气燥，重镇苦滑，以通火腑，更衣丸一钱五分，水送。更衣丸：朱砂漂，五钱，芦荟七钱，共研末，好酒丸。脾升则健，胃降则和。仲景急下存阴，治在胃；东垣大升阳气，治在脾。今能食不运，医家悉指脾弱，参术桂附俱无効，此脉症全是胃气不降，肠中不通，腑失传导变化，暂停汤药，以小温中丸，每日服二钱。服至七日，俾三阴三阳一周，再议。小温中丸方：白术二两，茯苓、陈皮、

① 内：通“纳”。

半夏、炒神曲各一两，生香附、针砂（醋炒红，研如飞面）各一两半，苦参、黄连各五钱，甘草三钱，末，醋水打，神曲糊丸，每服七十丸，白术陈皮生姜汤下。虚，加人参。

劳伤食减粪坚弹，松柏苁归麻李漫。
寒水地胶斛白冬，尻筋痛闭血枯患。
精血损闭和阴阳，龟地锁胶斛柏馋。
麻李柏松桃芍归，阴虚燥结牛膝滥。

减食过半，粪坚若弹丸，脾胃病从劳伤治。松子仁、柏子仁、苁蓉、当归、麻仁、郁李仁。阳明脉大，环跳尻骨筋掣而痛，甚脚筋皆缩，大便燥艰常闭，此老年血枯，内燥风生。喻氏上燥治肺，下燥治肝，盖肝横土衰，阳明不主束筋骨、利机关也。微咸微苦法。鲜生地八钱，阿胶三钱，石斛二钱，天冬、人中白、寒水石各一钱。精血损伤，五液必燥，问六七日更衣以开，剂后有遗精。法当潜阳固阴。龟板、生地、锁阳、石斛、柏子仁。高年阴弱，六腑之气不利，多痛，不大便，乃幽门之病。五仁润燥法，以代通幽。火麻仁、郁李仁、柏子仁、松子仁、桃仁、当归、白芍、牛膝。

脉絃时噫闭通温，桃皂葵黄降李金。
脉小肠红噫桃李，红归葵柏芦松伸。
腹坚跗肿湿连朴，苓萆丹青栀实均。
血燥气呆二便涩，地苁李柏膝归因。

汤饮下咽，嗳意不已，不饥食，大便坚若弹丸。脉左絃，气郁血结，辛润法。桃仁、皂角子、冬葵子、大黄、降香、郁李仁、郁金。脉细弱，形瘦，肠风已久，食少便难，嗳噫泄气，自觉爽释。通幽汤意。桃仁、郁李仁、当归、红花、松子仁、芦荟、柏子仁、冬葵子。腹满坚实，足跗胫痛肿，二便不通，湿热壅其腑气。此非中虚，当以宣通。黄连、厚朴、黄芩、莱菔子、丹皮、青皮、山栀皮、只实。便难溺涩，下焦幽门气钝，血燥故。苁蓉一两，生地、郁李仁、牛膝各二钱，当归、柏子仁各一钱。

便坚少腹胀苓前，归李葵茴苁膝丸。
疏气腑灵查青附，芎归黄桂棱蓬联。
橘归鼠楝甲茴韭，肛胀腹瘀乳香传。
半硫丸气结枯闭，来復丹阴凝口甜。

少腹微胀，小便利方安，三四日大便通，而燥坚甚。下焦病须推肝肾腑络，必究幽门二肠。茯苓、车前、当归、郁李仁、冬葵子、小茴、苁蓉、牛膝，蜜丸，服三钱。二便不爽，古人每以通络，兼入奇经。年六旬，属久病，疏气开腑，不効，而通下焦气血。川芎、当归、大黄、川楝子、煨莪术、青皮各一两，查肉、香附各一两半，三棱、五灵脂各五钱，肉桂三钱，末，葱白去根，捣，略加清水，滤清，泛丸，每日未进食时，用红枣五枚、艾叶三分，煎汤下三钱。远行劳动，肛门痛坠，乃肝肾气乏，不司约束。若是疡症，初起必寒热，排毒药用，阴阳再伤，二便皆涩，此为癃闭。背寒烦渴，少腹胀满，议通厥阴。橘红、归须、两头尖、山甲、小茴、韭白根、川楝子、制乳香。耆术守中，渐生胀满，小便少，大便窒，肠气亦滞。病久延虚，补药难进，半硫丸每日开水送一钱五分。通经腑之阳。半硫丸方：半夏、硫黄二味，末，糊丸。阳气窒闭，浊阴凝痞，成氏称为阴结，口甜，夜胀，清浊未分。每日用来復丹一钱五分。硝石、硫黄各一两（火内溶化，结成沙子），元精石一两，青皮、灵脂各二钱，炒令烟尽，末，水泛丸。

肺　痹

杏草麻兜射桔蒡，清邪肺痹轻清尝。

痹喘二便涩开肺，蒌苑杏栀只郁良。

杞桂杏桑苡膏粉，咳痰痞痛津消详。

温邪阻肺热寒欬，芦杏翘通桑桔扬。

清邪伤上焦，必用轻清气药，若以苦寒则走中下，上焦更闭。杏仁、甘草、麻黄、兜铃、射干、桔梗、牛蒡子。肺痹，右肢麻，胁痛，欬喘不得卧，二便下利，痞胀。得之忧虑，所以肺病。瓜蒌皮、紫苑、杏仁、山栀、只壳汁、郁金。经热津消，欬痰痹痛。防杞、桂枝、杏仁、桑皮、苡仁、石膏、花粉。温邪郁肺，气痹欬嗽，寒热头痛，宜开上焦。鲜芦根一两，杏仁三钱，连翘、通草各一钱半，桑皮、桔梗各一钱。

肺痹气机阻俱痹，枇杷杏苑桔通苡。

肺邪喘痹法轻清，桑骨苡瓜芦沥志。

热灼语涩音不扬，银翘赤豆竹羚贝。

栀蒌郁杏降枇苏，膜胀痞闷怒阻气。

上焦不行，下脘不通，周身气机皆阻。谓肺主一身之气，仍从宣肺。枇杷叶、杏仁、紫苑、桔梗、通草、苡仁。风温喘急，肺痹险症。未及週岁，脏腑柔嫩，温邪易结。前用苇茎汤颇验，仍以轻清入肺，昼夜竖抱，勿令横卧。桑皮、骨皮、苡仁、冬瓜子、芦根汁、竹沥。肺窒，声音不出。舌乃心苗，热灼则舌本不展，以唇口肺微之病，乃辛热酒毒之痺，主以银花、连翘、赤豆皮、竹叶心、羚羊角、川贝，暮送威喜丸二钱。脉小涩，失血呕逆后，脘中痞闷，纳谷膜胀，小便短赤，大便七八日不通，从肺痺治。山栀皮、瓜蒌皮、郁金、杏仁、降香、鲜枇杷叶、苏子、钩藤。

胸　痺

阴僭阳胸痛彻背，酒苓薤夏桂姜配。
脉絃胸痺呕噎防，夏薤杏姜朴实载。
痞胀脉沉三白宣，便溏呕小半夏溉。
桃延楝杞桂归葱，痛久阳虚入络晦。

胸前板痛，甚至呼吸不通，必捶背稍缓，病来迅速，从仲景胸痺症，主以辛滑。茯苓、薤白、桂枝、半夏、生姜，白酒一盃，冲。脉絃，胸痺痛，欲呕便结。清阳失司，气机不降，怕成噎格。薤白、半夏、杏仁各三钱，厚朴、只实各八分，姜汁三匙。脉沉伏，痞胀格拒在脘，病人述气壅，自左觉热。凡木郁达，火郁发，患在上，宜吐法。巴豆霜一分，川贝三分，桔梗五分，为末服。吐不止，饮凉水即止。脉沉，短气欬甚，吐饮食，便泻，乃寒湿郁痺，清阳少旋，小半夏汤，查《备要》，加姜汁。胸痺引痛，痛久入血络。炒桃仁、川楝子、木防杞、川桂枝、炒青葱管。

哮

麻桂杏苓芍味姜，受寒哮发喘痰殃。

小青龙遇劳频发，去麻辛膏糖炒帮。

葶苈枣皂筴丸设，搜逐宿哮痰忝嘀。

肾气去膝桂养正，未发四君常服康。

受寒哮喘，痰阻气，不能着枕。桂枝、白芍、干姜、五味各一钱，茯苓三钱，杏仁一钱半，炙麻黄、炙草各五分。宿哮痰喘，遇劳发，小青龙汤去麻辛加糖炒石膏；方载《备要》。宿哮，廿年，沉痼疾，无奏効药。病起忧惊受寒，忧伤肺，寒入背俞，合肺系，宿邪阻气阻痰，病发不得卧。病发，投以搜逐，病去必当养正。今中年无害，恐精衰，年病加剧矣，时服肾气丸去桂膝或真武汤。病发时，葶苈大枣汤或皂荚丸，方载《备要》。宿哮，汗出久则阳微，常服四君子益气，勿攻逐痰饮。

喘

热寒喘肿肠交阻，杏苡麻苓草肺侮。

喘满三焦杏朴葶，二苓通腹泻桑忤。

细辛夏味参姜苓，气逆咳痰喘促苦。

浊饮上冲夜卧难，苓参泻和服真武。

先寒后热，不饥不食，浮肿喘呛，俯不能仰卧。古法先喘

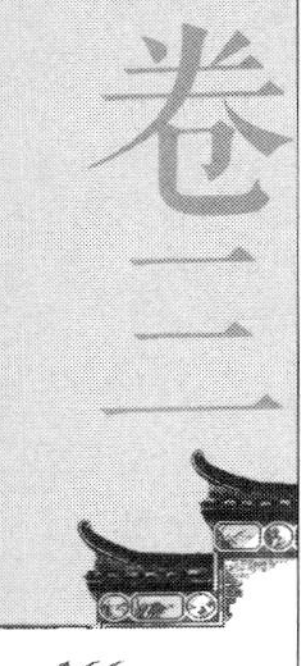

后胀治肺，先胀后喘治脾。今由气分郁，水道阻，大便溏，二肠交阻，水谷蒸湿，横聚脉络，肿渐加。杏仁、苡仁、麻黄、茯苓、甘草。疮毒内攻，水谷不化，蒸变湿邪，积经隧，不能由肠而下，浊上壅遏，肺气不降，喘不能着枕。议中满分消，小便通利，援救。杏仁、厚朴、葶苈、猪苓、茯苓皮、通草、腹皮、泽泻、桑皮。气逆，咳呛喘急。细辛、半夏、五味、人参、干姜、茯苓。浊饮自夜上干膜塞，阳不旋降，冲逆不得安卧，用真武法。人参、附子、生淡干姜、茯苓、猪苓、泽泻。

萸苓智味秋磁龟，膝地胶上实下虚。

喘呛阴虚固淡菜，芡薯胶地神莲萸。

肾枯喘燥青盐膝，巴戟脂桃杞地薯。

喘欬汗身热草地，参薯萸味神桃随。

厚味蒸痰，欬嗽经年。医用皂荚搜攒，肺伤气泄，喷涕不已，而沉锢胶浊，仍踞背募俞。且喘病之因，在肺为实，在肾为虚，此症色脉是上实下虚。萸肉、茯苓、远志、五味、秋石、磁石、龟板、牛膝、熟地、阿胶，蜜丸，早上服，卧时用威喜丸，料竹沥、姜汁泛丸。威喜丸：茯苓、猪苓、黄蜡。阴虚喘呛，用镇摄固纳。淡菜、芡实、山药、阿胶、熟地、茯神、建莲、萸肉。老年久嗽，身动即喘，晨[1]起喉舌干，夜则溺如淋。此肾气枯，气散失纳，非病也，衰也，故治喘不効。宗肾恶燥，以辛润之。青盐、牛膝、巴戟、补骨脂、胡桃、枸

① 晨：原作"唇"，据《临证指南医案》改。

杞、熟地、山药。欬喘则身热汗出，乃枢纽不固，收摄固元法。熟地、炙草、人参、山药、萸肉、五味、茯神、白胡桃。

呃

香蒂参苓萸附姜，浊阴冲呃清阳伤。

便溏脉止汗多呃，梅赭参苓椒姜匡。

枇杷贝郁射通豉，咽不爽呃展清阳。

三承气实邪详用，脾胃寒理中丁香。

食伤脾胃復病，呕吐发呃，下痢。诊脉涩小，阳气欲尽，浊阴冲逆。阅方姜附反杂入，耆归呆钝，后方代赭重坠，又混表药，实属不解。事急病危，理阳驱阴法。丁香、柿蒂、人参、茯苓、吴萸、附子、干姜。脉歇止，汗出呃逆，大便溏，此劳伤胃冷，阴浊上逆。乌梅肉、赭石、人参、茯苓、炒川椒、干姜。《条辨》云阳明温病，实热壅塞为哕呃，加面冷频呃，总在咽中不爽，此属肺气膹郁，当开上焦之痺。盖心胸背在上，清气舒展乃能旷达耳。当下之，连呃在中，断续呃在下，三承气汤审用。有中焦虚寒，脾胃逆为呃者，宜理中汤加丁香。

疸

粉苓实蔻桔杏茵，便闭下慎防胀侵。

黄疸胁高瘀热聚，卷银杞蛎杏苡申。

杏仁石膏热蒸里，疸变肿胀用二金。

悞表连翘赤小豆，湿酿热保和和吞。

柴苓芩楝夏栀实，心痛渐黄水谷蒸。

脾液溢黄年老辨，神薯扁草苡人参。

初病似疟，乃伏暑凉风，不慎口味，胃滞生热蒸变，黄疸乃谷黄也。便闭溺黄，当宣腑湿热，不宜下，恐犯太阴变胀。花粉、茯苓皮、只实、白蔻、桔梗、杏仁、绵茵陈。右胁高突刺痛，身面发黄，不食不便。瘀久聚，恐结痈疡。大豆黄卷、银花、防杞、生牡蛎、杏仁、苡仁。脉沉，湿热在里，郁蒸发黄，中痞恶心，便结溺赤，三焦俱病，杏仁石膏汤。杏仁、半夏、石膏、姜汁、山栀、黄柏、只实。方歌详《课读》“中焦”。面目身俱黄，不饥溺赤。积劳再感湿热，悞以表散消导，酿热成，连翘赤小豆汤，详《课读》。赤小豆、连翘、通草、山栀、豆豉、花粉，保和丸三钱送。由疸变肿胀，湿热何疑？仍议苦辛渗利，二金汤，详《课读》。海金砂、腹皮、鸡内金、猪苓、厚朴、通草，每三日，兼进浚川丸三钱，查《备要》。心下痛，年余屡发，痛缓能食，渐目黄，此脉络蕴热，与水谷交蒸所致。攻急必变胀满，小柴胡金铃子散。柴胡、黄芩、茯苓、川楝子、半夏、山栀、只实、谷芽、延胡。夏热泄气，脾液外溢为黄，非湿热之疸，乃气泄不收，是老年体弱调理治法。人参、茯神、扁豆、山药、苡仁、炙草。

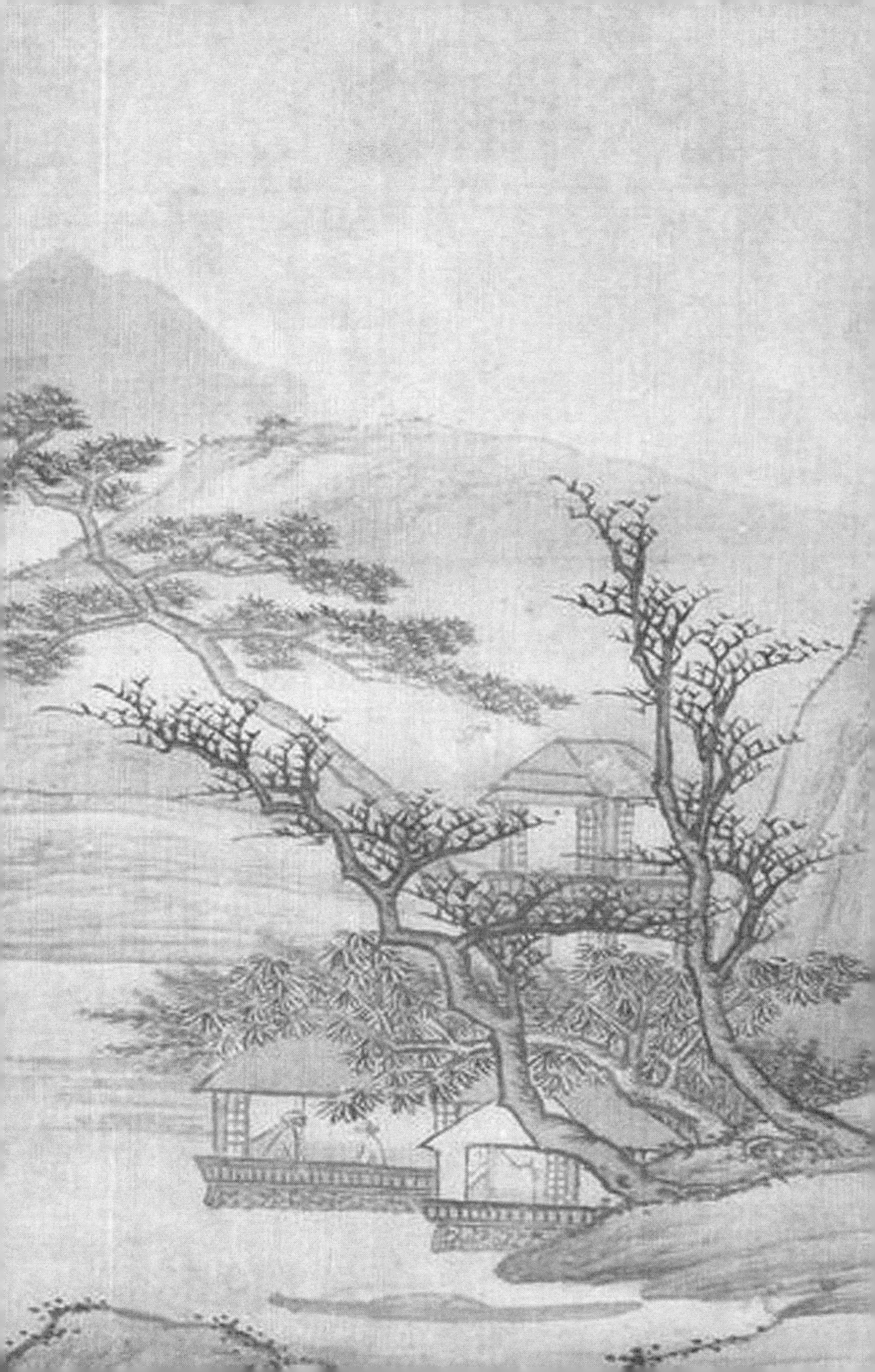

卷四

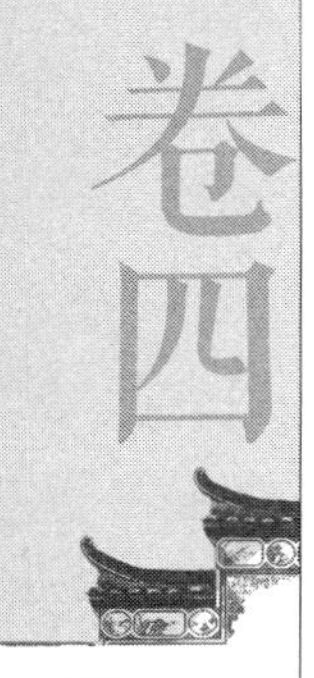

临证指南方歌括

风　温

风温杏贝法辛凉，沙粉栀桑薄牛蒡。
胸痞膹郁肺失降，蒌金栀豉橘杏桑。
翘栀薄芍牛前贝，风火郁耳核目眶。
病后津伤筋骨楚，沙耆地竹冬归帮。

风温上受，寸口脉独大，肺受热灼，声音不扬。先与辛凉清上。宜薄淡调养。杏仁、象贝、沙参、花粉、山栀、桑叶、薄荷、牛子。风温入肺，气不肯降，形寒内热，胸痞。皆膹郁之象。辛凉佐微苦，治手太阴。瓜蒌皮、郁金、山栀、豆豉、橘红、杏仁、桑叶。风火上郁，耳后结核，目眶痛。连翘、黑栀皮、薄荷、赤芍、牛子、前胡、象贝。风温热灼愈后，津液未復，阳明脉络衰，骨痠背楚。治以和补。鲜生地、北沙参、黄耆、玉竹、麦冬、归身，蜜丸。

风温发热欬芩桑，通骨薄翘查杏襄。
喉痛失音风温欬，薄射杏翘甘桔汤。
脉大头蒙钩藤叶，薄翘杏贝石膏康。
日轻夜重阴劫燥，阿地冬草芍蔗浆。

风温发热，咳，口渴夹滞。黄芩、桑叶、通草、骨皮、薄荷、连翘、山查、杏仁。风温上受欬嗽，失音喉痛。杏仁、薄荷、连翘、桔梗、甘草。脉左实大，头目如蒙，清窍不爽。风温冒上焦，拟升降法。钩藤、荷叶、薄荷、连翘、杏仁、象贝、生石膏末。风温热伏，更劫其阴，烦燥，神扰不宁。阿胶、生地、麦冬、炙草、白芍、蔗浆。

温　热

温热初起热头疼，栀豉芩翘桔杏仁。
口渴热多妨胃汁，竹叶石膏知人参。
翘苓枳桔杏橘薄，胸满水泻郁热侵。
竹叶粉知翘冬斛，口糜气秽热伤津。

脉数暮热，头痛腰疼，口燥，此属温热。黑栀、豆豉、黄芩、连翘、桔梗、杏仁。热多口渴。若劫胃汁，怕脘痞，当清热生津。竹叶、石膏、人参、麦冬、半夏、粳米、知母。温邪内郁，必从热化，今短气胸满，病邪在上。大便泻稀水，肺与大肠相应，由热迫下泄，用辛凉轻剂。连翘、茯苓、只壳、杏仁、橘红、薄荷、豆豉、桔梗。温邪发热，伤津，口糜气秽。卷心竹叶、花粉、知母、麦冬、金钗斛、连翘。

温热痰火胁肋疼，杏贝地冬橘玉金。
元翘犀地菖金叶，温湿热侵手厥阴。
牛勃银翘栀喉肿，粉桔杏蒌金汁申。
液涸舌赤渴利喘，地苓茯志斛味均。

温邪热入营，心热闷，胁肋疼，平素痰火与邪胶结，致米饮下咽皆胀。老年液衰，忌汗下。杏仁、川贝、生地、麦冬、橘红、郁金。高年热病八九日，舌燥烦渴，谵语。邪入心胞，怕液涸神昏，当清解去邪，兼进牛黄丸，驱热利窍。元参、连翘、犀角、鲜生地、菖蒲、郁金、竹叶心。温邪自里而发，喉肿口渴，舌心灰滞。上焦热蒙，怕窍闭昏厥。牛子、马勃、银花、连翘、黑栀皮、花粉、夏枯草、杏仁、瓜蒌皮、金汁。阳根未固，阴液渐涸，舌赤渴喘，自利溲数，晡刻发热，神烦呓语。温邪久伏少阴，以育阴祛热。阴分有伏邪，真阳不肯收纳。仿刘河间，浊药轻投，不为上焦热阻。熟地炭、茯苓、苁蓉、远志炭、石斛，五味饮子煎法。

温邪阴弱甘寒平，杏竹沙桑粉草呈。
胶芍草冬丹地蔗，阴虚寒热保津承。
桂耆芍草牡蛎枣，汗出腹疼固卫营。
呓语牛黄暂泄降，桃花稀水塞阳明。

阴虚温邪，拟甘寒清上。杏仁、玉竹、沙参、花粉、甘草。阴虚挟温邪，寒热不止，虽不宜消食发散，徒补亦有害，復脉汤。阿胶、白芍、甘草、麦冬、丹皮、炒生地、甘蔗汁，煎药。脉促数，舌白，不知饥，寒热汗出，初起腹疼，脐右有瘕，乃劳倦，感温邪。今病两旬，微欬不渴，寒来齿微痉，此营卫衰，宜固寒热得平。桂枝、黄耆、白芍、甘草、牡蛎、南枣。早诊，脉左数，痰顿减，惟尺垂动，嚥语不已，若有妄见，乃肾热乘心，神蒙昏乱。进牛黄丸，俾迷漫无质之热，暂可泄降。服后颇安，脉小形衰，舌淡，下利稀水，必以堵塞阳明，从“少阴下利篇”，上下交征，关闸欲撤。人参、赤石脂、炮姜、粳米、茯苓。

暑

香薷朴杏叶暑气，滑蔻苓通上焦痺。

暑风防疟叶丝瓜，翘桔杏薷六一试。

脘闷舌黄渴头疼，蔻通滑杏朴陈炽。

补虚敛液仑辰砂，麦味参神白芍萃。

诊脉絃，午后寒热，不饥溺赤。暑热炎蒸，外袭肺卫，游行三焦，致气分窒痺，当以轻清。香薷、厚朴、杏仁、竹叶、滑石、白蔻、茯苓、木通。暑风外袭，肺卫气阻，头胀咳呛，畏风微热，防作肺疟。丝瓜叶、香薷、连翘、桔梗、杏仁、六一散。舌黄，脘闷头胀，口渴溺短，此吸受暑秽所致。白蔻七分，杏仁、漂滑石各三钱，厚朴、通草、陈皮、白芍各一钱半。热止汗出，伏暑已解，只病久，积劳形衰，脉弱不食，寐不安宁，以敛液补虚。人参、茯神、麦冬、五味炒、白芍块、辰砂一两，棉裹，仝煎。

杏叶金夏栀豉汤，治暑法苦辛寒方。

窍蒙痰嗽竹荷叶，滑杏桑翘栀贝扬。

瓜叶杏薷桑滑桔，暑欬头疼口渴良。

暑欬喉痛西瓜杏，六一翘通桔贝桑。

脉寸大，头晕，食不多下，暑热气从上受，治以苦辛寒法。杏仁、竹叶、郁金、滑石、山栀、豆豉。阴疟未愈，长夏挟湿洞泄。疮痍仅泻经隧之湿，里湿未驱。长夏吸受，暑上蒙清窍，咳嗽耳聋是新邪，不能作宿疾治。竹叶、荷叶汁、漂滑石、杏仁、桑叶、连翘、黑山栀、象贝。暑邪侵肺，咳嗽头痛，口渴。丝瓜叶、杏仁、香薷、桑叶、漂滑石、桔梗。口吸暑秽，上焦先受，咳嗽喉痛，宜以轻清。西瓜翠衣、杏仁、六一散、连翘、通草、桔梗、川贝母、桑皮、山栀皮。

丝瓜叶薷滑蔻通，暑热呛闷杏开胸。
芩蒌滑夏橘金杏，防其厥昏暑内攻。
吸暑体虚热闭气，金蒌杏蔻贝栀通。
西瓜卷射通栀苡，挟酒便溏汗渴松。

身热头胀，脘闷咳呛，此暑邪袭肺，当清上焦。丝瓜叶、杏仁、漂滑石各三钱，通草一钱半，香薷七分，白蔻五分。舌白烦渴，心中胀闷，热邪内迫，气分阻闭，治肺，以防逆传膻中致昏厥。黄芩、瓜蒌皮、半夏、漂滑石、郁金、橘红、杏仁。凡暑与热乃地中之气，口吸致病，伤人气分，气结则上焦不行，下脘不通。然无形无质，所以清之攻之，不効。郁金、瓜蒌皮、杏仁、白蔻、象贝、山栀皮、通草。奔走气乱，復饮烧酒，酒气暑热，有升无降，肺郁，上下不通，舌白消渴，腹澼自利，週身痛，汗大出不解。议淡渗佐微辛。西瓜翠衣、豆黄卷、射干、通草、黑栀皮、苡仁。

芩芍薄实和表里，知叶草通内闭暑。
犀角竹叶元地冬，赤舌入营烦渴已。
三石治暑邪弥漫，椒梅治舌缩喑利。
威喜丸肺邪廓清，麦冬汤烦渴嗽理。

身热自汗，腹痛，二便不利，脉虚。暑热内闭，拟和表里法。黄芩、白芍、薄荷、只实、山栀、竹叶、甘草、通草。

脉虚，舌赤消渴，伏暑热气。过卫入营，治于厥阴。犀角、竹叶、元参、生地、麦冬。病说起二旬，从无汗出，暑当汗出不止，气分窒塞，故不能汗出。日久热侵血中，咯痰带血，舌赤，不渴，延漫中下，是急清三焦，从河间法，三石汤。漂滑石、石膏、寒水石、银花、炒竹茹、通草、杏仁、白金汁。暑邪不解，陷入厥阴，舌灰消渴，心下板实，呕恶吐蚘，寒热，下利血水，危症，椒梅汤。川椒、乌梅、人参、白芍、只实、干姜、川连、黄芩。酒客中虚，重药推消，清气愈伤。夫暑着气分，苟肺司清肃，其邪不攻自罢。仍以廓清法，若雨露降，炎熇自荡扫矣，威喜丸十服二钱，见前。烦劳伤阳，交夏泄令，见症是气弱[①]，亦热伤气也，《金匮》麦门汤三服；方载“肺痿”。

湿

湿滞三仁去苡竹，神迷溺闭牛黄速。
淡渗宣窍苓皮汤，舌白喉闭马勃却。
阳虚陷昏蒙泻心，机窍昏蒙三香効。
湿凝腹草菓茵陈，溺闭膨四苓蓁朴。

舌白头胀，身痛肢疼，湿阻气分，不食，便溺不爽，三焦俱病，当开气分，三仁汤。白蔻、杏仁、漂滑石、半夏、

① 弱：据《临证指南医案》补。

厚朴、通草、瓜蒌皮。吸受秽邪，募原先病，呕逆，热蒸头胀，身痛经旬，神谵昏迷，溺闭，舌白，三焦弥漫，微渴。当以芳香通神，淡渗宣窍，俾秽湿浊气，可以分消，苓皮汤。茯苓皮、通草、苡仁、腹皮、猪苓、竹叶、牛黄丸二丸。头胀耳聋，“病能篇”云因湿首如裹，呃忒鼻衄，皆邪混气象，舌白喉闭，邪阻空虚之所，病名湿温，不解有昏痉之变，马勃散。马勃、银花、连翘、牛子、射干、金汁。阳虚挟湿，邪热内陷，致神识如蒙，泻心汤。人参、只实、白芍、黄芩、干姜、川连。湿热之气触口鼻，由募原致清肃不行，不食。湿乃化热之渐，机窍不灵动，清热开郁，必佐芳香逐秽，三香汤。只壳、桔梗、瓜蒌皮、黑栀、豆豉、降香末、郁金。湿滞如痞，草菓茵陈汤。草菓仁、茵陈、茯苓、腹皮、广陈皮、猪苓、泽泻、厚朴。湿伤脾阳，腹膨，小便不利，四苓蓁朴汤。苍术、泽泻、猪苓、茯苓、蓁皮、厚朴。

湿闭姜渣连热烁，陈黄术朴通腑浊。
舌白目黄寒滑和，茵陈五苓开湿郁。
湿伤阳术附桂姜，酒客形寒经络束。
脉迟痛闭椒白通，嗜酒中虚胃少谷。

肠胃属腑，湿久生热，气阻不爽，仍以通法。川连、生姜渣、陈皮、白酒、煨大黄、生於术、厚朴，水泛丸，每服三钱。舌白目黄，口渴溺赤，脉涩，此属湿郁。寒水石、漂滑石、绵茵陈、茯苓皮、猪苓各三钱，白术、桂枝、泽泻各一钱。冷湿损阳，经络拘束，形寒，酒客少谷，劳力所致。桂枝、干姜、附子、生白术。形质颓然，脈迟小涩，不食腹痛，大便窒闭，平昔嗜酒，少谷中虚，寒湿浊阴鸠聚作痛。炒黑生附子、炒黑川椒、生干姜、葱白，调入猪胆汁一枚。

菓附陈苓香拨朴，浊凝气结挟酒肉。

冷酒伤中呕泻疼，参苓术附姜白芍。

安肾丸湿久火衰，术附汤麻痹痿弱。

跗肿水流鹿附温，风湿肢废杏苡作。

汗利白疹苡叶枝，湿蒙闭结宣清服。

加减正气湿要方，汤头症治详《课读》。

浊凝气结有形，酒肉挟湿。草菓仁、生香附、广皮、白茯苓、木香、荜拨、厚朴。冷酒水湿伤中，上呕食，下泄脂液，阳气伤，防浮肿作胀则危。人参、茯苓、生白术、附子、生姜、白芍。湿久，脾阳消乏，中年未育子，肾真阳亦惫，安肾丸，详“下焦”。附子、故纸、鹿茸、小茴、茯苓、茅术、韭子、芦巴、菟丝、赤石脂。阳伤痿弱，有湿麻痹，痔血。生白术、附子、干姜、茯苓。舌白身痛，足跗浮肿，从太溪穴[1]，水流如注，此湿伏足少阴，当以温蒸阳气，鹿附汤。鹿茸、附子、草菓仁、菟丝、茯苓。风暑湿混杂，气不宣，咳嗽头胀，不饥，右肢若废，当通阳驱邪，杏仁薏苡汤。杏仁、苡仁、炒蒺藜、厚朴、半夏、桂枝、生姜、防杞。汗多身痛，自利，小便全无，胸腹白疹，湿郁在脉为痛，湿家本有汗不解。苡仁、竹叶、茯苓、漂滑石、白蔻、通草。暑湿气蒸，三焦弥漫，神

① 太溪穴：原作“大豁穴”，据《临证指南医案》改。

昏，乃诸窍阻塞，至小腹硬满，大便不下，全是湿郁气结，宣清导浊汤。皂荚子、茯苓、猪苓、寒水石、蚕沙。加减正气散共五方，俱用茯苓、陈皮、藿香、厚朴。一加正气散，治三焦湿郁，升降失司，腹胀，便不爽，加腹皮、薏仁、麦芽、茵陈、神曲；二加正气散治湿郁三焦，脘闷，便溏身痛，舌白，加通草、豆黄卷、防杞、苡仁；三加正气散治湿秽着里，舌黄脘闷，气机不宣，久则酿热，加滑石、杏仁；四加正气散治湿秽着里，邪阻气分，舌白脉缓，加查肉、草菓、神曲；五加正气散治湿秽脘闷便泻，加黄芩、苍术、谷芽、腹皮。

燥

燥邪桑杏汤除梨，扁竹冬沙麦骨皮。
燥火冒龈胀咽痛，薄翘栀草桔菉奇。
阳明液劫失传送，冬地参梨白蜜弥。
復脉清燥诸法意，已编条辨审用宜。

脉右数大，议清气分中燥热，桑杏汤。桑叶、杏仁、黑栀皮、豆豉、象贝、沙参。夏热秋燥伤感，都因阴分不足。扁豆、玉竹、麦冬、沙参、桑叶、甘草、花粉、骨皮、杏仁。燥火上冒，龈胀咽痛，当辛凉清上。薄荷梗、连翘、黑栀皮、甘草、桔梗、菉豆皮。上燥治气，下燥治血，此为定评。今胃虚，因久病呕逆，投以辛，耗液伤胃气，不下行肠中，失传送，以甘寒清补胃阴。鲜生地、天冬、人参、梨肉、白蜜。復脉清燥，载“温病”，上下二焦审用。

疹瘫[1]痧瘰瘾

疹痧瘢起宜轻扬，栀杏薄翘甘桔桑。

寒束热闭面出少，麻杏石甘射桔蒡。

疹咳热蒸龈肉紫，杏翘膏叶薄桑详。

疹出热蕴胸便闭，知苏蒌苑杏贝尝。

风温，发疹。山栀、杏仁、牛子、薄荷、连翘、桔梗、甘草、桑皮。病在暴冷而发，肌表头面不透，是外蕴为寒，内伏为热，从内外分解。麻黄、石膏、牛子、只壳汁、杏仁、射干、桔梗、甘草。凉风外袭，伏热内蒸，喘咳身热，始昼热，继则暮热，气分渐入血分，龈肉紫，而肌垒发疹，辛寒清散法。杏仁、薄荷、连翘、石膏、竹叶、桑皮、苡仁。温邪发疹，湿热内蕴，便闭不通，先开上焦。杏仁、川贝、山栀、紫苑、蒌皮。

劳翘栀杏贝桑叶，块痒腹疼表里滞。

痧后痰多气急侵，桑芦滑杏草通桔。

草沙竹骨扁斛冬，伏火未清身痛热。

痧后阴伤热不除，扁麦芍草斛谷协。

风块瘙痒，咳嗽腹痛，邪着表里，当用两和。牛子、连翘、山栀、杏仁、象贝、桑叶，煎送通圣丸。痧后痰多，咳嗽气急。

① 瘫：同斑，今统用“瘢”。

桑皮、芦根、漂滑石、杏仁、甘草、通草、桔梗。痧后伏火未清，内热身痛。甘草、沙参、玉竹、扁豆、石斛、麦冬、骨皮。痧后热不止，阴伤。白芍、炙草、扁豆、麦冬、石斛、谷芽。

紫瘢燥渴不寐菖，元地银翘粉犀羊。

邪入膻中昏金汁，银翘元犀菖牛黄。

菖翘银滑射通草，喘促神迷胞络防。

环口燥裂瘾疹赤，犀角地黄蕴毒详。

伏气热蕴三焦，心凛热发，遍体赤瘢，夜燥不寐，脉数。菖蒲、元参、生地、银花、连翘、花粉、犀角、羚羊角。舌边赤，昏谵，早轻夜重，疹隐，温湿入血络，邪干膻中，渐至结闭，为昏痉，疏血分，轻以透瘢，参芳香以开内窍。银花、连翘、犀角、元参、菖蒲，煎至六分，入金汁一盃，临服研入牛黄丸一丸。暴寒骤加，伏热更炽，邪郁则气血壅，疹不肯外达，痰气交阻，神迷喘促，渐入心胞，防内闭外脱，热注下，自利粘腻，开结闭，解膻中之壅。菖蒲、连翘、银花、漂滑石、射干、通草，牛黄丸一丸送。环口燥裂痛，头面身半以上，发出疹赤，乃阳明血热，久蕴成毒，瘦人偏热，颇有是症，犀角地黄汤。犀角、生地、白芍、丹皮。

风湿袭膜瘰突张，桂芎领夏芥片姜。

痺久发频荷菊叶，羚栀郁苡茶枯尝。

结瘿颈顶蚓枯贝，犀地丹栀钩薄帮。

气郁结瘿昆藻贝，夏枯郁芥萎栀康。

麻木，忽高肿发瘰，风湿袭入皮膜，乃躯壳病，宜行通剂。桂枝、川芎、羚羊角、半夏、芥子、片姜黄。发瘰热肿，独现正面，乃少阳木火之郁，及阳明蕴蒸之湿，法以辛凉，佐以苦寒，俾阳分郁热疏，庶发作势缓。鲜荷叶、鲜菊叶、羚羊角、黑栀皮、郁金、苡仁、苦丁茶、夏枯草。脉左数右长，颈项结瘰，时衄。生地三两，犀角、黑栀、象贝各二两，丹皮、钩藤、夏枯草各一两五钱，薄荷五钱。躁急善怒，气火结瘿，炼筋为痛，热闷化风，气阻痺塞，则腹鸣脘胀，苟非开怀欢畅，不能向安。昆布、海藻、土贝母、郁金、白芥子、瓜蒌皮、山栀、夏枯草。

瘰坚硬痛郁火叅，附贝夏枯苓苡丹。

气郁核痰丹橘芍，翘栀郁附夏枯安。

腹膨足肿蛎枯泻，夏朴附苓陈曲宽。

钩菊丹栀枯附薄，项脓延溃流注腌。

秋痢，半年未愈，瘰坚硬痛，疡脓郁久成热，腑经病，冀易愈。香附、川贝、夏枯草、茯苓、苡仁、丹皮。气郁痰核。丹皮、橘红、赤芍、连翘、山栀、郁金、生香附、夏枯草。颈项结核，腹膨足肿，肝木逆，痰气凝滞。牡蛎、夏枯草、茯苓、半夏各二两，泽泻、厚朴、神曲各一两半，橘红一两，生香附一两，水磨汁泛丸。因怒失血后，颈项左右筋肿，痛连背，气血经脉流行失司，百日不痊，延绵[①]流注之忧，治在少阳、阳明。钩藤、鲜菊叶、丹皮、黑山栀、夏枯草、生香附、薄荷梗。

① 绵：原作“棉”，据文义改。

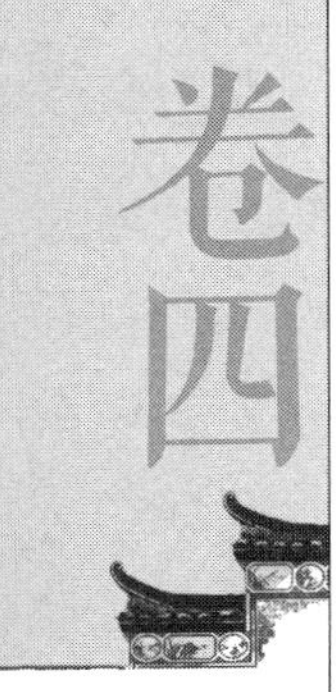

痰

半苓连术枳姜汁，痰火壅气滞热郁。

痰火上蒙昏耳鸣，二陈羚蒌钩麻菊。

痰火风眩麻羚苓，夏橘沥钩防跌仆。

热痰昏迷姜汁宣，桔实陈菖夏沥玉。

痰火郁遏，吸烟上热助壅，是酒肉皆不相宜，古称痰因气滞热郁，当清热理气。半夏、茯苓、川连、白术、枳实、厚朴，姜汤泛丸。痰火上逆蒙窍，耳鸣头晕，二陈汤加羚羊角、蒌皮、钩藤、天麻、杭菊。痰火风眩晕，防仆跌。天麻、羚羊角、茯苓、炒半夏、橘红、竹沥、钩藤。昏昏如寐，神溃如迷，热痰内闭，势勿轻渺。半夏、桔梗、只实、橘红、菖蒲、竹沥、姜汁。

厚味蒸痰化硝就，蒌苓金栀竹沥实。

宿哮懊憹悸二陈，菖连实玉沥姜蛤。

羚苓夏橘栀金茶，暮服清痰火上盛。

地苁杞味膝志苓，朝摄下焦胶丸蜜。

病后不戒口，厚味熏痰。风化硝、瓜蒌霜、茯苓、郁金、姜炒山栀、只实，竹沥法丸。宿哮久不发，心悸震动似懊憹状，此属痰火，宜宣通，勿呆补。半夏、橘红、茯苓、菖蒲、川连、只实、郁金、蛤粉，竹沥、姜汁法丸。痰火上盛，肾气少摄，朝用通摄下焦，暮服清肃上焦方法。羚羊角、茯苓、半夏、橘红、黑栀皮、郁金、苦丁茶，煎汤法丸，暮服；熟地、苁蓉、枸杞、五味、牛膝、远志、茯苓、线胶，蜜丸，朝服。

燕梨鹿尾羊肾合，苁纸胡桃盐山药。

术冬黄黑节参耆，肝肾虚肺胃热拭。

老年火逆秽气痰，千金苇茎汸枣就。

下虚不纳泛秽痰，神斛地桃杞膝及。

语蹇津枯痰二陈，郁菖栀斛沥姜入。

痰火内风木乘脾，羚斛丹桑二陈着。

色鲜明，有痰饮。盖上实则下虚，半百之年，艰嗣，脉左小右絃滑，法当清肺胃热，益肾肝精血。燕窝胶、甜梨、鹿尾胶、羊内肾、苁蓉、故纸、胡桃、蒸青盐、山药、白术、麦冬、黄节、黑节、人参、黄耆、茯苓。老年痰火咳逆，痰有秽气，苇茎汤。芦根、桃仁、苡仁、丝瓜子、葶苈、北枣。前药颇効，年老，究属下虚不纳，浊泛呕逆，痰仍秽气。茯神、石斛、熟地炭、胡桃肉、枸杞、炒川膝。脉絃滑，痰多，舌干强，语言蹇，痰火上蒙，津液难上承，高年虑风痱，宜清上宣通，勿进刚燥腻滞。半夏、橘红、茯苓、甘草、郁金、菖蒲、黑山栀、石斛、竹沥、姜汁。季夏，脾胃主司，肝胆火风，易贯膈犯中，受木火之侮，痰多，经脉不利矣，议清少阳郁热，使中宫自安法。半夏、橘红、茯苓、羚羊角、石斛、丹皮、桑叶。

痰饮

桂苓杏苡甘草姜，饮属阳虚温通良。

味芍蛎开胸胁喘，夏膏芍下趋腑肠。

背寒饮逆微温降，苓夏杏橘枇杷姜。

脉沉背寒饮踞聚，真武加参急温阳。

高年卫阳微，寒邪外侵，引动饮邪，上逆咳嗽，形寒，治饮不治咳，以温药通之。杏仁、苡仁、茯苓各三钱，桂枝、干姜各一钱，炙草四分。肠红久病，不必治。今气冲喘嗽，脘胁痞阻，是饮着上僭[1]，前方加生牡蛎三钱，白芍、五味各一钱。年老阴虚，冬温不藏，气泄，饮邪扰肺，肺气不降，一身气交阻，熏灼，络血上沸，图见病治，昧于候气变幻，肿胀难挽，议开太阳，使饮浊下趋，前方去干姜，加半夏、石膏、白芍。背寒咳逆，此属痰饮，议辛通饮邪，以降肺气。茯苓、半夏、杏仁、枇杷叶、生姜、橘红。脉沉背寒心悸，形盛气衰，痰饮内聚，当温阳，饮浊自解，真武汤加人参。

阴踞形寒汗痞妨，参附芍梅椒桂姜。

寒热攻胃呕饮聚，参苓夏实姜沥襄。

参苓夏实苡橘斛，酒湿蒸饮衄目黄。

阳微湿聚膈汩响，平胃加苓夏巴姜。

① 僭：原作“潜”，据《临证指南医案》改。

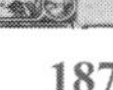

阳虚则形寒汗出，痰饮痞聚，是阴浊成形，乘阳衰窃踞，通阳以扫阴邪。忧郁久耗之体，不能纯[1]刚，防劫液耳！人参、附子、白芍、乌梅肉、川椒、桂枝、干姜，另真武丸早服。脉涩，舌白不渴，身如在舟车，此寒热攻胃，逆气痰饮互结，通补阳明。人参、茯苓、半夏、只实、竹沥、姜汁。昔年阳虚，浊饮喘急，服真武汤效。因素嗜酒少谷，中虚湿聚，热蕴蒸痰，目黄便血，未能作实热，《外台》茯苓饮，佐微苦清渗。茯苓四两，苡仁六两，石斛八两，人参、半夏、广皮各二两，只实一两，以石斛煮汁为丸。肌丰脉沉，始发右季胁痛，汤饮下汩汩响，吐痰涎，头痛，皆脾胃阳微，寒湿滞聚，壮年勿介怀，温中，佐条达运通法。茅术、厚朴、陈皮、甘草、茯苓、半夏、芦巴、姜渣，姜汁泛丸。

桂苓夏薤蒌姜襄，胸痺支饮郁清阳。
术朴桂苓乌蜀漆，背腰胁湿伏饮伤。
呛喘哮迷开浊法，白附苓星桂草菖。
痰少胸痺肌腠痒，六安煎湿凝饮良。

头痛，食不消，筋脉掣痛，此阳微不主流行，痰饮日多，气遂日结，致四末时冷，先以温通胸中之阳。桂枝、茯苓、半夏、干薤白、瓜蒌皮、姜汁。背寒短气，背痛映心，贯胁入腰，噫气脘痞，泻黄沫，痰饮伏湿，温经通络法。白术、厚朴、桂枝、茯苓、炮黑川乌、炒黑蜀漆。呛喘哮，坐不得

① 纯：原作“绳”，据文义改。

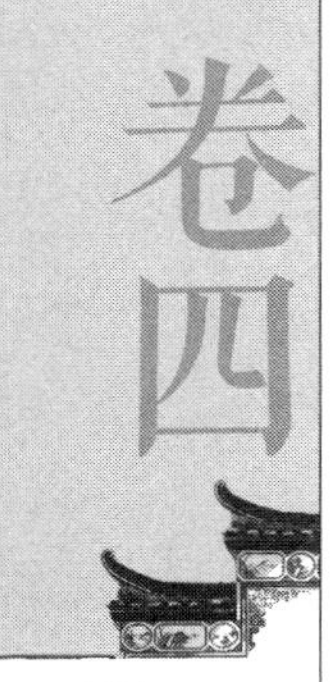

卧，神迷如呆，气降则清，水寒饮邪上冲膻中，逐饮开浊法。姜制白附、茯苓、姜炒南星、桂枝、炙草、菖蒲。咳缓痰少，脘中不爽，肌膝痒，皆湿邪未尽，饮窃踞，六安煎。茯苓、半夏、橘红、芥子、干姜、枣仁。

支饮胁疼喘气戕，郁膏杏夏桂苓扬。
悬饮胸痛吐酸水，姜桂夏苓椒附藏。
苓桂术甘治外饮，大小青龙宣太阳。
葶苈枣泻肺降逆，茯苓饮旋转痰酿。

支脉结饮，阻气哮胀，厥逆为眩，入胁则痛。糖炒石膏、杏仁、半夏、桂枝、茯苓、郁金。悬饮，流入胃中，令人酸痛，吐噫酸水，当辛通阳以驱饮。桂枝、半夏、茯苓、炒黑川椒、附子、姜汁。味过甘腻，中气缓，不运。饮属阴邪，故不发渴。仲景五饮互异，俱以温药和之，大意外饮治脾，而内饮治肾，苓桂术甘汤，查《金匮》“痰饮”。饮邪泛溢，身动喘甚，督损头垂，食则脘中痞闷，卧则喘咳不得息，肺主出气，肾主纳气，出纳失职，早进肾气丸以纳少阴，晚用小青龙涤饮以通太阳；方见《备要》。脉右絃大，气喘咳唾浊沫，不能着枕，喜饮汤水，遇寒病发，此属饮邪留于肺卫。若见咳，投清润，愈投愈剧矣，葶苈大枣汤。烦劳伤阳，痰饮日聚，阳跷空，不寐，卫阳失护，毛发自堕，日就衰夺矣，初进通饮甦汤，接服《外台》茯苓饮；方载《金匮》“痰饮”。

郁

心下硬坚由郁结，姜连苓夏姜蒌设。

香丹归芍夏枯苓，贝蛎郁伤瘰寒热。

悲郁肝阳气冲咽，神胶麦地斛冬蛎。

连附芎苓夏橘查，隐情闭郁心神越。

悲泣乃情怀不遂，病生于郁，按之心下坚硬，形象渐大，用苦辛泄降，以治气结。干姜、川连、连皮瓜蒌、半夏、茯苓、姜汁。寒热盗[①]汗，脘中瘕聚，项瘰疬，经期不来，大便溏，呛咳减食，春延至冬，此乃郁损成劳，难治。香附、丹皮、归身、白芍、夏枯草、茯苓、川贝、牡蛎。抑郁悲泣致肝阳内动，变火化风，有形有声，贯膈冲咽，《内经》以五志过极皆火，当柔缓濡之，合肝为刚藏，济之以柔。茯神、阿胶、小麦、生地、石斛、天冬、牡蛎、人中白，熬膏。隐情曲意不伸，是为心疾，此草木攻病，难以见长，乃七情郁损，越鞠丸法。制香附、川芎、川连、茯苓、半夏、橘红、查肉，神曲糊丸。

肝　火

菊苑翘栀杏郁羚，心摇不寐木火腾。

归连茴楝胆萸荟，上热下寒肝未平。

---

① 盗：原作“溢”，据《临证指南医案》改。

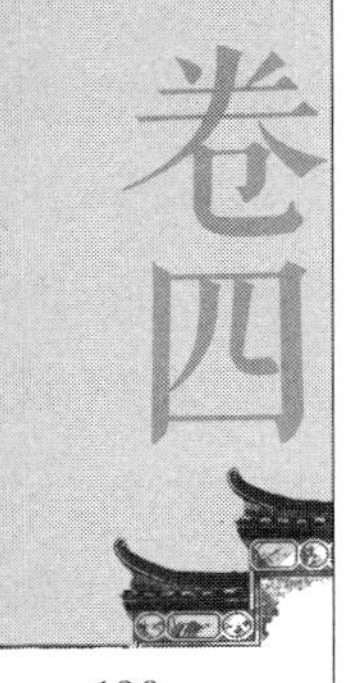

翘薄犀羚蒌栀菊，清空筋掣肝胆横。
栀蒌郁豉夏茹杏，脘痛呕涎通壅凝。
嗔怒咽疼肩耳痛，丹栀桑骨枯钩藤。
肝虚逆滋肾壮火，固本阿龟神味灵。

胃逆失降，脘闷熏蒸，营血耗，无以养心，不寐，心摇荡，全是木火升腾，拟苦降逆，辛通痺。鲜菊叶三钱，紫苑、连翘各二钱，杏仁、黑栀皮、郁金、羚羊角、瓜蒌皮各一钱，鲜菖蒲四分，午服，早服龙荟丸，服旬日再议。腹痛减，呕逆止，上焦热，下焦冷，肝阳未平，当归龙荟法。当归、龙胆草、芦荟、川楝子、川连、吴萸、大茴。肝胆风火上郁头面，清空之筋掣不和，治以清散。羚羊角、犀角、山栀、连翘、瓜蒌皮、荷叶梗、薄荷梗、青菊叶。气火上郁，脘中窒痛，呕涎凝，开通壅遏。豆豉、瓜蒌皮、山栀、郁金、竹茹、半夏曲、杏仁。嗔怒喧嚷，气火逆飞，致血痺咽痛，食物厌恶，耳前后绕肩闪刺，议解少阳。夏枯草、丹皮、桑叶、钩藤、山栀、地骨皮。向有肝逆，阴气久伤，前以甘培土急，咸味入阴，今大夏，虚阳倏[1]上，烦燥头痛，当大滋肾母以甦肝子，补胃阴以壮木火，经月可望全好。人参、熟地、天冬、麦冬、龟胶、阿胶、五味、茯神。

① 倏（shū书）：突然。

脾瘅不寐

脾瘅中焦困不运，芩连参实芍姜润。
参连栀实粉丹茹，伏热口甜胃壅闷。
不寐阴亏淡菜龟，志苓柏地味萸遁。
阴跷空半夏秫米，枣仁归脾理心肾。

无形气伤，热邪蕴结，不饥不食，口甘症，内称为脾瘅。中焦困，不能转运。川连、黄芩、人参、只实、白芍、干姜。口甜是脾胃伏热未清，用温胆汤法。川连、山栀、人参、只实、花粉、丹皮、橘红、竹茹、生姜。不寐，由脏液内耗，心腹热灼，阳气不交阴，阳跷穴空，寤不成，寐欲求阳和，须介属之咸，佐以酸收甘缓。龟板、淡茶、熟地、黄柏、茯苓、萸肉、五味、远志。呕吐眩晕，肝胃受病，阳气不交于阴，阳跷穴空，寤不肯寐，半夏秫米汤；方载《条辨》。不寐两月，温胆诸药不効。呕痰，明系阳升不降，酸枣仁汤；方载《金匮》。脉涩不寐，脾阳消索，无以灌溉，当用归脾汤。白术、黄耆、当归、炙草、茯神、远志、枣仁、广皮、龙眼。

嘈

阳升嘈杂穞豆皮，斛地柏冬茯神弥。
烦热心嘈泻头汗，草枣神朱柏麦奇。
贞地二冬麻芍草，血虚心嘈咽呛宜。
丹神冬地阿胶芍，月两经行嘈痛移。

阳升，嘈杂。稆豆皮、麦冬、茯神各三钱，生地、石斛各二钱，柏子仁一钱。心中烦热，头上汗泄，汗止自安，不嘈。甘草、南枣、茯神、辰砂、柏子仁、小麦。血虚心嘈，咽呛。女贞、天冬、麦冬、麻仁、白芍、甘草。经半月一至，夜嘈杂，腹微痛。生地、阿胶、天冬、茯神、白芍、丹参。

三　消

火炽渴能食善饥，地冬芍草石膏知。
草犀地麦骨元柿，饥渴烦消营络医。
参麦斛陈兰叶米，胃消液燥养阴脂。
制心胃热玉女采，阳动渴消甘露披。

能食善饥，渴饮，日加羸瘦，心愁郁，内火燃，消症大病。生地、知母、石膏、麦冬、甘草、白芍。肌肉瘦，善饥[①]渴饮，此日久烦劳，壮盛不觉，体衰病发，营卫两伤，损及中下，故苦寒莫制，甘补无功，是中上消病。鲜生地一两，鲜地骨皮、鲜沙参各三钱，元参、麦冬各二钱，犀角、柿霜各一钱，甘草五分。固本丸加沙参多服。液涸消渴，脏阴为病，但胃口不醒，生气曷[②]振，阳明阳土宜甘凉，肝病治胃，是仲景法。人参、麦冬、石斛、陈皮、佩兰叶、糯米。劳心经营，心阳过动，肾阴暗耗，液枯阳燔灼，能食而肌肉消瘦，玉女煎。元阳变动为消，与河间甘露饮。

① 饥：原作“肌”，据文义改。
② 曷：同“盍”，何不。

疟

夏朴青皮疟不止，菓知芩橘捣姜已。

食復疟反草参苓，麦曲陈查泻君子。

冷滞泻谵疟热苓，参瓜陈智朴砂苡。

术连食胀脾阳伤，查麦朴椒陈膍胵[1]。

疟延不止，欲吐。炒半夏、炒知母各一钱半，厚朴、青皮、黄芩、草菓、橘红各一钱，姜汁一匙，冲。疟愈復反，溺浊淋痛，稚年脾疟，食物不慎，色黄腹膨，脾胃衰，初秋交冬，迭加反覆，防疳瘵，宗升降疏补法。甘草、人参、茯苓、麦芽、神曲、陈皮、查肉、泽泻、君子。身热无汗，肢冷腹热，自利，舌灰白，微呕，入夜昏，谵语，脾为柔脏，体阴用阳。茯苓、人参、木瓜、陈皮、益智、生厚朴、砂仁、苡仁。疟伤脾胃，腹中不和，食胀，前以通调胀减，制木安土。白术、川连、椒目、麦芽、内金、广皮、厚朴、山查。

参菓夏姜苓橘梅，热来肢鼻冷脾衰。

桑麻首栢神归杞，动汗风生灌溉呆。

年老热寒渴夜发，桂枝汤芩粉蛎和。

汗多阴疟下焦冷，归桂参茸姜枣培。

脾胃受病，鼻准四肢皆冷，阳气弱，因病再伤，竟日不

① 膍胵（pí chī 皮吃）：指鸟类的胃。此指鸡内金。

暖，但形瘦，宜宣通脾胃之阳。人参、草菓、半夏、生姜、茯苓、橘皮、蒸乌梅。二帖加附子，又加牡砺。阳明衰，厥阴来乘，津液少，内风必动，致戌亥时热，行走淋汗，顕是液虚风生，脂液不能灌溉麻木。桑叶蒸、黑芝麻、制首乌、柏子仁、茯神、当归、枸杞、菊花炭，蜜丸。高年疟疾，寒热夜作，胸闷不食，烦渴热频，虑其邪陷而厥。桂枝、白芍、甘草、黄芩、花粉、牡蛎、煨姜、南枣。阴疟汗多，宜升阳。人参、鹿茸、桂枝、当归、炙草、姜枣。

疟后劳復姜枣却，参神归橘枣仁芍。

桂参术附草枣姜，阳气虚阴疟反覆。

疟后呃烦气续难，菓芍附苓姜汁朴。

疟后心悸怯肠红，二地冬参胶首効。

疟后，劳復。人参、茯神、当归、橘皮、枣仁、白芍、生姜、南枣。阳气虚，三疟愈后反覆，寒多有汗，议护阳却邪。桂枝、人参、白术、附子、炙草、生姜、南枣。脉沉舌白，呃忒烦躁，向系阳虚痰饮疟发，三次即止，此邪窒不宣，並非病解，今变浊痰阻，气机不相接续，症危笃，舍通阳无法可拟。茯苓三钱，附子、生草菓仁、白芍、厚朴各一钱半，姜汁五分。疟后，心悸气怯，便后有血，是热入伤阴。生地、熟地、天冬、麦冬、人参、首乌、阿胶。

瘅疟五汁胃阴滋，竹枝增液蔗浆梨。

膏翘杏叶夏陈卫，冬叶滑知地营医。

温疟白虎桂枝入，芩翘杏滑叶蒿奇。

暑疟白虎冬参叶，杏夏石膏朴叶知。

阴气先伤，阳邪独发，犹是伏暑，当与瘅疟症治。竹叶、知母、元参、麦冬、生梨汁、蔗浆，又五汁饮服；方载“一卷上焦”。微寒多热，舌心干，渴饮，脘不爽，此属瘅疟。石膏、连翘、杏仁、竹叶、半夏、广皮。阴伤阳邪盛，为瘅疟，无寒。麦冬、竹叶、滑石、知母、鲜生地。风温，阳疟。条芩、连翘、杏仁、漂滑石、竹叶、青蒿。又白虎汤加桂枝，接服。暑伤气分，上焦先受，宗刘河间法。邪深，疟来日迟，气结必胸中蒙混。杏仁、半夏、石膏、厚朴、竹叶、知母。又白虎汤加人参、麦冬、竹叶。

湿疟苓陈杏菓朴，桂茵滑夏间日作。
湿凝舌白困脾宣，朴菓杏仁夏苓橘。
汗泻心虚悸背寒，漆龙蛎桂枝去芍。
疮家湿疟忌表辛，苍术白虎草菓却。

间日寒热俱微，此属湿疟。茯苓皮、漂滑石、杏仁各三钱，厚朴、半夏、茵陈各一钱，草菓八分，桂枝五分。舌白脘闷，寒起四末，渴喜热饮，此湿热内蕴，脾阳不宣达而成湿疟。茯苓三钱，厚朴、杏仁、半夏、橘皮各一钱半，草菓、杏仁一钱。寒从背起，汗泄甚，面无华泽，舌色白，邪未尽，正已怯，心虚痉震，恐亡阳厥脱，救逆法。桂枝、蜀漆、龙骨、牡蛎、人参、生姜、大枣。疮家湿疟，忌用表辛发散，苍术白虎汤。石膏、知母、甘草、粳米、苍术、草菓。

间日痰多芩滑知，杏通夏蔻朴蒌皮。
金连橘蔻粉芩桔，蜀湿毗黄六一随。
菓鳖地知桃丹粉，积劳阴劫疟来迟。
参茸归紫苓姜枣，疟久护阳邪自离。

间日疟，痰多脘闷，汗多心热，伏暑内炽，忌风寒表药。杏仁、滑石、白蔻、黄芩、知母、厚朴、半夏、瓜蒌皮、通草。脉数，目眦黄，口中粘腻，不思食，暑风连邪内侵募原致发疟。理用苦辛，斯热气痞结可开。郁金、川连、橘红、白蔻、花粉、黄芩、桔梗、六一散。积劳挹郁，内伤阴血，脉数，疟来日迟，热来溺数，汗多不解，议清阴分之热，以救津液。草菓、知母、鳖甲、鲜生地、桃仁、丹皮、花粉。进护阳法，症减热未止，乃久病络虚，尚宜通补。人参、鹿茸、川归、紫石英、茯苓、煨姜、大枣。

劳疟陷阴漆枣姜，参归桂草温通阳。
阳虚背冷参归桂，鳖甲煎和鹿茸霜。
舌白背寒痰不食，桂附朴术菓苓匡。
芎归茸仲茴苓附，振顿奇经被疟伤。

劳疟入阴，夏令阳气泄，仍劳苦经营，致反覆不愈，以辛甘温理阳。人参、当归、肉桂、炙草、川蜀漆、生姜、南枣。寒甚于背，阳脉衰也。人参、当归、肉桂、炙草、鹿茸、鹿角霜，鳖甲煎丸送。背寒，舌白粉苔，知饥食无味，此乃无阳，温中下以托邪。桂枝、附片、厚朴、生白术、草菓、茯苓。二十岁天癸始通，面黄汗出，内热外冷，先天既薄，疟伤不復，《内经》谓阳维为病，苦寒热，纲[1]维无振顿，四肢骨节疼，通八脉以调经，可以却病。苁蓉、鹿角霜、当归、

① 纲：原作“刚”，据文义改。

川芎、杜仲、小茴、茯苓、香附。

杏仁芩翘肺疟奇，桑叶苓滑蔻梨皮。

杏夏芩翘橘蒿叶，胸痞宜加芍蔻移。

胸痞有形肺痺痛，桂苓杏味草姜徐。

软坚开痞宣通肺，漆蛎桂芩姜朴驱。

脉寸大，汗出口渴，寒少热多，此为肺疟，开手太阳。杏仁、黄芩、连翘、桑叶、茯苓、半夏、白蔻、梨皮。暑风入肺成疟。杏仁、滑石、黄芩、连翘、橘红、青蒿、竹叶。汗出不解，心下有形，自按痛，气窒不爽，疟来鼻准先寒，邪结在上，当开肺。桂枝、茯苓、杏仁、五味、干姜、炙草。又汗喘俱减，独心下痞结不通，犹自微痛，结胸等法未妥，况舌白温饮，邪在气分，仿仲景软坚开痞法。炒蜀漆、生牡蛎、桂枝、黄芩、姜汁、厚朴，二剂，加知母、草菓。

芩连夏实芍姜汁，不渴多呕太阴疟。

寒呕鸣溏荷露姜，青陈夏菓参温吸。

肢寒热饮脾阳伤，朴杏菓知姜夏合。

夏实知芩参菓姜，吐涎间疟伤脾汁。

暑湿都伤气分，不渴多呕，寒起四肢，热聚心胸，太阴疟也。仍宜苦辛佐宣解里热。黄芩、川连、半夏、只实、白芍、姜汁。烦燥，用牛黄丸。太阴疟，寒热呕吐，肠鸣，便溏。青皮、陈皮、半夏、草菓仁、人参、姜汁、荷叶上露水，和服。邪伏于里，积久而发，道路远，间日寒热，汗出不解，舌白，喜饮热汤，有湿痰阻，遂治太阴阳明。厚朴、杏仁、草菓、知母、姜汁、半夏。脉右大，间日寒热，目眦黄，身痛，此素嗜酒，挟时邪流行经脉使然。半夏、只实、知母、条芩、人参、草菓、姜汁。

肿胀湿寒阻气机，桂苓常术鹿姜驱。

苓姜朴菓桂蜀漆，不渴温脾呕胀舒。

参菓芍苓姜枣草，泻浮舌白补消宜。

神参术夏枣姜菓，腹胀疟缠温胃脾。

太阴脾疟，寒湿凝阻，其运动之阳，久虚变幻，浮肿腹胀，人参不能用，以生术代之。桂枝、茯苓、炒常山、生白术、生鹿角、姜汁。三疟不渴，呕水，邪在脾胃之络，温疏里邪，勿用表散。茯苓、生姜、厚朴、草菓、桂枝、炒蜀漆。疟久，舌白，泄泻，太阴脾伤，肌肉微浮，忌消散，宜补中却邪。人参、草菓、白芍、茯苓、煨姜、大枣、炙草。疟已过月，形脉俱衰，平素阳虚，邪难解散，腹胀，是太阴症，治从脾胃。生白术、茯神、半夏各二钱，人参、草菓、生姜各一钱。

心疟银翘元叶冬，热谵舌赤犀角冲。

鼻煤[①]唇裂医悮闭，射杏菖翘贝叶攻。

热多昏谵，舌边赤，舌心黄，烦渴，脉弱，是心经热疟，忌发散消导，津劫变痉。银花、连翘、元参、竹叶、犀角、麦冬。鼻煤唇裂，舌腐，频与芩连，热不退，此病本轻，药重攻击，致流行之气郁结不通，其热愈甚，小便数，管痛，三焦俱闭，神昏瘛疭。连翘、川贝各三钱，鲜菖蒲汁、淡竹叶

① 鼻煤：鼻孔黑如煤。

各一钱半，杏仁二十粒，射干五分。

少阴疟寒扶阳汤，参茸附桂漆归襄。

阴疟寒多劳则反，术参桂附草枣姜。

少阴经，三阴疟已久，当升阳温经。人参、鹿茸、附子、粗桂枝、炒蜀漆、当归。三疟愈后，反覆，寒多有汗，不惜勤劳，劳则阳浊致疟反，议护阳却邪。生於术、人参、桂枝、附子、炙草、生姜、南枣。

厥阴疟呕芍梅连，苓夏椒萸姜桂填。

寒热呕蚘姜汁止，姜连梅桂芍芩煎。

三阴疟，一年有余，劳则发内热，宿有痞结，今大攻走不定，气逆欲呕酸，经闭四载，阳明厥阴同理。白芍、乌梅、川连、茯苓、半夏、川椒、吴萸、干姜、桂枝。先厥而疟，蚘虫下出，呕逆腹鸣，脘痞窒塞，此厥阴疟疾。干姜、川连、乌梅肉、川桂枝、白芍、黄芩、姜汁，秋露水煎药。

朴菓知芩粉夏梅，疟来日晏捣姜和。

参知梅芍麦丹鳖，和胃生津理气衰。

背寒，疟来渐晏，邪将入阴，饮水少腹如坠，脘痞不舒，议和太阴阳明。厚朴、草菓、知母、黄芩、花粉、半夏、乌梅、姜汁。右脉濡，前进和阴阳，寒热止，明是气虚，宜和胃生津，余邪自解。人参、知母、乌梅、白芍、大麦仁、鳖甲、丹皮。

参连实牡干生姜，津劫味酸伤胃阳。

肝逆胃伤姜汁附，参梅椒夏陈干姜。

麦冬麻梅知芍首，疟伤胃阴食烦详。

二冬参地斛稻蔗，养胃解烦救液良。

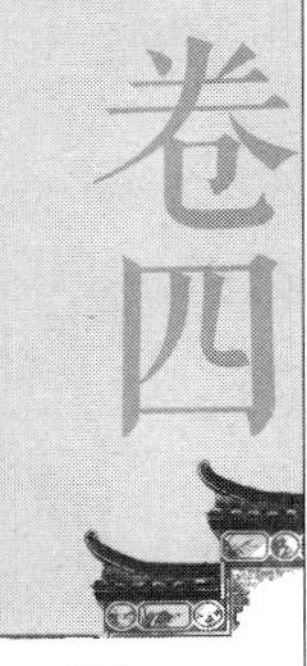

高年疟，热劫胃汁，不食，不饥，不便，渴不嗜饮，味变酸浊，药能变味方甦。人参、川连、只实、牡蛎、干姜、生姜。寒自背起，冲气由脐下而升，清[1]涎上湧呕吐，饥不能食，疟邪藏厥阴，邪动犯阳明，舌白，形寒。人参、乌梅、半夏、广皮、白附子、干姜、姜汁、川椒。暑湿伤气，疟久伤阴，食谷，烦热愈加，邪未尽退，病已一月，不饥便闭，仍有潮热，全是津伤，胃不醒復，甘寒佐酸味。麦冬、乌梅、火麻仁、知母、白芍、首乌。阴液消，小溲赤，皆疟热所伤，不饥不纳，阴药勿过甘凉，养胃为稳。天冬、麦冬、人参、生地、石斛、糯根须、蔗浆，另服资生丸。

疟邪内陷痢柴芩，归芍谷查丹橘参。

疟痢交攻芩连芍，参归查实陈姜银。

菓知痢滑苓通朴，气阻胸疼用泻心。

疟渴便溏勿表汗，滑杏杞苓郁蔻仁。

疟邪乘虚，内陷下痢，疟亦不止。柴胡、条芩、归尾、白芍、谷芽、炒焦查、丹皮、广皮、人参。疟未止，热陷下痢，中痞不欲食。黄芩、川连、白芍、人参、川归、山查、只实、广皮、干姜、银花。脉右紘左弱，留邪未尽，大便粘[2]稀，防转痢，挍前势虽减，但去疾务尽，苦辛寒逐蕴伏邪，仍兼利小便。草菓、知母、茯苓、漂滑石、木通、厚朴。心下触手而痛，自利，舌白烦燥，是邪热阻气分，议开内闭，

① 清：原作“青”，据文义改。
② 粘：原作“沾”，据文义改。

泻心汤。半夏、川连、黄芩、干姜、只实、人参。身痛舌白，口渴自利，此湿温。客气为疟，不可乱投药，仲景有湿家忌汗之律。漂滑石、杏仁、防杞、黄芩、郁金、蔻仁。

疟　母

异功归桂虚姜枣，半夏泻心实痞呕。
姜桂参归鳖附苓，温阳通补母年久。
姜连萸桂芍椒梅，劳復夏苓疟母久。
疟母挟冲呕脘疼，莪蒲楝夏姜延捣。

络虚则痛，阳微则胀。左胁有疟母邪留，正气伤，异功散。人参、焦术、茯苓、甘草、广皮、当归、肉桂、生姜、南枣。四剂后，用五苓散两服。疟半月不止，左胁已有疟母，寒热时，必气痞呕逆，乃邪陷厥阴，泻心汤。川连、黄芩、干姜、半夏、人参、只实。经年疟罢，疟母仍聚季胁，攻逐血结瘀聚，乃仲景成法，诊脉细微，食减神衰，再攻恐扰中满，仍与温补通阳。干姜、肉桂、人参、当归、附子、茯苓，鳖甲胶丸。三阴疟年余，劳则欲发内热，素有结痞，今长大攻走不定，气逆呕酸，经事闭四载，共治阳明厥阴。干姜、川连、吴萸、桂枝、白芍、川椒、乌梅、茯苓、半夏。疟母是邪入络与血气扭结，凝然不动。今述遇劳怒，冲气至脘，痛必呕逆，俟[1]

① 俟（sì似）：等待。

二日，气降痛缓，而后水饮得入，此厥逆由肝入胃，冲不和，经不调。莪术、蒲黄、灵脂、半夏、川楝、延胡、姜汁。

姜渣通痞浊凝久，桃曲附肫降韭捣。

左胁微坚母将成，丹麻知地鳖桃牡。

血凝气结块桃通，蛎鳖地丹夏枯草。

母久体虚噎膈防，鳖葵䗪李桃归韭。

脉小涩，病起疟后，仍烦劳诵读，致左胁连少腹常厥起，或攻脘，或聚腹凝瞋胀。盖木势强，土必受侮，清阳衰，浊阴踞，渐成痞满，议通络法，以病由疟久，邪留络中耳。姜渣、桃仁、神曲、香附、鸡肫皮、降香、山查、韭根汁，泛丸。疟邪伤津液，不饥，肠红，左胁似疟母，宣络热以肃余邪。丹皮、麻仁、知母、生地、鳖甲、桃仁、牡蛎。左胁有疟母，乃气血交结，治宜通络。牡蛎、鳖甲、川楝、丹皮、桃仁、夏枯草。远客，水土各别，胃受食物不和，遭怒动，肝木犯胃土，疟伤胁中，瘕聚三年，宿恙气血暗消，汤药焉能取効，用缓通络，若不追拔，酿成噎膈，难治。生鳖甲、冬葵子、䗪虫、郁李仁、归尾、麝香、韭白根，熬膏。

泻

湿热滞泻胃苓汤，洞泻四君加桂姜。

泻咳热寒平胃効，苓猪瓜泽滑檀香。

湿酿热聚茎囊肿，三石苓猪杏朴帮。

泻肿分消开阖腑，四苓椒智朴陈襄。

长夏湿热，食物失调，壅滞，胃苓汤，分利阴阳。苍术、川朴、广皮、茯苓、猪苓、泽泻、藿香。饥饱劳伤，纳食违时，脾失运化，天明洞泄粘腻，脾弱恶食柔浊，前以五苓通膀胱分泻，小効。东垣谓中气不足，溲溺乃变，阳不运行，湿多成五泻。人参、白术、茯苓、甘草、炮姜、肉桂。秋暑秽浊，气从吸入，寒热如疟，上咳痰，下洞泄[①]，三焦蔓延，小水短赤，议芳香辟秽，渗湿分利。厚朴、广皮、甘草、茯苓、猪苓、木瓜、泽泻、漂滑石、檀香、藿香。服药泻缓，秽浊何疑？其阴茎囊肿，是湿热甚，而下坠入腑，与方书茎款有别。滑石、石膏、寒水石、茯苓皮、猪苓、泽泻、杏仁、厚朴、丝瓜叶。劳倦内伤之体，病经三月，足跗肿，大便日行五六次，形色粘腻黄赤紫滞，小便不利，此肾关枢机废，二肠失司，守中治中，恐妨食滋满，大旨中宜运通，下宜分利，必小便自利，腑气权开阖，始有转机。四苓汤加川椒目、益智、厚朴、广皮白。

苍术芩连食復泻，参苓芍泽陈查继。
胀疼滞泻温中丸，疏导支何五苓济。
查朴二苓连柏陈，酒伤阴弱包涵废。
智苓平胃泽茵加，寒湿热蒸腑窒秽。

口腹不慎，湿热内起，泻泄復反，此湿多成五泄，气泻则腹胀。苍术、黄芩、川连、人参、茯苓、白芍、泽泻、广皮、查肉。脉缓涩，腹满，痛泻不爽，气郁滞久，湿凝肠，丹溪小

① 洞泄：原作“洞泻”，径改。

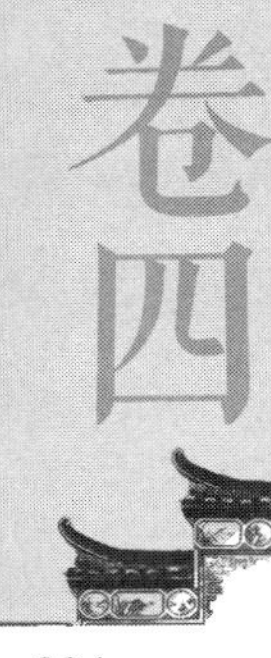

温中丸。针砂、苍术、白术、香附、半夏、广皮、青皮、神曲糊丸。诊脉，肝独大，脾胃弱，平昔纳谷少，精神颇好，兹病水泻，少腹满胀，少腹属厥阴，由阴阳不分，浊踞于下，致失疏泄[1]，以五苓散导水利湿，急开支河法。形瘦尖长，木火体质，上年泻，累用脾胃药不効，此阴亏。酒食水谷之湿下坠，阴不包涵，宜苦味坚阴，渗淡胜湿。炒查肉、厚朴、茯苓、猪苓、川连、炒黄柏、广皮白、泽泻。寒湿已变，热郁六腑，壅窒而泻。苍术、厚朴、广皮、赤茯苓、益智仁、木瓜、茵陈、泽泻。

泻后脾虚腹胀膨，参姜朴智陈砂苓。
苍苓香朴川乌橘，夜泻阳虚寒湿凝。
理胃平肝芩芍朴，连梅猪泽橘泻平。
参瓜诃芍草陈米，痛泻和肝理阳明。

泻后，腹膨。人参、炮姜、厚朴、生益智、广皮、砂仁、茯苓。当脐动气，半夜瘕泻，昼午自止，是阳衰寒湿凝，腑阳不运，每泻则胀减，宜通不宜涩。苍术、茯苓、木香、厚朴、制川乌、广皮。病由春木正旺，中焦受克，先泻泄，继腹疼，小便不利，胃为阳土宜通，肝属阴木宜柔宜凉，治胃必佐泻肝。黄芩、白芍、厚朴、川连、猪苓、泽泻、广皮、炒乌梅。入夜咽干欲呕，食纳腹痛即泻，此胃口大伤，阴火内风劫燥津液，用酸甘化阴方。人参一钱半，焦白芍、陈米各三钱，柯子、木瓜、甘草六分。

① 泄：原作“泻”，据医理改。

晨泻酸甘否四神，陈梅苓草木瓜参。
降和升健冬榆术，升橘归姜芍葛根。
肠响泻疼阳气郁，附黄平胃通以温。
肠鸣飧泻木乘土，菟芍梅瓜合四君。

腹鸣晨泻，头眩脘痺，阳气不足，胗脉小絃，非四神温固之症。盖胃虚肝风内起，久病而为飧泻，用甘酸法。广皮、乌梅、茯苓、木瓜、人参、炙草。晨泻难忍，临晚稍宁，易饥善食，不易消磨，其故在脾胃，阴阳不和，宗东垣谓脾宜升则健，胃宜降则和。人参、生白术、地榆、附子、煨升麻、广皮、炒当归、炮姜、炒芍、煨葛根、炙草。又肠风鸣震，泄利得缓，仍微痛而下，缘阳气伤，垢滞难清，必以温通法。生茅术三钱，广皮、厚朴、生炮附子各一钱，熟大黄、炙草各五分。自春季，胸胁肌腠及腹中痛，治肝小愈，腹鸣泄不止，久风飧泻，都因木乘土。人参、白术、茯苓[①]、白芍[②]、木瓜、乌梅、炒菟丝、炙草。

久泻肿肝火土伤，柴芩青芍丹皮桑。
酒伤脾肾下焦冷，智芡盆脂苓菟襄。
久泻肾伤食不化，参茸苓附起石姜。
脾肾不摄五更泻，戟菟味脂芡莲帮。

脉右絃，腹膨鸣响，痛泻半年不痊，此少阳郁脾土，久则浮肿胀满，当疏通泻郁，非辛燥可治。柴胡、黄芩、丹皮、

① 茯苓:《临证指南医案》无此药。
② 白芍:《临证指南医案》无此药。

白芍、青皮、桑叶。嗜饮少谷，中气久虚，晨泻，下部冷，肾阳脾阳两惫，知饥少纳，法当理阳。益智、芡实、覆盆、骨脂、茯苓、菟丝。久泻无不伤肾，食减不化，阳不用司事，乃议直升阳法。人参、鹿茸、茯苓、附子、阳起石、干姜。脾肾不摄，五更泻。巴戟、菟丝、五味、补骨脂、芡实、莲子、山药、炙草。

痢

初痢分消青藿陈，枳朴榔查香连芩。

热滞未清宜导解，芩连香朴麦查银。

腹疼里急呕和胃，芍楝参姜苓左金。

伏暑舌灰痢溺闭，滑猪藿朴蔻苓陈。

夏季痢疾，多是湿热。食积初起，宜分消其邪，但肌嫩气虚，宜少与勿过。青皮、藿香、陈皮、只壳、厚朴、槟榔、黑查、木香、川连、黄芩。又湿热下痢，治以苦辛寒。粟壳涩肠，久痢成方。当此热邪未清，宜通斯滞可去，但气弱未敢峻攻。黄芩、川连、木香、厚朴、麦芽、查肉、炒银花。痢症湿热，皆是夏令伏邪，但任攻消，大伤胃气，不能去病。今微呕，不饥不寐，大便欲解不通，理胃平肝。茯苓三钱，人参、川楝子、白芍各一钱，生干姜五分，吴萸二分，川连四分。舌色灰黄，渴不多饮，不饥恶心，下痢红白，小便不利，此暑湿内伏，三焦气机不宣，宜分利气血，不必见积以攻涤。漂滑石、通草、猪苓、藿香、厚朴、茯苓皮、白蔻、广皮。

痢久肿浮痞呕恶，参苓连实干姜芍。
清热导气连莲芩，草决丹香查芍朴。
邪伏厥阴头翁汤，泻心舒痞防痉作。
苍苓榆泽栢酒伤，下痢水稀腹响漉。

泻痢，两目肢体浮肿，高年固虚，但胸脘闷痞，纳谷恶心，每痢先腹痛，是暑热郁中，体虚挟邪，焉能补涩，去邪扶正之理，棘手重症。人参、茯苓、川连、只实、干姜、白芍。痢疾古称滞下，乃是湿热阻闭肠胃气分，宗河间，清热导气。川连、石莲、黄芩、草决明、丹皮、木香、焦查、白芍、厚朴。邪伏厥阴，防痉，见下。湿热内蕴，中焦痞厥，阳气素虚体质，湿注自利不爽，神识昏乱，将变柔痉。半夏、川连、黄芩、干姜、人参、只实、姜汁。得汤饮，腹中漉漉，自利稀水，嗜酒留湿，湿盛内蕴，肠胃不爽凝积，但久病仍能纳食，当苦味坚阴，芳香醒脾。生茅术四两，焦黄柏、焦地榆各二两，猪苓、茯苓、泽泻各一两半。

下痢咽疼咳呛涎，银苓草贝通芩连。
湿热阻气目黄痢，寒郁芩连秦朴填。
湿郁痢疼如豆汁，苍红查橘朴猪忝。
热寒痛呕痢脓血，丹芍芩连姜银煎。

形瘦阴亏，湿热下痢，悮投消食，反劫津液，邪未去，津先耗，喉痛呛咳。银花、茯苓皮、甘草、川贝、通草、条芩、川连。湿热阻气分，腹痛下痢，目眦黄，舌光，不渴，清里泄湿热。寒水石、郁金、黄芩、川连、秦皮、厚朴。湿郁腹痛，利红如豆汁。生苍术三钱，炒查肉、红曲一钱半，广皮、厚朴、猪苓各一钱。先厥，下痢脓血，腹痛呕恶，乃寒热互伤。丹皮、生白芍、黄芩、川连、炮姜、炒银花。

邪热神迷伏厥阴，头翁秦芍栢连芩。

神迷悮表痢防痉，冬地胶丹芍女真。

丹桂三黄归芍草，痢疼血积湿邪侵。

芩查肛坠银苓柏，痢血樗榆腹不疼。

温邪，经旬不解，发热自利，神识有时不清，此邪伏厥阴，恐变痉。白头翁、秦皮、白芍、黄柏、黄芩、川连。又温邪悮表，劫津神昏，恐致痉厥。炒生地、麦冬、白芍、阿胶、丹皮、女贞子。血积痛痢，起于夏至，秋不减，明是湿热滞于肠胃，久延形瘦，右搏大，痢症大忌，稍通积聚，兼和血。丹皮、肉桂、酒大黄、川连、黄芩、当归、白芍、甘草。下痢滞瘀，肛中气坠，腹不痛。炒焦樗皮根一两，焦山查、赤苓各三钱，厚朴、生茅术、川柏各一钱，焦地榆、焦银花、猪苓各一钱半。

苍黄苓附木香朴，久痢温通脉沉伏。

智附二苓黄朴陈，木[①]香理气温通効。

菟参砂智二苓陈，痢后阳虚不化谷。

阳失于中阴洩下，四君盆智炮姜橘。

脉沉伏，久痢腹痛，畏寒，少食气弱，肠滞，法以温通。生苍术、大黄、茯苓、附子、木香、厚朴。痢称滞下，谓有滞，必先痛，后下，况病起不戒口，阳气窒塞，温下已効，

① 木：原作“本”，据文义改。

再佐理气。生益智、附子、茯苓、猪苓、熟大黄、厚朴、广皮、木香。下痢之后，脉右絃大，胃虚少纳，阳弱不运化，当通腑之阳。炒菟丝、人参、砂仁、益智、茯苓、猪苓、广皮白。痢后，大便不实，食不健，色脉俱虚，此清阳失旷于中，阴气走泄于下，先理中焦，议摄阴。人参、白术、茯苓、甘草、益智、炮姜、广皮。

地归查麦草升防，微热摄阴以升阳。
痢后阴伤肝躁怒，梅苓瓜地芍查藏。
草地参归查肉味，石脂丸送理肾伤。
肠鸣汩响痢无滞，归地杞萸断味襄。

脉左数，下痢，腹不痛，夜微热，所伏暑湿热，承阴虚下陷，当摄阴升阳。熟地炭、当归炭、山查炭、焦麦芽、炙甘草、防风、焦升麻。痢后，气坠，都主阴伤，但嗔怒不已，犯土致病留连，摄阴法，佐和肝。炒乌梅、茯苓、木瓜、熟地、白芍、炒查肉。所投柔药相安，是久痢伤肾阴，用理阴煎。当归炭、熟地炭、炙草、人参、五味、炒查肉，兼服余粮赤石脂丸。下痢无积，肛坠，肠间汩汩有声，此属肠风，当用摄固法。熟地炭、炒当归、炒枸杞、萸肉炭、续断、五味，赤石脂丸法。

便　血

血从便下法苦辛，苍朴芩连槐榆均。
梅橘芩连荆朴芍，苦酸法合驻车吞。

升柴平胃姜榆入，粪后血从肠窍奔。

嗜酒便溏血紫块，苍榆姜朴陈苓参。

脉右数，色苍黑，体多热，復受长夏湿热内蒸，水谷气壅，血从便下，苦寒佐辛温，经月可愈。苍术、厚朴、黄芩、川连、槐米、地榆。夏至后，湿热内蒸，肠风復来，议酸苦法。乌梅、广皮、黄芩、川连、荆芥炭、厚朴、白芍、菊花炭，驻车丸二钱送。脉沉，粪后下血，少年质朴，此乃食物不和，肠络空窍所渗，与升降法。升麻、柴胡、生苍术、厚朴、广皮、炙草、炮姜、地榆。又脉缓阳衰，过饮湿胜，大便溏似不禁，便后兼下紫块，是少阴肾藏失固摄，阳明胃但开无阖矣，暖胃通肠法。生苍术、地榆炭、炮姜炭、厚朴、附子、广皮、茯苓、人参。

驻车便血刚柔斟，胶连姜归达肾心。

黑地黄酸兼摄固，炮姜味地苍术均。

参姜平胃附归芍，葛智升榆曲术温。

桂附平胃姜归芍，罗谦甫[①]法地榆君。

驻车丸：阿胶、川连、干姜、川归。葆按：阿胶入肝，和川连入心，心肝为刚脏，可受柔药，归姜入脾肾，脾肾为柔脏，可受刚药。黑地黄丸：苍术、熟地、炮姜、五味，辛润佐酸以摄固。阳虚体质，食入不化，饮酒厚味即泻，而肠血未止，盖阳微，健运失职，酒食湿聚，清阳日陷矣，当从

① 罗谦甫：罗天益，字谦甫。

谦甫先生法。苍术五钱，附子、升麻、地榆各三钱，炒干姜、白术、茯神、广皮各二钱半，人参、葛根、炙草各二钱，厚朴、归身、白芍、益智、神曲各一钱半，姜枣汤丸。便血，经久不愈，谦甫先生立法，以平胃散，加肉桂、干姜、当归、白芍；重加炒地榆，以收下湿，神効。

葛防术芍草归荷，湿胜中虚便血裁。
丹地槐银芩元柿，肠红痔热阴燥和。
阴虚内热血银地，丹芍樗榆苓归培。
脉小气衰阴少摄，粮脂参米瓜乌梅。

湿胜中虚，便红。煨葛根、防风、焦术、炒芍、甘草、炒当归、干荷叶。内热，肠红发痔，当清阴分之热。炒丹皮、生地、焦槐花、银花、焦黄芩、元参、柿饼炭。阴虚内热，肠红不止。炒焦樗根皮一两，炒生地三钱，炒银花、焦地榆、白芍、茯苓、当归各一钱半，丹皮一钱。脉小，气衰，食少，春夏便血，阳升阴弱，少摄，大便时结时溏。益气法升阳，恐阴液更损，甘酸固涩，阖阳明法。禹余粮、赤石脂、人参、粳米、木瓜、乌梅。

肛痔坠血阴不坚，味柏榆萸粮脂煎。
血久泻加营卫惫，桂枝加桂参苓添。
肠红粪后为远血，术芍瓜姜荷草兼。
痔血久肌黄喘肿，四君陈智菟瓜宜。

能食，肠血，脉细，色痿，肛痔下坠，议酸苦坚阴。五味炭、黄柏炭、萸肉炭、地榆炭、禹余粮、赤石脂。病情不但营不振，而清阳亦伤，洞泻不已，减辛润加甘温，桂枝加桂法。桂枝、白芍、炙草、人参、茯苓、干姜、南枣、肉桂。便后下血，此远血也。焦术、炒芍各一钱半，煨姜、木瓜各一钱，炙草五分，炒荷叶边二钱。痔血久下，肌肉痿黄，乃血脱气馁，渐加喘促浮肿，再延腹胀，难治。人参、白术、茯苓、炒菟丝、广皮、生益智、木瓜。

尾闾脊疼营卫离，班龙早服暮归脾。
奇伤鹿茸角归杞，苑紫粮脂茴仲弥。
从脂参苓归远戟，血多羊肉膏丸奇。
瘀停结络由肠下，降覆桃葱归柏驰。

脉左虚右缓，便后有血，尾闾痛连脊骨，自觉心惶欲晕，纳谷少，是中下交损，八脉全亏，早进青囊班龙丸，峻补玉堂、关元，暮服归脾膏，涵养营阴，耐守经年，形体自固。脉小，泻血起二十载，经云阴络伤，血内溢，自病起，未孕育，心中痛坠，血下或粪前粪后，脊椎腰尻酸楚，而经水仍至，跗膝冷，骨髓热，由阴损不固，从奇经升固法。鹿茸、鹿角霜、归身、枸杞、沙苑、紫石英、炒大茴、补骨脂、生杜仲，禹粮蒸饼浆丸。中年形劳气馁，阴中之阳不足，便血不已，以温养固下，男子中年下先虚也。苁蓉、补骨脂、人参、茯苓、当归、炒远志、巴戟、精羊肉，熬膏丸，服五钱。瘀血停结在络，络及肠胃而后下，平昔劳形奔驰，寒暄饥饱致伤，苟能安逸，瘀不復停聚，否再病作，难治。覆花、新绛、桃仁、青葱、归尾、柏子仁。

脱　肛

腹痛脱肛气陷传，参梅归芍陈连莲。
肛翻纯血升柴味，参术归陈芍草痊。
便后腹疼肛坠下，达萸味地菟苓援。
参茸茴苓脂起石，如风肛坠肾真填。

面痿黄，腹痛下血，由饮食重伤脾胃，气下陷为脱肛，经久不愈，正气已虚，宜甘温益气，少佐酸苦，使中焦生旺，而稚年易亏之阴自坚。人参、乌梅、川归、炒白芍、广皮、川连、石莲、炙草。又肛翻纯血，不但脾弱下陷，下焦之阴不摄固，面色爪唇无华色，益气佐以摄阴，但幼稚补药，须佐宣通。醋炒升麻、醋炒柴胡、五味、人参、焦术、当归、广皮、白芍、炙草。便后，少腹痛，肛坠，溺则大便滑，肾虚不摄故。远志、萸肉炭、五味、菟丝、炒茯苓、熟地炭。阳气下陷，肾真不摄，肛坠，气泄如风，老年下元阳衰，非升柴能举其陷。人参、鹿茸、炒大茴、茯苓、补骨脂、阳起石各三分。

痿

肺热叶焦生痿躄，竹沙骨杏合桑麦。
下焦湿热达阳明，苍柏茵苓蚕水石。
萆楝槟苓甲柏茵，足难步大小筋逆。
先㖞继痿络邪风，元地参羚萆斛柏。

有年偏痿，日瘦色苍，脉数，从《金匮》肺热叶焦生痿躄论。玉竹、沙参、骨皮、杏仁、百合、桑叶、麦冬。湿中伏热，沉着下焦，用苦胜湿，辛通气分，然必循经入络，渐达阳明。茵陈、寒水石、茯苓皮各三钱，黄柏、蚕沙各一钱，苍术五分。又色苍，脉实，体壮年，逾四旬，元气充旺，询知善啖酒醴甘肥，酿成湿火，蕴结下焦。今少腹肿，二便涩，两足重难举步，腿肢皮中热。《内经》云湿热不攘，大筋软短，小筋弛长，软短为拘，弛长为痿，必茹素戒饮，经年可拔根。绵茵陈、茯苓皮、炒山甲各三钱，黄柏、川楝、萆薢、槟榔各一钱半。病去七八，常服二妙丸。黄柏二两，苍术三两，同乌芝麻蒸炒，去芝麻。头目口鼻㖞斜，继而足痿，此邪风入络所致。元参、犀角、羚羊角、萆薢、石斛、生地、黄柏。

足痿茸苁戟杞归，柏苓斛膝脂精虚。
杞苁瓜膝蒺苓萆，两腿肌麻狗脊拘。
茸麝归乌羊肾捣，温通督脉脊偻伛。
鹿归苓地通筋脉。远戟苁苍面椹舒。

下焦痿躄，先有遗泄湿疡，频渗利，阴阳更伤，但下焦之病，多属精血不足而久病，宜通任督，通摄兼施，四斤、健步诸法合参。鹿茸、苁蓉、巴戟、枸杞、当归、柏子仁、茯苓、石斛、川膝、补骨脂。脉沉缓，寝食如常，独两腿内外肌肉麻木，五旬有三，阳脉渐衰，温通佐脉络之流畅，仿金刚、四斤法。枸杞、苁蓉、木瓜、牛膝、白蒺藜、茯苓、萆薢、狗脊，熬膏丸。症如历节，汗出筋纵而痛，冬月甚，腰脊伛偻形俯。据述未病前，梦遗已久，经血内损，难养筋骨，议香茸丸，通太阳督脉。鹿茸三两，当归二钱，麝香一钱，生川乌五钱，雄羊肾三对，酒煮烂，捣丸。长夏湿热，经脉流行气钝，下元虚，痿弱，步趋常似酸楚，大便或结或溏，俱属肝肾病，益下必佐宣通。鹿角霜、当归、茯苓、熟地、姜汁、炒巴戟、苁蓉、远志、生茅术、小茴、桑椹、狗脊三斛，熬膏丸。

牛羊猪鹿鳔苁杞，苑戟膝苓盐骨痿。
茴韭菟苓鹿远盆，味归苁蒜杜精髓。
虎潜盐杞通奇经，双补薯丸运摄取。
二妙地黄饮挍参，四筋金刚医详举。

冬令，藏精气既少，当春夏发洩，失血遗精，筋弛骨痿，不堪行走。精血内怯，奇经少气。三年久损，若不绝欲安闲，有偻废难状之疾。鹿筋胶、羯羊肉胶、牛骨髓、猪脊髓、线鱼胶、苁蓉、巴戟、枸杞、茯苓、沙苑、牛膝、青盐。金疮去血后，因嗔怒动肝，五志中阳逆，与客邪化火不同，频服苦辛泄气，阳遂发泄，形虽若丰，而收固失职，阳道不举，背脊喜靠，步履无力，渐防痿废，议以通纳法。大茴、韭子、菟丝、茯苓、鹿角霜、远志、覆盆、五味、当归、杜仲、苁蓉，蒜汁泛丸。脉沉小，腰膝痠软，舌本肿，颈项热，痰湧沫咸，此肾不收纳，阴火上泛，虎潜丸去知、柏、当归，加枸杞、青盐、羊肉胶丸。眩晕怔忡，足肢无力，肌麻骨骱，早晨腹鸣瘕泄，此劳伤阳气，肝风内动，势欲痿厥，法当中运下摄，脾肾双补丸，山药粉丸。寝食如常，形日瘦，语言舌络牵强，手足痿弱，是肝肾内损，乃痿痺之症，地黄饮去萸、味、桂。其二妙、四筋丸、金刚丸，阅《指南》全卷便知。

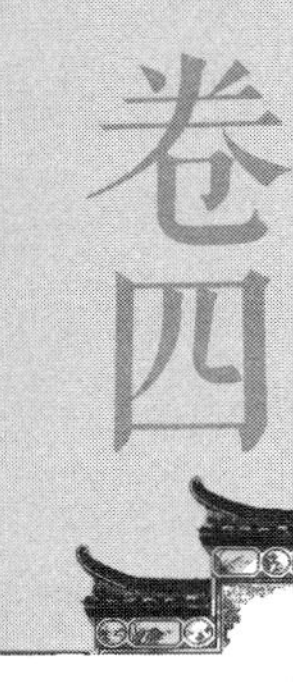

痺

週身痺痛湿风搏，粉蒺桐姜桂羚角。

年久痺螂蝎甲房，蚓乌麝乳酒丸服。

何麻桑桂丸徐图，毒药过攻伤躯壳。

加减防杞荜薢通，风寒湿痺痛俱効。

风湿相搏，一身尽痛，加以坠水，外寒内热，痛甚发厥，此属周痺。花粉、蒺藜、海桐皮、片姜黄、桂枝、羚羊角。三服加豆黄卷、防杞，去片姜黄。风湿客邪，留经络，上下四肢走痛，邪行触犯不拘一处，古称周痺，且数十年，非汤药可効，凡新邪宜急散，宿邪宜缓攻。蜣螂虫、全蝎、甲珠、蜂房、蚯蚓、川乌、麝香、乳香，无灰酒煑黑豆汁，泛丸。《周礼》采青药，以除病。盖因顽钝沉着躯壳，非脏腑损，故以有毒攻拔，使邪不留存，凝着气血乃効。经云大毒治病，十去其五乃止。只宜爱护身体，勿劳情志。何首乌、黑芝麻等分，桑枝、桂枝煎汤，泛丸。寒热不调，风寒湿三气杂至为痺，游走上下，痛楚，邪入经隧，虽汗不解，贵乎宣通。桂枝、杏仁、滑石、石膏、荜薢、防杞、苡仁、通草。

片桑羌术耆防夏，络热痿经热痺达。

耆术苓归草膝芪，仙灵虎脊胶丸纳。

归耆片术蒺桐羌，臂指肿疼走肩胛。

历节风疼行痺名，膏羌桂杏草防发。

湿盛生热生痰，渐有痿痺之状，乃阳明经隧为壅，勿拘执左属血、右属气。《金匮》云经热则痺，络热则痿，治在气分。片姜黄、羌活、半夏各一钱，生白术、黄耆各三钱，桑皮五钱，防风五钱。大凡邪中于经为痺，邪中于络为痿。今痺痛止，行走痿弱无力，经络受伤，阳气不护持，法当归养通补。黄耆四两，茯苓、白术、当归各三两，苁蓉、牛膝、仙灵脾各二两，甘草、虎骨胶各一两，以狗脊十二两，酒浸半日，熬膏为丸。肩胛连及臂指，走痛而肿，乃肢痺也，乃络虚留邪。归身、黄耆、片姜黄、生白术、蒺藜、海桐皮、羌活、防风。风湿化热，萃于经脉，肿痛游走，俗名历节风。石膏、羌活、桂枝、杏仁、防风、甘草。

肢挛泻阳明衰极，杞独苓灵防术脊。
湿痺形寒泻温阳，脊苓苡附木革适。
芎归杞虎膝松檀，苑脊革茄痛脚膝。
独杞革苓桂附猪，年深发骨节肿赤。

左絃急，右缓涩，阴亏暑疟，水湿下坠，遂成挛痺。今已便泻，减食畏冷，阳明气衰极矣，当缓调之。防杞、独活、茯苓、灵仙、防风、生白术、狗脊、仙灵脾。又湿痺脉络不通，苦温渗湿小効，但汗出形寒泄泻，阳气大伤，难作湿甚生热治，议和阳通络脉。狗脊、茯苓、苡仁、附子、生白术、革薢。肢膝麻痺，足膝为甚。当归、枸杞、生虎骨、油松节各二两，川芎、狗脊、萆薢、淮膝、仙灵脾、檀香泥、白茄根、沙苑各一两，烧酒、醇酒各半，浸七日饮。十年中，痛痺三发，痛久流及肢节骨骱，屈曲之所肿赤，此寒湿变热，为欲解。病在躯壳，无性命忧，少腹胀，溺闭。茯苓五钱，桂枝、萆薢、猪苓各一钱，独活、防杞、附子各八分。

桂耆片术羌桐防，汗泻肿疼伤卫阳。

参术耆归桂草枣，气虚托出痛自强。

四肢走痺风邪胜，滑苡蒺桐豆羚羊。

鹿术芎归苓桂蒺，臂腰内踝痛阴戕。

努力气伤，客邪乘气疏而入，风湿阻经隧为肿痛，大汗连出，痛仍不止，大便反滑，固卫阳以却邪。黄耆、生白术各三钱，片姜黄、海桐皮各一钱，防风、桂枝、羌活、独活各五分。又风湿肿痺，世皆以客邪宜散，愈治愈剧，不明先因劳倦内伤，盖邪之所凑，其气必虚，参术益气，佐以风药，气壮托出，其邪病斯退矣！黄耆、生白术、人参各二钱，当归、煨姜各一钱半，肉桂、炙草各三分，南枣二枚。痺在四肢，风湿邪炽。漂滑石、苡仁、蒺藜、海桐皮、大豆黄卷、羚羊角。长夏霉天奔走，踝坠发班[①]，下焦病起，继而筋掣及腰左臂。夫下焦奇脉不流行，内踝重着，湿热混处血络之中，搜逐甚难，失治延为痿废沉痼矣！鹿角霜、生白术、川芎、归须、茯苓、桂枝、蒺藜、黄菊花。

蛾甲芎归芥蒺丸，湿痰混处痺痛缠。

络通痺利沥姜夏，术实参苓陈泻连。

外踝筋疼搜剔法，豆皮蚓蝎甲乌援。

冬苁苑杞杜苓椹，麋虎胶丸脚痛填。

① 班：同“斑”。

四肢经隧之中，遇天阴晦，疼痛拘挛，痈疽溃脓，疡愈病復至，时常鼻衄，经年累月外邪留着，气血皆伤，败瘀凝痰，混处经络，年久恐废疾沉疴。归须四两，干地龙、炒山甲、蒺藜各二两，川芎、芥子各一两，酒水泛丸。从来痺症，每以风寒湿三气主治，而恙之不同，由暑湿外加，水谷内蕴，外来之邪着经络，内受之邪着腑络，故辛解汗出，痛不减。余以清阳明，斯清阳流行，肢节脉络舒通，痺根尽拔。生白术、只实、人参、茯苓、广皮、泽泻、川连、半夏，竹沥、姜汁泛丸。痺痛在外踝筋骨，妨于行走，邪留经络，须以搜剔动药。黑豆皮、蚯蚓、全蝎、炒山甲、川乌。痺痛在下，重着不移，议寒湿治，但左脉搏数，经月梦遗三四，岂是六淫邪聚？内扶肝肾，佐以艾灸，冀効。枸杞、苁蓉、虎骨胶、麋鹿胶、杜仲、桑椹、天冬、沙苑、茯苓，溶胶丸。

痉　厥

阳张阴液竭煎厥，胶地铅和珠末列。
淡菜蚌龟元地胶，咸寒降逆平冲捷。
填阴胃困醒阳明，参麦斛陈米兰叶。
煎厥内风火煎熬，竹翘元地芍知挟。

阳气暴张，精绝，令人煎厥。小生地二两，铅打薄五钱，阿胶三钱，调珍珠末一钱。又煎厥者，下焦阴液枯燥，冲气上

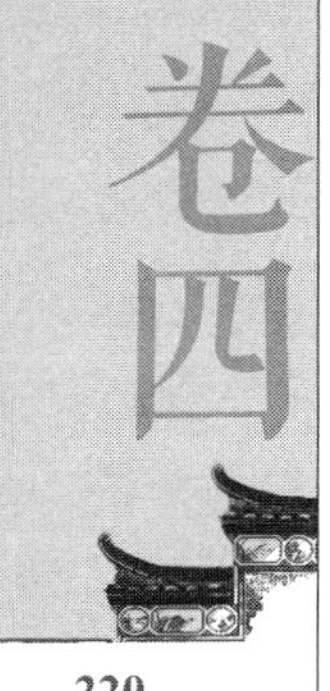

逆[①]为厥，议用咸寒降逆，血肉填阴。淡菜、蚌水、龟胶、元参、小生地、阿胶。又液涸消渴，都是脏阴为病，前以填阴，药汁浓腻不能多进，但胃口不醒，生气何以能振？阳明阳土，非甘凉不復，况肝病治胃成法。人参、麦冬、石斛、广皮、白粳米、干佩兰叶。经云：烦劳则张，精绝辟积于夏，令人煎厥。盖劳动阳气弛张，则阴精不司留恋其阳，虽有曰无，故曰绝。积久，逢夏阳泄，五志火动风生，若煎厥者，然法以清心益肾，使相火内风不暴起，必薄味静养。连翘、竹叶心、元参、知母、生地、白芍。

热壅膻中痉麝香，神舟犀竺郁水菖。
风旋瘛疭防癫郁，犀地丹菖芍沥匡。
地蛎三黄知蚌水，火淫于内咸寒帮。
手牵掣动风防痉，复[②]脉汤除参桂姜。

脐上心下热炽，咽喉陈腐气，神昏，遂仆厥，经时汗出而醒，病来口涌血沫，乃膻中热壅致，心窍受蒙，非芳香，不能通络中瘀痹。犀角、天竺黄、丹参、郁金、茯神各一两，菖蒲五钱，麝香一钱，冰片五分，野赤豆皮煎汤，泛丸，竹叶汤送下二钱，食后服。热郁于内，机窍不灵，春令升泄，木火化风旋扰，瘛疭搐搦，有癫痫之虑。犀角、生地、丹参、菖蒲、白芍、竹沥、郁金。又火淫于内，治以苦寒，佐以咸

---

① 逆：原作“厥”，据《临证指南医案》改。
② 复：原作“腹”，据文义改。

寒。生地、牡蛎、川连、黄芩、黄柏、焦栀，蚌水冲。体瘦，病温热，神呆，舌赤，胗脉时，两手牵掣震动，此津液受劫，肝风内鼓，是发痉之原。议养胃汁，熄肝风，务在存阴耳，復脉汤去参、桂、姜。

膻闭手牵痉至宝，元银翘地犀菖守。

羚丹元地豆皮翘，风动热升郁冒好。

伏暑内风冒上升，膏知米地叶冬草。

羚苓归钩夏麻陈，郁冒风升劳挟酒。

暑邪伤肺，日久化热，逆传入营，遂迫胞络，神昏舌缩，手足牵引，乃暑热深陷，发痉。热闭在里，肢体反不发热，古法清络热，兼芳香开里窍。元参、银花、连翘、生地、犀角、菖蒲，化至宝丹二丸。脉右大，热升风动，郁冒为厥。羚羊角、元参、丹参、生地、黑豆皮、连翘。积劳伏暑，欲寐时，心中轰然上升，自觉神魂缥缈，此皆阳气上冒，内风鼓动，所以陡然昏厥。石膏、知母、粳米、生地、竹叶心、麦冬、甘草。嗜酒多湿，阳明素虚，厥阴来乘，当土旺用事，风木与阳俱升，郁冒而厥，此平昔积劳内因，与外邪无涉。羚羊角、当归、桂枝、钩藤、天麻、茯苓、炒半夏、橘红。

虚痉窍蒙龟膝地，磁神冬远菖萸味。

麦胶蛎芍地天冬，手足牵动摇不寐。

冬地胶龙麦难黄，温邪肝逆痉厥利。

神胶冬地麦决明，痉作厥阴胃受累。

年近花甲，下元虚，春木自地而升，阳浮上蒙清窍。经云：上实下虚，为厥。癫疾倘加恼怒，必厥仆痱中，忌攻痰祛风药。龟板、牛膝、熟地、磁石、茯神、天冬、远志、菖蒲、萸肉、五味。面青，头痛动摇，手足搐搦，惊吓恼劳，病从肝起，如饥求食，夜不寐，都是肝风盘旋，渐为痫厥。小麦、阿胶、牡蛎、白芍、天冬。温热入厥阴，阴伤致风阳上巅，鼓舞遂作痉厥，发丑寅时，昨进咸苦，清其阴分之热，已効，兹镇阳以止厥。天冬、生地、阿胶、龙骨、小麦、鸡子黄。诸厥皆隶厥阴。疝瘕，心热胁胀，中消便难，乃内风犯阳明矣。经言治肝不应，当取阳明，肝胃一脏一腑，相对而治。茯神、阿胶、天冬、生地、小麦、石决明。

惊

惊则伤阳镇气逆，参耆龙牡桂枝敌。

兰姜金汁和徐徐，惊恐伤神不语关。

肢厥惊迷汗枣参，菖龙神枣草小麦。

蛎萸地味金箔龙，暴厥骤惊肝胆惕。

惊则气逆，阳泄为汗，重镇压惊。黄耆二钱，煅龙骨、煅牡蛎各一钱半，人参一钱，桂枝五分。惊恐，神伤不语。建兰根汁、金汁、姜汁，共和，隔汤炖，徐徐服。因惊外触，见症神怯欲迷，肢厥，冷汗，怕动，仿镇怯理虚。人参、炒枣仁、菖蒲、龙骨、茯神、炙草、南枣、小麦。骤惊，阳逆暴厥，为肝胆病，昼则心悸是阳动，夜则气坠属阴亏。收固肝肾法，可効。生地五钱，龙骨、牡蛎各三钱，萸肉、五味各一钱，金箔三张。

癫　　痫

癫痫因惊痰阻陈，菖栀实胆远连芩。
痰凝痫发郁菖胆，天竺连陈白附神。
惊恐不言宿痫远，麻钩菖胆翘羚陈。
鸡黄阿柏芍连醋，理阴和阳痫发频。

神呆，脉沉，因惊恐以致痫疾，言语不甚明了，痰火阻其灵窍，戒酒肉厚味，静室善调，经年可愈。陈橘红、石菖蒲、山栀、只实、胆星、远志、黄连、黄芩。痰病已成，痫疾难愈。郁金、菖蒲、胆星、天竺黄、川连、橘红、白附、茯神。惊恐，阳升风动，宿痫遂发，呕逆吐痰不言，脉络失利。远志、天麻、钩藤、菖蒲、胆星、连翘、羚羊角、橘红。春病及长夏，痫厥屡发。前用芦荟丸，苦泻肝胆，初服即泻。此久病阴分已亏，议理阴和阳，入酸以约束。鸡子黄、阿胶、黄柏、白芍、川连、米醋。

茺地丹丹栀琥连，经临痫作笑狂言。
龟连地柏蒲神叶，栀远脉虚心肾援。
地肝丹通栀苍黛，神迷癫作亢阳潜。
龙珠参枣神萸味，七情伤似癫金填。
五痫丸五脏审用，滚痰铁落痰火研。
补心枕中虚宁志，龙荟控涎实劫涎。

每遇经来紫黑，癫疾必发，暮夜惊呼声震，昼则神呆，面青多笑。火风由肝而至，泄肝热以清神。茺蔚子、丹皮、丹参、焦栀、胡黄连、生地，调入琥珀末。癫疾，脉不鼓指，议交心肾，益神志。龟板、川连、生地、黄柏、蒲黄、茯神、竹叶、山栀、远志。五志阳升，神识迷惑，忽清忽甚，此非有形之邪，乃热风上巅，致竟夜不寐，以极苦药，冀其亢阳潜降。生地、胆草、丹参、木通、山栀、芦荟、青黛、薄荷。操持劳心，悲忧惊恐，内伤情志，渐渐神志恍惚，有似癫痫，其病不在一脏矣！凡七情致伤，自古从未有一方包罗者，大旨揔以阴阳迭偏为定评。凡动皆阳，当宗静以生阴，是议阳乘于络，脏阴不安，敛摄镇固，久进可効。龙骨、廉珠、人参、枣仁、茯神、萸肉、五味、炙草、金箔。五痫丸：朱砂、真珠、雄黄、水银、黑铅，炼蜜丸，如麻子大，每服四五丸。滚痰丸：青礞石、大黄、黄芩、焰硝、沉香。铁落饮，重制肝胆之邪。枕中丹：龙骨、龟板、远志、为丸。补心丹载“虚劳”。当归龙荟丸：当归、龙胆草、芦荟、黄连、黄芩、黄柏、大黄、木香、麝香、山栀、青黛，蜜丸。控涎丹：甘遂、大戟、芥子末，神曲糊丸。

衄

衄从清道由风温，元杏芩翘栀芍金。
宿衄神呆经血滞，丹犀元地翘栀申。
阳升衄不止犀地，丹斛知栀膝柏侵。
阿地二冬淡菜芍，神薯火炽衄潜阴。

温邪上冒，衄血。元参、杏仁、黄芩、连翘、黑栀、白芍、郁金。常有衄血，今夏忽起，神识如呆，诊脉直上鱼际，大忌惊恐恼怒，天癸得通，可愈。丹参、犀角、元参、生地、连翘、知母。阳升，鼻衄不止。犀角、生地、丹皮、石斛、黑栀、知母、牛膝、炒侧柏叶。脉左数，衄血火升。阿胶、生地、天冬、麦冬、淡菜、白芍、茯神、山药。

薯苓元地泻丹柏，时衄阴亏导中白。
欬逆阳升衄失音，龟丹苓地山药膝。
元银地斛决明丹。脉数心烦火亢极。
参芡莲萸脂地薯，精虚衄喘戒酒色。

鼻衄，时发。山药、茯苓、元参、生地、泽泻、丹皮、黄柏、人中白。咳逆失音，衄血。龟板、丹皮、茯苓、山药、生地、牛膝。脉数阴亏，阳升头晕，心烦杂，鼻衄。元参、银花、生地、石斛、决明、丹皮。从前衄血，都以养阴益气愈，知非实热，皆劳役阳冒，致阴血动。今壮年形瘦，身动气喘，肾精伤，少摄纳，勉戒酒色。人参、芡实、湖莲、补骨脂、熟地、萸肉，山药粉丸。

疝

萸连香甲延铃橘，痛绕胁腰囊肿促。
甲楝乌茴核乳香，韭丸温散饥时服。
延桃楝核韭青茴，鼠屎达阴和泻浊。
栀楝延茴青附香，七情瘕疝劳怒屈。

脐下少腹，形象横梗，发必痛绕胁腰以及阴囊，此乃肝气不宣，议以苦辛，佐通经脉之凝涩。吴萸、川连、木香、炒山甲、延胡、金铃子，青菊叶汤丸。疝坠于右，筋缩连少腹痛，此寒主收引，议温通厥阴之络。炙山甲、川楝、炒焦小茴、炮焦川乌、橘核、乳香，韭白根汁泛丸，饥时服。脉右絃左涩，当脐痛连少腹，已属有形，吐黄浊，大便欲解不通，若痛处漉响稍减，卧着体不转移，痛更加。此属疝瘕，议辛香流气，通则不痛耳！延胡、桃仁、川楝、橘核、韭白汁、青皮、小茴、两头尖。此通泄厥阴气方，痛结有形，非辛香无以入络，非秽浊难走至阴之域。劳怒动肝，胁中少腹皆肝游行之所，气凝为胀，久结为瘕疝，以内起情志，宜适意，不耑草木微功。焦栀、川楝、延胡、青皮、香附、青木、香橘核、小茴。

桂桂香茴核李甲，疝冲脘痛过饥发。
胃翻吐蚘呃痰涎，鼠韭楝延归桂纳。
胆柏荟辛猪泻栀，形坚囊肿知沙达。
姜归羊鹿桂茴芎，行坠卧安苓草啜。

疝结少腹，按之坚，凡过饥必冲突至脘，吐酸，䐜胀。述病从怒劳得，应乎肝，肝逆犯胃，饥则胃弱肝乘，上嗳下洩，气则减。肉桂、桂枝、青木香、小茴、橘核、李根白皮、炙山甲。疝属肝。《内经》谓冲脉为病，冲脉隶阳明，肝木乘克胃土，胃翻涌逆，吐蚘呕涎，汤饮不入，呃忒不止，为脏结危疴。肝为刚脏，所服辛燥，自必缺折，欲泻其浊，朱南阳[①]法。两头尖、韭根白、川楝、延胡、归尾、肉桂。湿热下注，入则囊肿形坚，下焦血多气少，议以渗利。胆草、黄柏、芦荟、细辛、猪苓、泽泻、知母、山栀、海金沙。通腑宣壅，粘痰既下，其疝仍聚右，且冬寒月，卧安必有声自消，行走劳动，有形直坠阴囊。久病难急攻，议辛甘化风法。当归、鹿角、桂枝、肉桂、小茴、川芎、炙草、茯苓、生姜，羊肉胶丸。

囊肿腰疼舌灰白，二苓泻薢丹栀柏。
茴归豆甲蝎乌茸，疝牵疟母酒丸释。
参椒苓附楝芦巴，肝逆犯胃浊内迫。
肝浊上冲呕吐酸，附姜胆汁楝萸格。

脉沉弦，舌灰白，腰胯痛，肾囊睾丸肿大，此湿热为病下坠，治当分消。赤苓、猪苓、泽泻、萆薢、丹皮、山栀、黄柏、防杞。疟母，十年沉痾结聚络脉，药难入络耳。虚质，不能耑以辛香，议温通以培生气。大茴、当归、黑豆、炒山甲、炙全蝎、炮黑川乌、鹿茸、水安息香，以黑豆炒赤，淋洒，滤汁和丸，每服二钱，酒送。疝发已过，肢冷渐热，纳食减半。浊阴内迫犯胃，无发汗攻表之理，泄厥阴以安阳明。人参、川椒、茯苓、附子、川楝子、芦巴。味酸，食不化，湧吐，少腹厥气上冲，下有宿疝，以肝浊攻胃。经云吐出完谷，是无阳也。炮黑生附子、干姜、吴萸、川楝、猪胆汁。

① 朱南阳：朱肱，著《南阳活人书》，故有此称谓。

头　痛

头痛齿疼荷菊叶，羚栀薄苦翘枯挟。
荷翘栀苦杏荆通，邪郁头疼白芷列。
首柏杞神豆穞皮，内风头痛流泪液。
风阳上冒晚头疼，胶地神冬芍牡蛎。
痛久突高毒逐邪，芎归姜夏蜂全蝎。

脉左絃数，右偏头痛，左边齿痛。干荷叶、鲜菊花、羚羊角、黑栀皮、薄荷、苦丁茶、连翘、夏枯草。邪郁，偏头痛。鲜荷叶边、连翘、黑栀、苦丁茶、杏仁、蔓荆[①]子、木通、白芷。内风头痛，冷泪流。制首乌、柏子仁、枸杞、茯神、菊花炭、穞豆皮。临晚头痛，火升心嘈，风阳上冒，防厥。阿胶、细生地、茯神、麦冬、白芍、牡蛎。头形象天，义不受浊。今痛久，高突之状，系阳气为邪，阻清空，机窍不宣。考《周礼》采毒药，以攻病，藉虫蚁血中搜逐，以攻邪通结。川芎、当归、半夏、姜汁、炙全蝎、蜂房。

心　痛

鹿角归姜夏桂桃，心疼脉涩昏积劳。
吐涎肢冷痛牵背，丁朴片良苍葉投。

① 荆：原作“京”，据《临证指南医案》改。

辛燥衄伤络喜按，桂椒参草蜜和柔。

闻雷被惊心漾痛，逍遥柴去丹钩倜。

脉左伏，心痛甚，舌白，不能食谷，下咽阻隔，痛极昏厥，此积劳损阳。前曾下瘀血，绵延经月不止，为难治。鹿角、归尾、姜汁、半夏、肉桂、桃仁。心痛引背，口涌清涎，肢冷，气塞脘中。此为脾结心痛，病在络，用辛香。公丁香、厚朴片、姜黄、良姜、苍术、草菓仁。重按，病势稍缓，乃服苦辛燥热，劫伤营络，是急心痛症。若上引泥丸，则危矣，用《金匮》法。桂枝尖、川椒、人参、炙草、白蜜。脉细数，闻雷被惊，心下漾漾作痛，逍遥散去柴胡，加钩藤、丹皮。

胃 脘 痛

劳力脘疼气逆阻，楝延乌附夏陈抚。

萸良延夏满乌苓，久病痛涎制木侮。

前后心胸夜甚疼，延苓郁蔻桃归仵。

参苓夏芍萸良姜，痛呕便闭伤胃土。

劳力，气阻胃痛。川楝、延胡、乌药、生香附汁、半夏、橘红。食呛痛发，呕水涎沫六年，久病入络。述大便或闭或溏，患处漉漉有声，通胃肠以制肝木。吴萸、良姜、延胡、蒲黄、炮川乌、茯苓。痛缓，夜深復炽，前后心胸板掣，脉左数，病在血络。延胡、金铃子、郁金、桃仁、归尾、白蔻。产后三年，经水不转，胃痛得食必呕，汗出形寒，腰内痛，大便七八日始通，脉絃舌白，脘中响，下行痛缓。病属厥阴犯阳明，议心酸两和法。人参、炮吴萸各一钱，白芍、半夏、炒茯苓各三钱，良姜七分。

桂苓姜汁夏蒌薤，浊僭清阳开荡涤。

姜桂延铃夏良姜，胃疼绕背脉絃涩。

荜姜菓朴夏萸陈，前后心疼桂引格。

归草苓姜枣桂枝，营虚胃痛辛甘适。

胃痛久而屡发，必有凝痰聚瘀，议以辛润苦滑，通胸中之阳，开涤浊涎结聚。古谓通则不痛，胸中部位高，治在气分。鲜薤白、瓜蒌实炒焦、半夏、茯苓各三钱，桂枝一钱，姜汁五分，冲。胗脉絃涩，胃痛绕背，谷食渐减。经有数载，已入胃络，与辛通法。茯苓三钱，桂枝、延胡、半夏、良姜各一钱，蜜煑生姜一钱半。胃痛发，前后心冷，呕吐。荜拨、干姜、草菓、厚朴、半夏、炮吴萸、广皮、桂枝。营虚胃痛，进以辛甘。茯苓、南枣各三钱，当归、煨姜各一钱半，桂枝一钱，炙草五分。

桃苓延夏蔻良姜，脘痛努力冷酒伤。

陈夏姜萸苓赭荜，阳微胃痛浊凝妨。

宣通痺窒搜络瘀，桂漆韭灵桃蘆蜣。

痛久入络柏琥珀，参苏桃郁归茺襄。

努力，饥饱失时，好饮冷酒，脘痛，脉絃。茯苓三钱，半夏、桃仁去皮，各二钱，良姜、延胡、红豆蔻各一钱。胃痛，浊痰上逆。广皮、半夏、干姜、炮吴萸、茯苓、赭石、荜拨、生益智。久患胃痛，更加劳力，致络中血瘀凝。捻在络脉中痺窒耳，用缓逐瘀法。桂枝尖、蜀漆各五钱，桃仁二两，蜣螂虫、䗪虫俱炙、五灵脂炒，各一两，韭根白捣汁，泛丸每服二钱。宿病在络，痛非虚症，因久延体虚，痰因气滞，气阻血凝，诸脉逆乱，频吐污浊，大便闭，医以理中护阳。夫阳气皆属无形，而宿病发有因，决非阳微欲脱，今痛处在脘，议瘀浊窒聚法。柏子仁、琥珀、人参、苏木、桃仁、郁金、茺蔚子、归尾，枣肉丸，早服二钱。

胁 痛

七情伤气响疼胁，附楝夏苓姜橘叶。
脘牵入胁气攻忡，夏附连枯芥牡蛎。
姜桂茴归苓丁香，乳旁遶[①]腰按少歇。
胁疼肝着怒劳伤，蛎楝归桃延桂贴。

胁胀夜甚，响动气则降，七情致伤病。香附汁、川楝、半夏、茯苓、姜渣、橘叶。气热攻冲，扰脘入胁。半夏、香附、川连、夏枯草、炒芥子、牡蛎。左乳旁痛遶腰腹，重按得热少缓。此属阴络虚痛，十年不愈痼疾。当归、茯苓各三钱，肉桂、干姜各一钱，小茴、丁香皮各七分。肝着胁痛，劳怒致伤气血。川楝子皮、延胡、归尾、桃仁、生牡蛎、桂枝。

覆花葱绛柏桃归，胁肋胀疼便闭舒。
归泽丹桃甲柏附，胁疼游走乳没驱。

① 遶：同“绕”，下同。

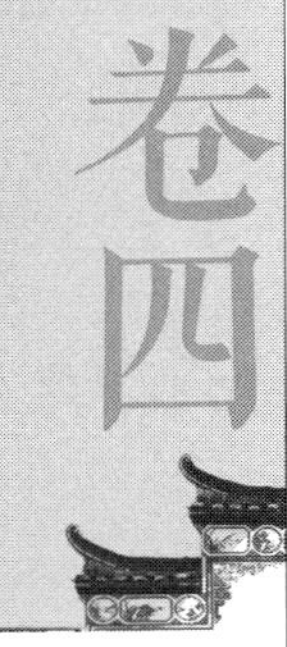

桃归夏楝牡茴橘，左胁板疼降芥医。

丹牡延桃归楝桂，胁疼痞积缓攻追。

初起寒热，渐及胁肋脘疼，进食痛加，大便燥结。病入血络，神怯瘦损，辛香刚燥决不可用。覆花、青葱管、新绛，柏子仁、桃仁、归须。病在胁肋，游走不一，痰多少力，初病两年，寝食如常，今入夏病甚。乃初病在经，继及络血，试服新绛方小効，通络方法，兹通少阳阳明之络。归须、泽兰、丹皮、炒桃仁、炒山甲、柏子仁、香附、乳香、没药，水泛丸。左前后胁板着，食后胀痛，今三年矣。久病在络[①]，气血皆窒，当辛香缓通。桃仁、归须、半夏、川楝子、生牡蛎、小茴、橘红、紫降香、芥子，水泛丸。左胁痞积，攻疼。丹皮、生牡蛎、延胡、桃仁、归须、川楝子、山查、桂枝。

腹　痛

脉涩腹疼呕防痧，栀豉蔻桔二陈瘥。

芎归香桂灵萸芍，腹痛有形肝郁嘉。

里急腹疼气血滞，草黄只桂芍归查。

智归芍草陈姜枣，劳力气伤浮肿夸。

脉数，按之涩，腹疼呕吐。恐痧秽格拒，宜宣通气分。

① 络：原无，据《临证指南医案》补入。

栀子、豆豉、白蔻、桔梗、半夏、广皮白。肝郁，腹痛有形，经事不调。川芎、当归、香附、肉桂、灵脂、炮吴萸、炒白芍、木香。疹发五六年，形体畏寒，病发，身不大热，每大便腹痛里急，此气血凝滞，当以郁病推求。甘草、熟大黄、只实、桂枝、白芍、当归、查肉。劳力伤气，浮肿，食入腹痛，戊己调中法。白芍、枣仁、当归炒焦，各二钱，广皮、煨姜一钱，生益智七分，炙草五分，河水煎。

韭甲桂桃阿魏丸，当脐痛瘀积多年。
桂星蛎核李根楝，胁痞遶胸背痛绵。
腹痛当脐劳则发，归苓桂草枣姜填。
建中四七理中法，三物吴萸审症研。

小便利，大便黑，当脐腹痛，十五年渐发日甚，脉沉而涩。此郁勃伤及肝脾之络，致血败瘀留，劳役动怒，宿病乃发。今冬深闭藏，忌攻下，以辛通润血。韭白、桂枝、桃仁、炒山甲，煎，送阿魏丸一丸。腹[①]痛三年，时发时止，面色亮，是饮邪，酒湿酿成。因怒左胁痛，有形遶腹及背胸，食辛热痛止，復痛。桂枝、川楝子各一钱，生牡蛎五钱，制南星、橘核炒，各一钱半，李根白皮一钱。当脐腹痛，发于冬季，春深渐愈，病发嗳气，过饥劳动亦发，宜温通营分。当归、茯苓、肉桂、甘草、南枣、炮姜。建中、四七、理中、吴萸，俱载《备要》。三物汤载《金匮》“腹满”。

① 腹：原作“復”，据文义改。

肩臂背痛

舒筋活络血虚风，片桂耆归防术通。

耆术归苓羌防杞，臂肩环跳膝髀攻。

羚麻枸蒺耆归菊，风动肩疼桑枝冲。

菊柏归胡蒺杞首，肩连指痛血虚松。

胗脉芤涩，痛时筋挛，遶掣耳后。此营虚脉络失养，风动急，舒筋汤。片姜黄、川桂枝、黄耆、防风、白术、川归，活络丸一丸送。痛起肩胛，渐入环跳髀膝，是为络虚。黄耆五钱，白术、当归、茯苓各三钱，防杞八分，防风、羌活各五分。阳明气衰，厥阴风动，头眩目昏，右肩痛麻。胁下聚气，肝经主治。羚羊角、天麻、菊花、蒺藜各二两，枸杞、黄耆皮各四两，归身三两，桑枝四两，熬汁丸。左指胀痛引肩，血虚风动，柔药温养。首乌、枸杞、归身、大胡麻、菊花、柏子仁、蒺藜，桑枝膏丸。

背疼医督腹冲任，椒桂附苓术远顺。

楝芍椒姜连桂辛，肝邪攻背柏梅运。

附延楝橘萸乌红，胸背走疼气血钝。

失血背疼理络虚，参归枣芍草神润。

归茸杜枸苑延苓，背痛督虚背突论。

菟鹿苓归仲苑龙，遗精背痛督虚紊。

肾气攻背，项强，溺频且多，督脉不摄，腰重头痛，难以转侧。川椒炒，三分，桂枝、附子、白术、生远志各一钱，茯苓一钱半。凡冲气攻痛，从背而上者，系督脉主病，治在少阴；从腹而上者，系冲任，主病治在厥阴，或填补阳明。此治病宗旨。肝浊逆攻，痛至背。川楝子、白芍各二钱，干姜八分，焦乌梅、桂枝、黄柏各五分，川椒、炒川连各三分，细辛二分。时当冬腊，口鼻吸受寒冷，阻阳气之流行，痛自胸引及背，甚手足冷，宜两通气血。香附、延胡、川楝子、橘红、吴萸、乌药、红花。脉芤汗出，失血背疼，此为络虚。人参、当归、枣仁、白芍、炙草、茯神。督虚，背疼，脊高疼。生毛鹿茸、枸杞各三钱，鹿角霜、杜仲、茯苓各一钱半，当归、沙苑各一钱，青盐三分，调入。督虚背疼，遗洩。生毛鹿角切片、炙鹿角霜、生菟丝子、生杜仲、炒苑子、白龙骨、茯苓、当归。

腰腿足痛

滑苓朴杞杏蚕萆，湿郁腰疼牵右脚。
腰痛连环跳穴疼，桂茴苓苑枸桑就。
力伤腰痛羊腰盐，归加仲膝苓枸合。
腰髀环跳痛营虚，桂杞仲归膝苑萆。

湿郁，少腹痛引腰，右脚痠。漂滑石、茯苓、厚朴、防杞、杏仁、蚕沙、萆薢、草菓仁。腰疼，环跳穴痛痺。桂枝、小茴、茯苓、沙苑、枸杞、桑寄生。努力伤，腰疼。当归、五瓜皮、杜仲、牛膝、茯苓、枸杞、青盐、羊腰子。脉涩，腰髀环跳悉痛，烦劳即发。下焦空虚，脉络不宣，络虚则痛。归身、桂枝、生杜仲、防杞、沙苑、牛膝、萆薢、小茴。

老年腰膝痛牵腹，归桂苁茴柏鹿角。

两膝跗筋痛湿蒸，三石杞苡杏灵却。

虎归加膝独茄松。劳力腿伤骨痛握。

归甲仲茴辛地龙。邪留阴腿筋麻木。

绛降葱归郁柏桃。卫营失司腹腰束。

参归枸苑菊茴神，病后筋疼烦劳復。

老年腰膝久痛，牵引少腹两脚。不堪步履，奇脉隶肝肾为多。当归、肉桂、苁蓉、小茴、柏子仁、鹿角霜。两足膝跗，筋掣牵痛，虽宿痛，近日痛，发必挟时令温热湿蒸之气，阻其流行之遂，理进宣通。漂滑石、石膏、寒水石、防杞、苡仁、杏仁、灵仙。劳力伤，左腿骨麻疼。生虎骨四两，当归、加皮、仙灵脾、牛膝、茄根、油松节各二两，独活一两，狗脊八两，熬膏丸。痛着右腿，身前肌肉不肿，必在筋骨，夜势笃，邪留阴，有偏坠，治在肝。生杜仲一两，当归、炙山甲各二钱，小茴炒、干地龙炙，各一钱，细辛三分。胸中稍舒，腰腹如束，气遂有欲通之象，而血络仍然锢结。恶寒怯冷，乃营卫失司，非阳微之比。议以宣络。新绛、降香、川归、青葱管、郁金、柏子仁、桃仁。病后，精彩未復，多言伤气，行走动筋，谓之劳復。当与甘温，和养气血。人参、当归、小茴拌炒、沙苑、蒺藜、茯神、炒枸杞、菊花炭。

耳

上冒风邪右耳聤，薄翘勃桔杏通承。

风温耳聤益元散，菊菉银丁荷贝凝。

风挟酒痰火耳闭，荷翘元菊蒡膏羚。

大声喊耳闭风火，蒿菊荷翘丁薄行。

丹地枯栀苓丁草，肾心虚胆冒耳鸣。

补丸牡味麦龟芎，磁地神莲沉珠平。

温邪上冒，耳聤右边胀。薄荷、连翘、马勃、桔梗、杏仁、通草。先起咳嗽，继而耳聤胀痛，延绵百日不愈。此体质阴亏，触冒风温，未清内，外因重伤阴分，少阳相火陡起，故入暮病剧。当先清降，再议育阴。鲜菊叶、菉豆皮、银花、苦丁茶、鲜荷叶梗、川贝、益元散。壮年，脉小促数，自春风温咳嗽，继以两耳失聪。据服苦降滋阴不效，是不明虚实矣。《内经》以春病在头，膏粱[①]之质，厚味酒醴，助上痰火，固非治肾肝可效。每晚卧服茶调散一钱。鲜荷叶汁、连翘、元参、鲜菊叶、牛子、石膏、羚羊角，午时前服。因大声喊叫[②]，致右耳失聪。想外触惊气，内应肝胆脉络，震动其火风之威，郁而阻窍。治在少阳，忌食腥浊。青蒿、鲜菊叶、鲜

① 粱：原作“梁”，据文义改。
② 叫：同“叫”。

荷叶汁、连翘、苦丁茶、薄荷梗。肾窍于耳，心亦寄窍于耳，心肾两亏，肝阳亢逆，故阴精走泄，阳不内依，是以耳鸣时闭。但病在心肾，其原由于郁，郁则肝阳亢，令胆火上炎。早服丸以补心肾，午服汤药以清少阳。丸方：熟地四两，龟板二两，麦冬、牡蛎、白芍、建莲、茯神各一两五钱，五味、磁石各一两，沉香、漂辰砂为衣，各五钱。汤剂：生地、女贞各三钱，夏枯草、茯苓各二钱，丹皮、山栀各一钱，甘草五分。

目

翘薄芩栀枯菊丁，燥风目赤火邪升。

望苓菉苡通桑谷，目痛暑邪法轻清。

郁勃气火翳附决，翘栀丹望枯谷精。

枯翘羚菊归丹桂，目暗络虚液耗烹。

秋风化燥，上焦受邪，目赤珠痛。连翘、薄荷、黄芩、山栀、夏枯草、鲜菊叶、苦丁茶、桑皮。暑入气阻，热蒸湿郁，勿取大辛大苦开泄，宜清上中法。望月砂、茯苓、菉豆皮、苡仁、通草、桑皮、谷精草。郁勃气火，翳遮目睛，高年苦辛难进。香附、草决明、连翘、山栀、丹皮、望月砂、夏枯草、谷精草。高年目暗已久，血络空虚，气火乘空攻触脉络，至夜而甚，乃热气由阴而上之故。夏枯草、连翘、羚羊角、鲜菊叶、全当归、桂枝、丹皮。

目胞浮肿苓姜皮，陈腹桑通草苡奇。

泪多眦胀心嘈杂，归芍神耆姜枣驰。

首枸胡桑地决柏，目盲望菊穞谷藜。

瞳[①]神散大薯萸味，枸曲菊神谷地弥。

目胞浮肿，不饥不运。桑皮、腹皮、广皮、通草各一钱，茯苓皮、苡仁各三钱，姜皮五分。左目多眦，泪胀，心嘈杂。阳明空虚，肝阳上扰使然。黄耆、茯神各三钱，当归、白芍、煨姜各一钱半，南枣一枚。目痛，无光。首乌制，六两，石决明四两，小胡麻、望月砂各三两，枸杞、生地、桑叶各二两，柏子仁、蒺藜、黄菊花各一两，穞豆皮八两，谷精珠[②]四两，煎浓汁泛丸，每服五钱。瞳神散大，左偏头痛，先损左目，是焦烦，阳升劫液。山药、萸肉、五味、枸杞、生神曲、菊花、茯神、谷精草、熟地。

鼻

鼻室衄风冒壅热，丁翘荆滑芷荷叶。

鼻渊于左耳鸣肝，羚菊丁栀枯滑提。

翘贝澡昆芎附栀，羚枯郁鼻渊核结。

体虚鼻渊天真丸，茶调通圣体实设。

头面诸窍，皆清阳游行之所，邪处于中则堵塞阳气不司流行，内痺必郁化热，有鼻壅衄衄矣。理以通圣散，但远处

① 瞳：原作“膧”，据医理改。

② 谷精珠：谷精草带花茎的头状花序。

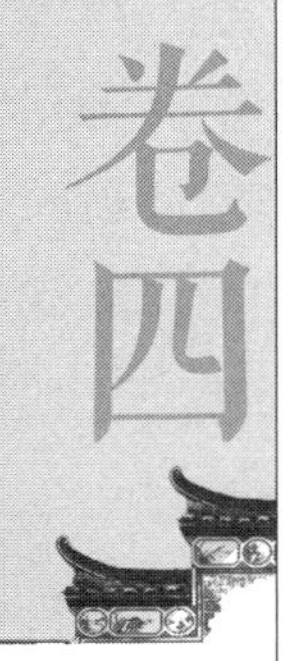

仓促就胗，用轻可去实法。苦丁茶、连翘、蔓荆子、漂滑石、白芷、干荷叶边。素有痰火，春令阳升，木火化风上巅顶，耳鸣鼻渊，甚左者，春应肝胆，气火自左而升，宜清热散郁，辛凉达于头面。羚羊角、青菊叶、苦丁茶、黑栀、夏枯草、漂滑石。又考五行六气，迅速变化，莫若火风。脑热暗泄为鼻渊，隧道失和，结成瘿核。东垣升阳散火，丹溪揔治诸郁，咸取苦辛为法。连翘、浙贝、海藻、昆布、川芎、香附、黑栀、羚羊角、夏枯草、郁金，鲜菊叶汁泛丸，苦丁茶煎汤，送二钱。形瘦长，禀木火，阴精不足，脑髓不固，鼻渊下不腥秽，暖天稍止，遇冷更甚，虚症顕然，忌发散，防劳怯，天真丸多服，载前；虚损，通圣散、茶调散载《备要》。

牙

火郁齿疼犀羚元，知栀翘草根枯填。

牙宣酒客衄痰血，豆白斛蛎泻旱莲。

风热上蒸头牙痛，银翘芦滑菉瓜援。

羚蚕麻钩丹栀桂，内闭牙痛颊车钳。

阴亏体质，温火郁冒巅顶，厥阴上逆，结核龈肿。犀角、羚羊角、元参、山栀、知母、连翘、甘草、银花、夏枯草。酒客牙宣，衄血痰血，形寒内热，食少，阴药浊味姑缓。黑豆皮、人中台、石斛、牡蛎、泽泻、旱莲草。风热上蒸，龈胀头痛，议以轻清。银花、连翘、鲜芦根、囫滑石[①]、菉豆皮、西瓜翠衣。脉细数，体阴虚内热，牙痈后，颊车穴闭口不能张。其病在络，药难取効，拟宣通络痺方。羚羊角、僵蚕、天麻、钩藤、丹皮、黑栀、桂枝尖。

咽　喉

项肿喉疼火上郁，射翘蒡勃菉皮薄。
咽痛阴亏宣上焦，沙桑菉贝栀元斛。
肺中气热沙芦根，贝骨部枇粉苡沐。
老劳咽疼麦稻根，条参鸡白斛草渥。

风火上郁，项肿咽疼。射干、连翘、牛子、菉豆皮、马勃、薄荷。左脉絃数，咽疼脘闷，阴亏不耐辛温，以轻味清上焦。沙参、桑叶、菉豆皮、川贝、黑栀、元参、石斛。喉间紧闭，呼吸饮食仍不觉其苦，眼白带黄。议清肺中气热。沙参、芦根、川贝、骨皮、百部、枇杷叶、花粉、苡仁。老劳，咽疼。鸡子白一枚，条参、石斛各一钱，麦冬三钱，糯稻根五钱，甘草五分。

喉舌疳蚀灼金汁，兜贝银翘芦通就。
冬地胶元鸡稻根，厥阳火灼柔缓急。
草参小麦芍萸神，喉燥液亏风扰暴。
君相火结蛾癣风，金锁降雪清凉酌。

① 囫滑石：即囫囵滑石。

上焦之病都是气分，气窒则上下不通，而中宫遂胀，热气蒸灼，喉舌疳蚀。清气分之热，必佐解毒。川贝三钱，银花二钱，连翘、通草各一钱半，兜铃六分，白金汁一杯，鲜芦根汁半盏。咽喉痛痺，时发如有物阻隔，甚至肩连心下，至夜更甚，是液枯，肝燥火风上灼。仿柔剂甘以缓急。天冬、生地、阿胶、元参、鸡子黄、糯稻根须。脏液不充，阳气虚风鼓动，病起喉辣心震，频发。多因劳怒，用甘缓法。甘草、人参、小麦、白芍、萸肉炭、茯神。喉风、蛾癣吹方：金锁匙、僵蚕一钱，牙硝一两五钱，硼砂五钱，大梅片二分半，共研末。白降雪散：熟石膏一钱半，硼砂一钱，焰硝五分，胆矾五分，元明粉三分，大梅片二分，研末。清凉散：硼砂三钱，人中白煅，一钱，川连一钱，薄荷六分，青黛四分，大梅片五分，末。

乳

乳痈丹橘解肝热，蒌薄栀枯附楝协。
归芍柴苓枯贝草，七情伤乳核郁结。
乳核少阳归尾丹，附蒿泽郁菊橘叶。
清肝解郁核初成，香贝养营气弱设。

肝气郁遏，宿痞乳痈。丹皮、青橘叶、瓜蒌子、薄荷梗、黑栀、夏枯草、香附、川楝子。乳房为少阳脉络经行之所，此经气血皆少，由情怀少畅，气血郁痺，有形而痛，当治在络。延久恐成沉痼。川归、白芍、柴胡、茯苓、夏枯草、川贝、甘草。乳房结核，是少阳之结。气血皆薄，攻之非易，产后有年，酿成疡症。归尾、丹皮、香附、青蒿、菊叶、泽兰、郁金、橘叶。葆采《金匮》乳房结核，小者如梅，大者如李，按不移，推不动，时时隐痛，皮色如常，由肝脾二经，气郁结滞而成。日久防乳岩，初起气实，宜清肝解郁汤。四物合二陈加贝母、青皮、远志、桔梗、苏叶、栀子、木通、香附。气虚，香贝养荣汤。即养荣汤加香附、贝母，载《备要》。

肠痈

银瓜绛降苑郁桃，吐痰口臭内痈愁。
肠痈小腹满溺闭，通栀丹楝茴苡投。
腹痛热寒如刀刮，茴归韭甲鼠屎缪。
腹坚溺闭痈脓作，苡附牡丹《金匮》求。

叶天士先生非疡科，当日有就诊[①]者，立方亦合经络而设。葆采疮疡内肠痈、乳核编之，以开后学。痛久，屈伸不得，是经络呆钝，气痺血瘀郁蒸，大便血下，喘促烦躁，吐痰口气臭，腹满欲作内痈。银花、冬瓜子、新绛、降香、紫苑、郁金、炒桃仁。舌焦黄，小腹坚满，小便不利，两足痿，湿热内聚，六腑不通，有肠痈之虑。通草、山栀、丹皮、川

① 诊：原作“疹”，据文义改。

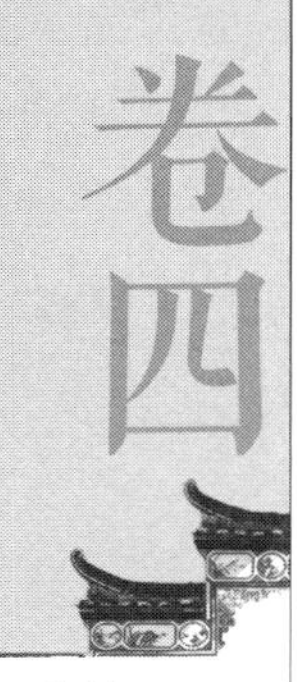

楝、小茴、苡仁、青葱。脐旁紫肿寒热，少腹痛如刀刮，二便皆涩，两足筋缩，肠痈已成。小茴、归尾、老韭白、炙山甲、两头尖。壮热旬日，周身筋脉牵掣，少腹坚硬，小便淋滴，欲酿脓肠痈为病。大黄、丹皮、桃仁、冬瓜子、芒硝。

女　科

调　经

先期难妊艾茴查，苓桂芎归益附瘥。
耆桂饴糖枣芍草，背寒久嗽损劳夸。
归茴苓桂夏连楝，期后心疼冲气挖。
寒热缠经来腹痛，泽丹鳖地粉知加。

经先期色变，肤腠刺痛无定所，晨泄不爽利，从未生育。壮年多郁闷，郁则周行气血不通，而脉络间断蒙痺，议以通剂。艾叶、小茴、山查、茯苓、肉桂、川芎、当归、生香附，益母胶丸。久嗽背寒，晨汗，右边卧咳甚，经事日迟，脉数而虚，减食。此情志郁伤延损，非清寒肺药所宜。黄耆、桂枝、南枣、饴糖、炙草。气冲心痛，呕涎，气坠而泻，经来后期，色或淡或紫。病冲脉，从厥阴、阳明治。归尾、小茴、川连、桂枝、半夏、茯苓、川楝、橘红。寒热，经行腹痛。泽兰、丹皮、鳖甲、生地、花粉、知母。

先疼后期泻肠鸣，查附芎归术香苓。
经至食酸胀痛涩，桃延茴韭楝归平。

苓猪术杞蛎椒朴，腰下肿经闭湿凝。

腹满经停大便闭，葵归李柏杜膝行。

先腹痛而后经至，气滞为多。晨泻腹鸣，亦脾胃病，与瘕泄[①]异。山查、香附、川芎、川归、煨木香、茯苓。酸涩入里，气血呆钝，痛自心胸，胀及少腹。昔经只行三日，今四日未已，为凝涩阻，胀痛，仿辛胜酸法。桃仁、延胡、小茴、韭白汁、川楝子、归尾。腰以下肿，经闭四月，腹痛泻不爽，开太阳。导其气阻水湿。茯苓、猪苓、生白术、防杞、牡蛎、椒目、厚朴、泽泻。经停腹满，大便闭。冬葵子、归尾、郁李仁、柏子仁、鲜杜牛膝。

芎归延附青查膝，经闭一年痛桃益。

跗肿腹膨血蛊成，桂苓泽蛎楝延敌。

桃黄地桂郁姜渣，血蛊腹坚咯血黑。

腹胀蛊酿青附香，乌灵延芍郁归赖。

服阿魏丸，高突已平，痛未全止，经闭年余，腹膨。全属气血凝滞，若不经通，病何以去？川芎、当归、延胡、香附、青皮、查肉、牛膝、桃仁，益母胶丸。面无华色，脉右絃左涩，经阻三月，冲气攻左胁痛，腹时胀，两足跗肿，是血蛊，勿小视。桂枝、茯苓、泽泻、牡蛎、川楝、延胡。经阻两载，少腹坚硬，大便不爽，不时咯出紫血块，此属血蛊。炒桃仁三钱，鲜生地汁五钱，熟大黄、郁李仁、老姜渣各一钱

① 瘕泄：原作“瘕泻”，径改。

半，肉桂五分。经闭腹胀，渐成蛊。青皮、香附、木香、灵脂、乌药、赤芍、延胡、郁金、全当归。

闭咳成劳忌润凉，桂归芍草枣饴糖。
丹归枣芍远苓草，咳血闭寒热理营。
桂芍麦胶麻地草，热蒸阻干血劳良。
丹栀钩降查苏郁，咳血倒经气血戕。

脉弱汗出，久咳形冷，减食。内损成劳，大忌寒凉，清热理嗽，姑与建中法，冀纳谷经行。白芍、当归各一钱半，桂枝、炙草各五分，枣肉、饴糖各三钱。营虚寒热，咳血经闭。丹参、当归、枣仁、炒芍、远志、茯苓、广皮、炙草、桂圆肉。潮热经阻，脉絃数。营血被寒热交蒸，断其流行，即为失血劳瘵，重候。生地二钱，白芍、阿胶、麦冬各一钱半，火麻仁一钱，桂枝、炙草各三分。十七岁天癸不至，咳嗽失血，先以顺气导血，倒经重症。降香、郁金、丹皮、黑山栀、双钩藤、炒山查。

热寒衄闭溺腰疼，地芍冬知芜膝神。
酒醋童蒿鸡胶汁，冲年倒经虚火焚。
茯脂艾附鹿苓桂，益母参丸归紫寻。
奇病冲心麻痺呕，愆期瘕泻腹痛频。

冲年，天癸未至，春阳升动，寒热衄血。平昔，溺后腰痛，先天质薄，阴水难充易亏，最多倒经之虑。雄乌骨鸡、生地、白芍、茯神、天冬、知母、牛膝、茺蔚子、女贞子、阿胶。诸药除阿胶用水煎汁，去渣，其乌鸡去毛及翅足，另以童便一碗、青蒿汁四碗、醇酒二碗、米醋一碗，同煑鸡烂滤，再加前药汁，和入阿胶收，炖煖服五钱。能食不运，瘕泻，经事愆期，少腹干涸痛，下焦麻痹，冲心呕逆，腹鸣心辣，奇经交病。苁蓉、补骨脂、艾叶、制香附、鹿角霜、茯苓、肉桂、人参、小茴、紫石英、当归，上药研末，肉桂去粗皮，末后入和匀，益母胶丸。

参归芎芍艾河车，桂地茴神紫附跻。

益母胶丸月两至，或闭妊难冲任亏。

查附棱莪归楝桂，茴延青泽膝葱棲[①]。

当期室女腹疼甚，肝逆胃戕闭郁闺。

经水一月两至，或几月住不来，五年来不孕，下焦肢体常冷，是冲任脉损，不能藏蓄，议煖督益肝。人参、川归、川芎、白芍、艾叶炭、河车胶、肉桂、熟地、砂仁、制小茴、茯神、紫石英、香附，益母胶丸。室女经水不调，先后不定，来期必先腹痛，较平日为重，饮食大减，初夏入秋，下焦常冷，腹鸣，忽泄忽结，是居室易郁怒，肝气积，胃受戕，而八脉皆肝胃属隶，脉不循序，流行气血，日加阻闭，必结癥瘕。山查、生香附、三棱、莪术、当归、川楝子、肉桂、小茴、延胡、青皮、泽兰、牛膝，葱白丸。

营热脉数经不通，参丹琥地芍天冬。

鸡黄地芍胶冬膝，咳呛失血动气冲。

---

① 棲：同“栖”。

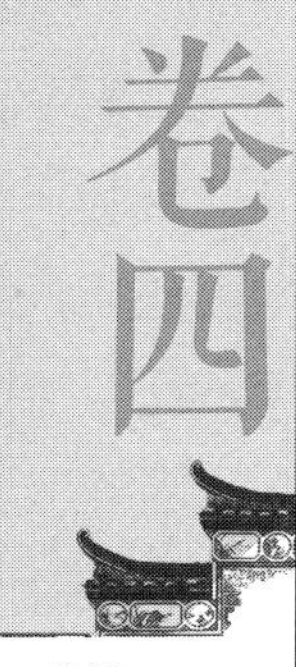

地枸柏益薇[①]杜苑，河车查补奇经空。

经迟难妊病冲损，温养坚阴勿破攻。

脉细数，腹痛，营热，经血不通。人参、丹参、鲜生地、白芍、天冬、琥珀末三分，冲。震动气冲，咳呛失血。鸡子黄、鲜生地、白芍、天冬、阿胶、炒牛膝。十三年不妊，其中患[②]病非一述，经事迟来，期先三日，周身脉络牵掣痠楚，不得舒展。凡女人月水，诸经之血，必汇集血海而下，血海者即冲脉也，男子藏精，女子系胞。经不调，不孕，冲脉病也。古人温养下焦，必佐凉肝坚阴，勿执经迟为气滞为寒，乱投破气刚燥劫阴。生地、枸杞、黄柏、白薇、杜仲、沙苑、河车胶、山查、白花益母草。

淋　带

阳明虚带下如注，参桂苓归螵杜慰。

地蛎胶鸡冬芍莲，仲薇续断阴阳粹。

参胶龙味芡莲苓，冒妄阴亏血液去。

螵鹿枸参草苑神，收引固免带缠踞。

阳明脉虚，手足麻冷，身动，带下如注，用通摄法。人参、桂枝、茯苓、川归、桑螵蛸、生杜仲。色苍脉数，阴血

① 薇：原作“微”，据文义改。下同。

② 患：原作“幻”，据文义改。

不足，心中泛泛，即头晕腹痛，经水仍来，兼带下。肝阳内扰，风木乘土，拟酸以和阳，咸苦坚阴。初服：白芍、生地、阿胶、牡蛎、樗根皮、黄柏；接服：生地、牡蛎、阿胶、乌骨鸡、天冬、白芍、建莲、杜仲、白薇、续断。血液去则脏阴失守，神不内附，致目中妄见，非鬼祟也，当镇阳神为主。若骤用阴药，恐妨胃。人参、阿胶、龙骨、五味、芡实、建莲、茯苓。淋带瘕泄，诸液耗，必伤阴，此参、附、桂、姜劫阴不效，而胶地阴柔，亦无功，盖脉隧气散不摄，阴药降，徒增其滑耳，必收之引之固之。兹嘱服震灵丹，意通则达下，涩则固下，惟其不受，偏寒偏热，是灵效矣，后方常服。人参、鹿角霜、沙苑、枸杞各一钱半，桑螵蛸、茯神各三钱，炙草五分。丸方下首。

参麋脂菟远粮茴，苓紫蜜丸摄固培。

柏杞苑神贼骨杜，石英归摄带痛摩。

阳蒸液洩带如注，胶地神莲薯芡裁。

液涸便难带赤白，杞苁归柏郁车罗。

前嘱常服方，淋带瘕泄，俱觉向愈，接服丸剂。人参、鹿茸、生菟丝子各二两，补骨脂、茯苓各一两半，生紫石英、禹余粮各一两二钱，炒焦小茴、焦远志各五钱，蜜丸，早服三钱，晚服炒香丸三钱。前用通补，淋痛按摩则缓，奇经虚舍，补养恐增剧。栢子仁、枸杞、沙苑、茯神、乌贼骨、杜仲、紫石英、当归。舌赤亮，头胀身热，带下如注，阴液洩，阳浮热蒸，宜固摄，忌升举。阿胶、熟地、茯神、建莲、山药、黄实[①]。少腹拘急，便燥，带赤白，属液涸。枸杞、苁蓉、当归、柏子仁、河车、郁李仁。

崩　漏

经漏不止风泻餐，参苓脂粮梅瓜安。

五旬暴下豚肝色，樗泽芩蒿柏地监。

年老经淋身牵掣，参耆草苑杞归宽。

崩淋两载申时至，螵鲍茜莲贼菟删。

经漏不止，久风餐泻。人参、茯苓、赤石脂、余粮石、炒乌梅、木瓜。产育频多，冲任脉虚，五旬五天癸当止，紫黑血如豚肝暴下，黄水不断。三年来，所服归脾益气，但补虚调脾胃，未知奇经为病。论女科冲脉即血海，今紫黑块，几月一下，必积蓄之血入而瘀浊，不得不下之理。此属奇经与脏腑无涉，仿古久崩久带，宜清宣通。樗根皮、泽兰、黄芩、青蒿根、柏子仁、细生地，接服班龙丸。年五旬一，天癸止，而经淋周身牵掣，右肢渐不能举。不但八脉伤，而阳明胃脉衰，微少气，最难向安。人参、黄耆、沙苑、炙草、炒枸杞、炒当归。崩漏两年，先带始，而半月发病，今夏季每交申酉，其漏必至。思下午为阳中之阴，阴虚阳动，冲任脉俱动，下无提防约束。夫奇经肝肾主司，冲脉隶阳明，阳

① 黄实：即“芡实”。

明虚不固摄，有开无阖矣。医但以涩剂，以苟安旦夕，未及按经论病。海螵蛸、鲍鱼、茜草、生菟丝、石壳莲子。接服乌贼鱼骨丸，即海螵蛸、茜草、雀卵，丸，鲍鱼汤下。

崩漏不止盐羊肾，杞柏苁神紫斛运。

乳地冬胶柏芍参，神知枣漏十年润。

苓胶参地芍车莲，宁血凉肝补冲任。

地术参苓车草归，附茴艾芍紫虚论。

体虚，崩淋不止，筋掣痛，不能行。枸杞、栢子仁、苁蓉、茯神、紫石英、石斛、羊内肾、青盐。经漏十二年，五液皆枯，冲任不用，冬令稍安，夏季病甚，心摇动，腹热及腰膝跗骨皆热。此枯槁日著，古法暴崩宜温，久病宜清。人乳粉、生地、天冬、阿胶、柏子仁、人参、白芍、茯神、知母、枣仁，蜜丸。固补冲任，凉肝宁血。茯苓、阿胶、人参、生地、白芍各二两，鲜河车胶一两，石壳建莲肉四两，二胶如少，加山药粉搅糊丸，早参汤送四钱，晚送二钱。病属下焦，肝肾内损，延及奇脉，致经漏淋漓，腰脊痿弱，脉络交空，终身难孕。熟地、砂仁拌白术、人参、茯苓、河车胶、当归、香附、蕲艾炭、白芍、紫石英、炙草、小茴，蜜丸。

面浮跗肿漏三年，龟鹿蛎阿柏锁丸。

期后带淋稽皮润，参胶地芍神贞莲。

血崩多下任冲损，贼地芍胶茜麦填。

脾郁逍遥去柴术，加参螵仲调肝燃。

经漏三年，色脉俱夺，面浮跗肿，减食，便坚不爽，自脊膂腰髀痠楚如坠，入夏来，形日羸。大旨经水诸路之血，藏于血海而下，其不致病崩决淋漓者，任脉为担任，带脉为约束，刚维跷脉之拥护，督脉揔督其统摄。今者但以冲脉之动而血下，诸脉皆失其司，症固虚。补阳日饵不应，未达奇经之理耳，议以早进通阴潜阳方。龟板、鹿角霜、阿胶、生牡蛎、柏子仁、锁阳。另炖人参汤，和服。鹿性阳入督。龟体阴走任。阿胶得济水沉伏，熄肝风，养肾水。柏子仁养血理燥。牡蛎去湿消肿。锁阳固下焦阳气，解述治八脉大意。又乌贼鱼丸方，海螵蛸八钱，米醋炙，去硬皮，研，水飞，芦茹（或云即茜草）二钱，共末，雀卵量捣为丸，食前每服二钱，用淡鲍鱼（即干鱼汤），一小盃导引。经后，带淋久漏，奇脉少固。穞豆皮、人参、阿胶、生地、白芍、茯神、女贞子、旱莲草。经停半载，雨水节后，忽然暴崩，春分节血止，黄白淋漓自下，寒则身拘束，热来口干烦，天明汗出乃止，寐则身麻如虫行四肢，骨节痛，此冲任损伤，骨髓已枯，脂液荡尽，延为瘵疾。乌贼骨、生地、白芍、阿胶、茜草、小麦。血崩过多，肝脾郁损，逍遥散。川归、白芍、野苓、丹皮炭、焦栀、人参、桑螵蛸、生杜仲。

胎　前

归术芍砂苏苧芩，妊娠三月恶阻频。
时邪恶阻身疼热，粉竹芩翘苏草匀。
参地胶冬麻草芍，热邪窍壅五月娠。
身麻肢冷胎冲胀，只桔夏参姜汁霖。

经停三个月，无寒热，诊脉大，呕恶减食，是恶阻症，初服汤剂。黄芩、苏梗、砂仁、白芍、当归、橘红、知母。接服丸方，黄芩三两，白术二两，当归、白芍、苏梗各一两半，砂仁五钱，青苧[①]汤叠丸。恶阻，本恶心厌食，今夹时邪，头痛身热，当先清热。花粉、竹叶、黄芩、连翘、苏梗、甘草。怀妊五月，得热病，久伤阴液，身中阳气，有升无降，耳窍失聪，便难艰涩，用復脉法，以生津液。人参、生地炭、阿胶、天冬、麦冬、火麻仁、甘草、白芍。脉右虚左絃，身麻肢冷，胎冲胀闷。五六月妊，当脾胃司胎，厥阴内风动，不饥吞酸，全属中虚。只壳、桔梗、半夏、人参、姜汁。

桂苓杞草归羊骨，环跳腰疼胎气碍。
眩晕肝风不寐麻，芍神首杞穞贞倍。
脉虚胎动肚泻频，参苓附子芍白术。
杞苁鹿柏苑归苓，妊患时邪温柔沸。

怀妊六个月，阳明司胎，闪动络脉，环跳痛连腰膂，最妨胎气。桂枝、茯苓、炒枸杞、甘草、当归、羊胫骨。肝风眩晕，麻痹少寐。白芍、茯神、制首乌、炒枸杞、穞豆皮、女贞子。交节，上吐下泻，胎动不安，脉虚唇白，急用理中法。人参、茯苓、附子、白芍、白术。妊患时邪，古人重在保胎。今症喜煖恶寒，升则厥痛，坠微则便痛绕腹。暖胎湏防络伤及奇脉，畏虑胎坠难挽，辛香温柔之补，冀其止厥。

① 青苧：苎麻根。苧，同“苎”。

苁蓉、炒枸杞、柏子仁、鹿角霜、炒沙苑、当归、茯苓、炒大茴。

地寄棉灰心嘈昏，胶归芩芍附苓参。

战摇呕逆妨胎动，苓知蒿地芍胶吞。

触胎痛血坠砂芍，银草地陈参苧根。

形瘦见红腰痛呕，苧莲砂糯银安娠。

固护胎元，症俱减，惟心嘈觉甚，阴火上升，营虚之征。熟地、桑寄生、丝棉灰、阿胶、当归、黄芩、白芍、香附、茯苓、人参。热邪耗液，胎难安固，心中如饥空洞，食不能纳，况又战栗呕逆。凡内动摇，都是胎动。从来有胎而病外感，设用麻、桂、硝、黄，必加四物，是治妊病要法。茯苓、知母、青蒿、白芍、小生地、阿胶。触胎下血，腹痛而坠。炒砂仁、白芍、炙草、熟地炭、广皮、人参，加纹银一二两、青苧一两。形瘦，脉数尺动，不食恶心，证象恶阻，腰痛见红，为胎漏欲坠。青苧二钱，建莲子五钱，砂仁七分，纹银一两，糯米一钱。

临月下痢脓紫血，芩查泻柏银苓列。

血下胎殒芎归芒，青豆回生茺腹接。

参橘苓苏砂腹皮，子肿渐坠胎八月。

漏胎衄喘疹伤阴，青苧阿胶黄芩设。

临月，下痢脓血，色紫形浓，热伏阴分，先以白头翁汤。苦味见効，知温热动血，原法小其制，可全功矣！黄芩、炒山查、泽泻、川柏、炒银花、茯苓。血下，殒胎未下，浊气扰动，晕厥呕逆，腹满，少腹硬，二便窒不通，此皆有形之阻。若不急攻，浊瘀上冒，必败坏。仿子和玉烛散意。川芎、当归、芒硝、青皮、黑豆皮、腹皮、茺蔚子，调和生丹。怀妊八月，子肿，腹渐坠。正气虚弱，补剂湏佐理气，预为临产之算。人参、广皮、茯苓、苏梗、砂仁、腹皮。胎漏，鼻衄，发疹而喘。黄芩、真阿胶、青苎。

产　　后

附延芍膝查童金，初产汗眩晕腹疼。
产后体虚兼瘀痛，丹姜琥地回生驯。
瘀多腰痛虚督带，泽丹归首断查匀。
渴烦骤脱汗郁冒，牡地胶查茺蔚寻。

初产，汗出眩晕，胸痞腹痛，宜通瘀露。香附、延胡、赤芍、炒牛膝、炒山查、郁金、童便冲，益母草煎汤代水。冲脉为病，男子内结七疝，女子带下瘕聚。故奇脉之结实者，古人必用苦辛合芳香，以通脉络，其虚者必甘温补，佐流行脉络。今产后，体虚兼瘀痛，法当以益体攻病。生地、生姜、丹皮、琥珀末，此苦辛偶方，加丹皮以通外，琥珀以通内，所以取效。又回生丹，取醋煑大黄一味，达病所，不碍无病之所，故亦効。二法皆入络药。恶瘀淋漓，痛由腰起，攻及少腹，此督带空虚，奇经气阻。炒丹皮、泽兰、当归、制首乌、续断、查肉炭。产后骤脱，参附急救，是挽阳固气法，但损在阴，其头痛汗出烦渴，乃阳气上冒。凡开泄伤阳，辛热伤阴，俱非新产郁冒之治道。生牡蛎一钱，小生地、阿胶各二钱，焦查三钱，茺蔚一钱。

郁冒掣牵风痫防，牡龙桂麦草枣藏。

参神芡紫龙莲枣，少腹冲胸神散扬。

姜地灵前查膝琥，腰难伸痛恐延疡。

桃延归桂附查楝，厥气上冲肝逆戕。

新产，阴气下泄，阳气上冒，日晡至戌亥，阳明胃衰，厥阴肝逆，气冲扰膈，膻中格柜，神乱昏迷。若恶露冲心则死矣，焉有天明再醒之理？回生丹直达下焦血分，用之不应，谅非瘀痺，此名郁冒，倘失治，必肢掣如惊，似风痫则危。议从亡阳汗出谵语例，救逆法。生龙骨三钱，生牡蛎、南枣肉各二钱，小麦百粒，桂枝、甘草各五分。又救逆法，镇阳颇应，但少补虚，宁神益固耳！龙齿、炒枣仁、茯神各三钱，人参、焦枸杞各二钱，黑壳建莲五钱，紫石英二两，煎汤去渣，用汤煎药。产后十二朝，先寒后热，少腹疼痛，腹膨，腰肢难转侧伸缩，小便少而痛。此败血流入经络，延恐变疡症，交加散。生地、生姜、车前、牛膝、灵仙、查肉、琥珀末一钱，冲。又十六朝，俱症稍减，每日戌亥时，冲气自下而上，至胸则胀，肢冷汗出，右腹板[①]实。因惊，肝逆。今恶露未清，重镇酸敛均忌，议和血调气为稳。炒桃仁、延胡、归尾、肉桂、香附、川楝、焦查、小茴。

喜按脉濡瘀络虚，杜苓芍桂小茴归。

血亏汗悸风防痉，丹地胶鸡神蛎舒。

① 板：原作“版”，据文义改。

延泽丹芎查附艾，益茴苓少腹疼趋。
附苓豆腹查益泻，惊恐产难浮胀祛。

脉濡，恶露紫黑，痛处紧，按稍缓。此属络虚，治在冲任，以辛甘理阳。杜仲、茯苓、炒芎、小茴、肉桂、炒当归。血分亏，风阳动泄，汗出心悸。此辛味走泄須忌，所虑痉厥，议静药和阳意。丹参、小生地、阿胶、鸡子黄、茯神、生牡蛎。产后身痛，小腹满。延胡、川芎、香附俱醋炒，泽兰、查肉、艾叶、小茴、茯苓、丹皮，益母胶丸。产难，伤力惊恐，面微浮膨，小便不爽。焦查、生香附、黑豆皮、腹皮、茯苓、泽泻，白花益母草汤煎药。

参莲胶地二冬鸡，神柏养阴和气亏。
产后舌红烦挟暑，银冬叶地元翘椟。
舌黄边赤热营耗，冬地丹丹神鳖赍[①]。
阴浊上冲防呕脱，附参童便泻姜撕。

夏至一阴初復，恰当产期，阴气未充，暑热乘侵，产科未明此理，徒晓逐瘀，苦辛津劫，伏暑无由可驱，渐蒙昏闭。攻热害正，养正邪留，治难立方。读仲景书，惟育阴以除热。大队阴药佐以人参，诚为阴分益气之药，服之热疖垒起，恶露缓缓下。今谷食已安[②]，谅无反覆。倘加情志感触，仍防辱损。乌雄鸡一只，治净，鲜生地三两，人参秋石拌、茯神、阿胶、

① 赍（jī 机）：资助。
② 安：原作“向”，据《临证指南医案》改。

麦冬各二两，柏子仁、天冬各一两半，建莲三两，熬膏。初病，舌赤神烦，产后阴亏，暑热易深入，急清营热。银花、麦冬、竹叶、细生地、元参、连翘。产后十三朝，舌黄边赤，口渴，脘闷不食，不大便。阴分已虚，热入营状如疟，忌表散，议清营热，救津为要。天冬、细生地、丹皮、丹参、茯神、生鳖甲。浊阴上逆，恶心不食，冷汗烦燥，防暴脱，勿执瘀泄气攻血。人参、干姜、附子、泽泻、童便冲。

神昏脉乱汗防脱，参附入尿胆汁纳。

萸味龟冬神地磁，骤惊肢厥阴阳撒。

地胶麦草蛎冬神，产后血多昏厥押。

归紫苁苓鹿河车，气冲痛八脉空乏。

神倦昏，脉无神，汗出乃阳气走泄，泻利系阴气不守。是属重虚，防暴脱，而寒热、胸痞、腹痛，岂遑论及标末。人参、附子、人尿、猪胆汁。产后，骤加惊恐，阳升瞀冒为厥，左肢麻木，耳窍失殈[①]，皆阳挟内风入清窍。以上实下虚，镇阳填阴，味厚质静之药。萸肉、五味、龟板、天冬、茯神、熟地、磁石、黑壳建莲。产后去血过多，阴虚阳实，眩晕汗出，肉瞤惊悸，最易昏厥，苦辛宜忌。生地、阿胶、小麦、炙甘草、生牡蛎、麦冬、茯神。冲气震动而痛，产后冲任空乏，按定痛减，尤为虚象。缘胃弱减谷，未便多汤剂，防胃倒耳！当归、紫石英、苁蓉、茯苓、河车、鹿角霜。

---

① 失殈（xù 旭）：失聪。

背寒心热汗昏泻，冬草芍参梅地济。

沙地穞萸神味胶，产惊厥晕缠年岁。

疝冲痛呕仰卧难，楝韭萸苓鼠屎桂。

产损胞筋牵溺淋，神萸苑柏螵蛸蔽。

背寒心热，天明汗出乃解，产后两三月若此，下焦真阴已亏，渐扰阳位，並非客症。头晕，耳鸣，心悸，寒热后必泻，内风震动，当与静药。麦冬、炙草、白芍、人参、炒乌梅、炒生地。坐蓐过劳，惊恐交迫，真阴既伤，经年不復，目暗昏花，烦动热升，皆肾阴不充，肝木失养。厥仆眩晕，阳挟肝风直上，当与填阴，佐酸收摄。条参、熟地、穞豆皮、萸肉、茯神、五味、阿胶、秋石二分，冲。产后动怒，气血皆逆，痛呕不卧，俯不能仰，口鼻气寒，痛必自下冲上，此属疝瘕厥痛。川楝子、韭白、淡吴萸、茯苓、两头尖、桂枝。产后胞损，溺淋，筋脉牵掣，当摄下。桑螵蛸、生沙苑、萸肉炭、茯神、炒焦黄柏。

肢冷面浮晕产虚，菊苓戟膝杞参归。

阴虚不寐漏下汗，参杞神麋冬苑需。

麋鹿参苓归车紫，经停蓐损温膏脂。

蓐劳心热羊内肾，脂苑参归苓杜医。

产虚，下焦起病，久则延胃，不食不饥，乃阴损及阳，阳明脉空，厥阴风动掀旋，头痛面浮，肢冷指麻，皆亡血家病。焦枸杞三钱，人参、当归、牛膝、巴戟、茯苓各一钱，黄菊花炭五分。阳不入阴，不寐汗出，阴先损，延及奇经。前主温养柔补，谓阴伤，难受桂附刚猛。漏经一月，尤急治，夜

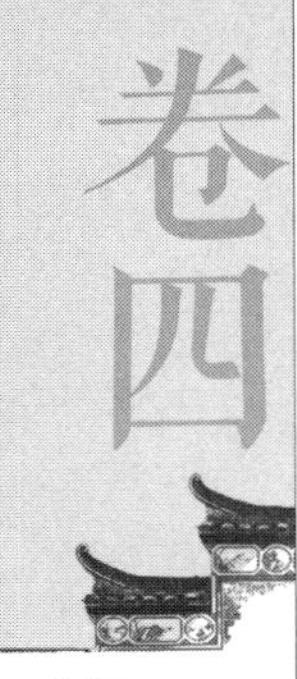

进震灵丹五十粒，兹议阴阳两固。人参、枸杞、茯神、麋茸、天冬、沙苑。蓐损奇经，经水不来，带下频多。产后下焦虚，继及中宫，乃血溢脂膏之涸，议以温养。麋茸、鹿角霜、人参、茯苓、当归、河车、紫石英。产后不復元，仍自乳抚育，损不能復，即是蓐劳。莫以心热，用寒凉伐生气。补骨脂、沙苑、人参、当归、茯苓、杜仲、羊内肾。

参耆桂附蔻鸡丸，香菓乌蓬苍白延。
红琥桐丹乌陈芍，产血去多膨半年。
桂杏姜苓膏芍味，喘浮舌赤肺风缠。
喘痰产后肿难卧，苓桂味姜炙草填。

产后腹大，半年不愈，近日有形冲突，肠如刀搅。据述坐蓐艰难，血去盈斗，而腹形即胀满。想八脉不用，肾气散越不收，非瘀血积气为病。议用大全方乌鸡煎丸。人参、黄耆、肉桂、附子、肉豆蔻、乌骨鸡、木香、草菓、乌药、蓬术、苍术、白术、延胡、红花、琥珀、海桐皮、丹皮、川乌、陈皮、白芍。将鸡挦[1]去毛、头、嘴、爪、肠、杂，用药放鸡肚内，缝定安砂锅中，以好酒一斗同煑令干，去鸡骨，以油单盛焙令干，为末，蜜丸。脉沉，喘咳浮肿，鼻窍黑，唇舌赤，渴饮则胀急，大便解不爽。此秋风化燥，上伤肺气，气壅不降，水谷汤饮之湿，阻痺经隧，坐不得卧之虑。宜开太阳之里，越婢小青龙合方。若畏产后久虚，以补

① 挦（xián 闲）：扯、拔。

温暖，客气散漫，三焦累，闭告危矣！桂枝、杏仁、干姜、茯苓、石羔、白芍、五味、炙草。背寒，夜卧气冲欲坐，乃下元虚，饮邪上泛。胎前仅支撑，产后变症蜂起，庸医以泄肺，冀其嗽缓，讵药增病矣！茯苓、桂枝、五味、干姜、炙草。

犀羚郁地叶菖元，产后陡狂风火涎。

产后呕微汗暑炽，元叶骨地翘贝痊。

参梅瓜草脂神米，呕泻心疼蓐劳缠。

产后陡惊痰血吐，紫神地味膝杞拨。

神识不灵慧，陡然狂乱入井。夫暴病痰火风为多，产后未满百日，多惊，五味皆变，肝乘阳明，古称一阴一阳变乱为痫。先清心胞，解营热，食进便通，再酌理。犀角、羚羊角、郁金、生地、竹叶心、菖蒲、元参、连翘。产后未復，加暑热上干，暑热伤气，上焦先受，头胀微呕，脘闷不晓饥饱，暮热早凉，汗出不已，热迫血络妄动，经水连至。阴虚本病，暑系客邪，清上勿得碍下，恐延蓐损。元参、卷心竹叶、骨皮、生地、连翘、炒川贝。产后百日，寒热消渴，心痛恶食，溏泻，此蓐劳液涸，难治，拟酸甘化阴扶胃。人参、乌梅、木瓜、炙草、茯神、赤石脂、炒粳米。产后陡然惊恐，阴亏厥阳上逆，血湧吐痰，胸背胁腧大痛，乃八脉空乏之征，蓐劳重症。紫石英、茯神、熟地炭、五味、牛膝炭、枸杞。

小　产

翘丹钩郁苓查益，小产腹疼厥痞格。

小产血淋营损亏，杞归柏芍穞神泽。

磁朱琥芍远参菖，小产痫癫黄铁赖。

参附术姜枣米苓，胃虚风泛呕涎息。

小产三日，脉数，头痛脘痞，小腹坠痛，饮厥，此属郁冒。连翘、丹皮、钩藤、郁金、茯苓、炒山查，益母草汤煎药。小产后，恶露淋漓，营血内亏，厥阳鼓动，头胀耳鸣，心中洞然，病在下焦。枸杞、茯神各三钱，柏子仁、当归、白芍各一钱半，穞豆皮四钱。小产未满月，忽厥逆，痰潮，此阴分亏，厥阳上冒。今二便通，神识似乎溃散，病虽已成癫痫，却非痰火有余。肝肾位远，治宜镇补，陈无择琥珀散。磁石、辰砂、琥珀、白芍、远志、人参、菖蒲、牛黄、铁落。脉小，半产一日，舌白，频频呕吐青绿水沫，左肢肿，神迷如寐。此胃阳大虚，肝风内泛，欲脱之象，急护阳安胃，呕缓，再嘀。人参、附子、白术、干姜、南枣、茯苓、焦粳米。

小产难復清窍寒，翘栀羚菊元丁渍。

坠胎惯两月肝虚，查柏泽丹地琥珀。

小产胁腰痛喜摩，枣胶草地芍小麦。

杞神苑栢紫归茴，小产气冲结瘕核。

上年小产，下虚不復，冬令失固藏，春夏阳升，风温上受，清窍不利，耳失聪，鼻多塞，咽燥痰稠。悉见上焦不清，究竟下虚本病，议食后清窍方。青菊叶三钱，元参二钱，羚羊角、焦栀皮、苦丁茶、连翘各一钱。早上用镇纳方，磁石六味加龟胶五味。三次两个月胎漏而下，是厥阴肝血失养，脉数右大，腹痛瘀未尽。炒查肉、栢子、泽兰叶、丹皮、细生地，调琥珀末。小产半月颇安，忽然腰腹痛，或攒膝跗足底，或引胁肋肩胛，甚至汤饮药饵，呕吐无存。胎去液伤，络空风动，古法谓按之痛缓属虚，勿道痛为实。南枣、阿胶、炙草、生地、白芍、小麦。小产后，气冲结瘕，是奇脉损伤，前医谓病有形，佥[①]治瘀血。半年来肌消内热痰血，食后腹痛，非特不中病，戕害胃口，致食饮废矣。阴虚生热，经训只以胃伤，难与滋腻之药。此症延成蓐劳，必得饮食渐和，方有调理之法，暂进肝胃两和法。焦枸杞、栢子仁各三钱，茯神、沙苑、当归、小茴各一钱，紫石英五钱，先煎。

回生丹产后要药，苏木红花豆皮汁。
四物附桃苓橘延，蒲参二术香棱合。
萸榆乳没青灵鞭，炙草良瓜葵乌药。
大黄醋熬益膝羌，胶汁和丸干净室。

大黑豆三升（水浸，取壳用绢袋盛，壳同豆煮熟，去豆不用，将壳晒干，其汁留用），红花三两（炒黄色入好酒四碗，煎数十沸去渣存汁，听用），苏木三两，河水五碗，煎汁三碗，去渣，汁听用。大黄

① 佥（qiān牵）：全、都。

一斛，为末，陈醋九斛，将大黄末入净锅，下醋三斛，文火熬，用桑条不住手搅将成膏，再加醋熬半时，又加醋三斛，次第加毕，然后下黑豆汁，次下苏木汁，次下红花熬成大黄膏，取入瓦盆盛，倘大黄锅底焦者，亦下，入后药同磨。人参二两，川芎、当归、熟地、茯苓、香附、延胡、苍术、桃仁、蒲黄各一两，乌药二两半，牛膝、地榆、橘红、白芍、羌活、炙草、五灵脂、山萸肉、三棱各五钱，良姜、木香各四钱，木瓜、青皮、白术各三钱，益母草二两，乳香、没药各二钱，马鞭草五钱，秋葵子三钱。上三十味，并前黑豆壳，共晒干为细末，入石臼内，下大黄膏调，再入炼蜜一斛，共捣干，槌为丸。每丸重二钱七分，静室干二十余日，不可烘晒。干后，每丸止重二钱。

癥瘕

结瘕痛久入营络，葱绛桃归柏鹿角。

鹿桂归茴苓附葱，奇伤瘕聚辛通効。

疝瘕少腹痛宜温，茴桂苓归姜羊肉。

胃痛突高附楝延，乌苓郁降查芜束。

久痛在络，营中之气结聚成瘕，始而夜发，继而昼夜俱痛。阅医药，未知络病，便难液涸，忌香燥。青葱管、茜草、桃仁、归尾、柏子仁、生鹿角。瘕聚结左，肢节冷。病在奇脉，以辛香治络。鹿角霜、桂枝、当归、小茴、茯苓、香附、葱白。疝瘕，少腹痛。小茴、桂枝、茯苓、当归、生姜、羊肉。瘕聚有形高突，痛在胃脘[1]心下，或垂岕[2]腰、少腹，重按既久稍定，经水后期，色多黄白。此皆冲脉病，议辛香入络，苦温通降。香附、乌药、茯苓、郁金、降香、茺蔚子、炒山查、延胡、川楝子。

呕涎艾枣送葱丸，苓楝朴莪姜夏延。

桃栢芎归茴苓附，胁疼呕疝瘕多年。

归茴鹿杜茯苓紫，经至上呕冲动研。

牡楝延苓桃夏橘，芥连萸附呕瘕缠。

凡络血不注冲脉则经阻，气攻入络，聚为瘕乃痛。冲脉隶阳明，痛升于右，胀及中脘，呕清涎浊沫。犯胃莫如肝，泄肝是救胃。茯苓、川楝、厚朴、莪术、姜汁、半夏、延胡、青橘叶。又晚胀，葱白丸二钱，艾枣汤送。少腹疝瘕多年，冲起散漫，胃脘两胁痛甚欲呕。旧以安胃泄肝颇効，但下焦至阴，足跗发瘰裂水，经络交病。气血壅遏，议以宣通。桃仁、柏子仁、川芎、当归、小茴、茯苓、香附、山栀，姜汁炒、末，葱管百茎，入水一盃，取汁泛丸。脉小，不发热，非时气也。凡经水之至，必由冲脉始下，此属胃经所管，医以消导寒凉，及伤胃气，冲脉上冲为呕，攻胸升巅则昏厥。今小腹有形，其病顯然，夫曰结曰聚，皆奇经不司宣畅流通，医不知治络法，愈究愈穷矣！炒当归、炒小

① 脘：原作“碗”，据医理改。
② 岕（jiè借）：在……之间。

茴、鹿角霜、杜仲、苁蓉、茯苓，用紫石英一两，煎汤，煎药。左胁聚瘕数年，发作，必呕吐涎沫酸苦浊水，不寐便闭，又忽泻病。由抑郁肝失畅达，木必犯土，胃气受侮。病久入络，缓图为宜，急攻必变胀病。生牡蛎、川楝、延胡、桃仁、半夏、橘红、芥子、川连、炮吴萸[1]，香附汁、姜汁法丸。

聚气结瘕通腑经，棱莪四物桂姜青。

香苓只朴麦芽面，葱白汁丸名此称。

浊攻浊南阳方法，韭茴鼠屎核金铃。

桃查韭甲茴归桂，瘕散防蛊香附增。

葱白丸：熟地四两，白芍、当归、川楝、茯苓各二两，川芎、只壳、厚朴、青皮、神曲、麦芽各一两半，三棱、莪术各一两，干姜、大茴、木香各七钱，肉桂五钱，用葱白捣汁丸。聚气疝瘕，大便不爽，必腹中痛，当通腑经气分，葱白丸二钱，红枣汤送。继仿朱南阳意，以浊攻浊。韭白根去须，五钱，两头尖一百粒，炒橘核、金铃子各一钱半，小茴七分。用丹溪小温中丸，胀利日减，知肠胃湿热，阻腑阳之流畅，水谷之气，不主游溢。瘕属气聚，癥为血结，由无形酿有形，攻坚过急，药先入胃，后天气乏，胀病至矣。恐痞散成蛊。老韭根、桃仁、炒生香附、查肉、炒归尾、炒山甲各一两，小茴、桂枝各三钱。

① 炮吴萸：原作“泡吴萸”，据医理改。

热入血室

热入血室法柴胡，温热玉女竹叶扶。
腹痛便溏和阴急，芍参草地麦冬图。
结胸桂枝红桃蛤，犀角地黄血结锄。
神迷加减桃承气，復脉去姜桂虚模。

温邪初发，经水归至，寒热耳聋，干呕，烦泻，症系热入血室。前医见咳嗽，脉数舌白，为温邪在肺，用辛凉轻剂，烦渴愈甚。拙见热深，十三日不解，恐其邪陷痉厥，岂能小视，议用玉女煎。石羔、熟地、知母、麦冬、牛膝，加竹叶卷心。又脉数舌黯，舌上转红，寒热消渴俱缓。前用玉女，两清气血已効。大凡体虚驱邪及半，必兼护元，仍佐清邪，腹痛便溏，和阴是急。白芍、人参、炙草、炒生地、麦冬。温邪混血室，血壅结胸，桂枝红花汤加海蛤、桃仁。热病十七日，脉右长左沉，舌痿饮冷，心烦热，神气忽清忽乱。经来三日患病，血舍内之热气乘空内陷。当以瘀热在里论，但病已至危，从蓄血如狂例，加减桃仁承气汤，歌见《课读》“下焦篇”。制大黄、桃仁、丹皮、生地、人中白。脉右数左虚，临晚，微寒热，復脉汤去姜、桂、枣。

校后记

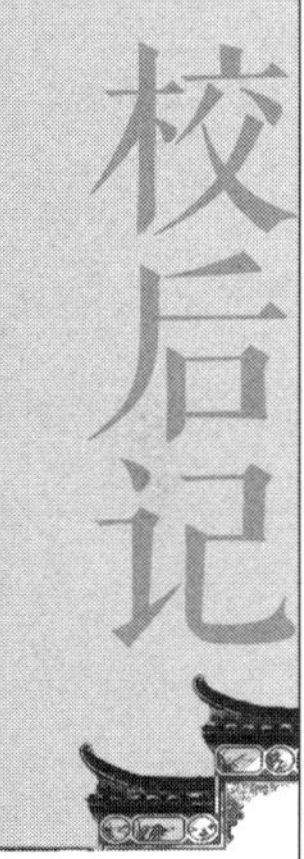

校后记

《家传课读》为清代医家戴葆元（字心田）著。戴葆元（1818—？），字心田，又号守愚，清末时徽州婺源县（今江西省婺源县）桂岩人。戴葆元承先辈药肆祖业，后又悬壶乡邑，享有医名，著有《家传课读》《本草纲目易知录》。

据《中国中医古籍总目》载，中国中医科学院藏有《金匮汤头歌括》一卷本，江西省图书馆藏有《金匮汤头歌》一卷本、《温病条辨汤头歌》一卷本。这些单行版本，均是在《临证指南方歌》出现之前即刊刻行世的。自《临证指南方歌》成书之时，戴葆元即将前两种方歌与其合刊，名为《家传课读》行世。合刊本中三种书分别编为“卷一金匮汤头歌括”“卷二温病条辨汤头歌括”“卷三临证指南方歌括”和“卷四临证指南方歌括”。据考证，前两卷主要内容均使用以往两种书单行本的刻板，并无多大不同，故此次校勘未将这两种单行本作为《家传课读》前两卷的对校本。《家传课读》四卷本分别藏于中国中医科学院图书馆和上海中医药大学图书馆。

中国中医科学院图书馆藏四卷本与上海中医药大学图书馆藏四卷本，均为一函四卷，一、二卷有牌记，三、四卷无牌记。均为木刻本，书内正文半叶9行，每行22字，有双行小字，板框为四周双边，高20.2cm，宽12.5cm。白口，单鱼尾，有句读，无行隔线。卷一牌记："金匮汤头歌，家传课读，光绪四年镌，思补堂藏板。"前有王凤池、汪文枢、张贵良的序文。版心上为"金匮汤头"，下为页数。卷二有牌记："温病条辨汤头歌、家传课读、光绪四年镌、思补堂藏板。"前有"温病条辨汤头歌括自序"。版心上为"温病汤头"四字，版心从前向后依次有"上焦篇""中焦篇""下焦篇"，下为页数。卷三前为"家传课读序、家传课读卷三四目录、临证指南方歌总目、家传课读卷之三、临证指南方歌括、婺源戴葆元编辑、归安孙廷枬芸阁校刊"和版心上有"家传课读、卷三"，下为页数。卷四前有"家传课读卷四、临证指南方歌括、婺源戴葆元编辑、归安孙廷枬芸阁校刊"和版心上有"家传课读、卷四"，下为页数。

《家传课读》实为歌括式丛书。方歌为七言，或四句，或六句，或八句，语言流畅简练，内容丰富，朗朗上口。在《金匮汤头歌括》的每一病证歌诀前，附有相应的《金匮要略》条文。条文与歌诀相呼应，条理清晰，使读者一目了然。方歌以大字印刷，原文引用与阐释均以小字列出，主次分明，重点突出。方歌与原文内容相辅相成，每读一段原文与阐释，便有一首方歌辅助记忆；每读一首方歌，查看其对应的原文与阐释内容，亦十分方便。

此外，作者不仅采集前贤，还将自己的临床经验录入其中，供阅者参考，利于初学者对条文的理解。因此，本书还具有一定临床价值，有利于阅读者阅读记忆及加深对条文的理解。

校注者：储全根　刘德胜

2017年12月

方名索引

方名索引

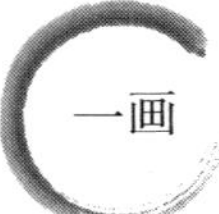

一画

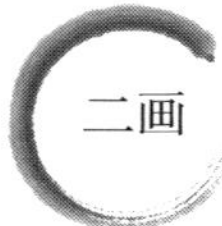

二画

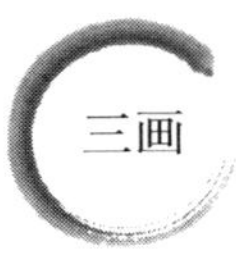

三画

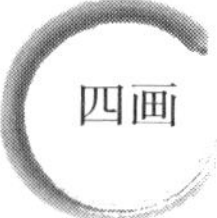

四画

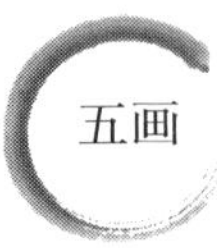
五画

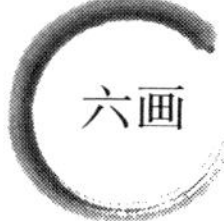

六画

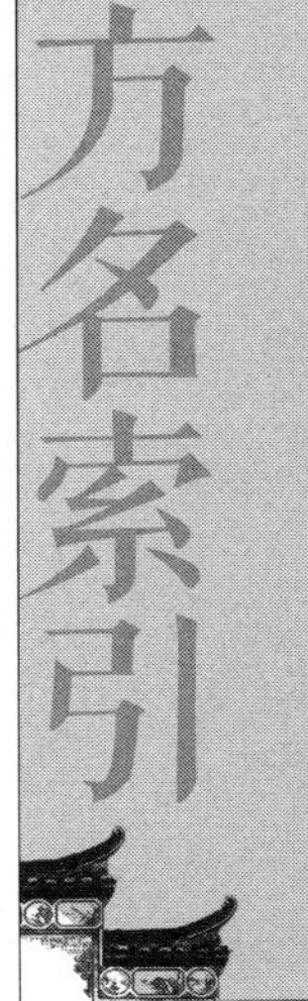

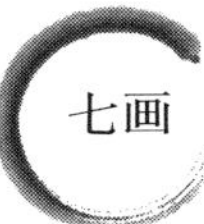

七画

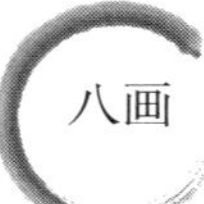
八画

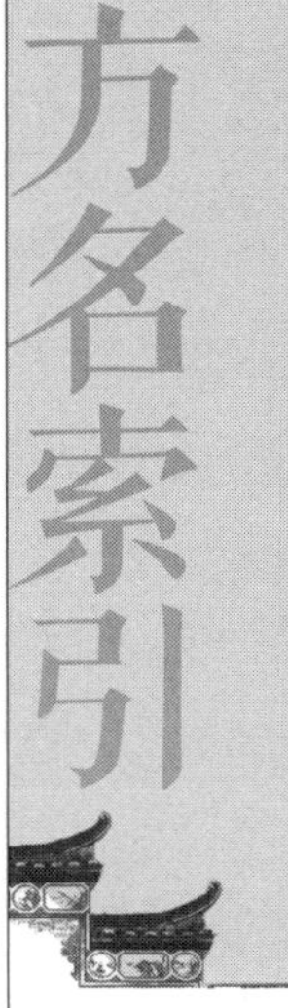
方名索引

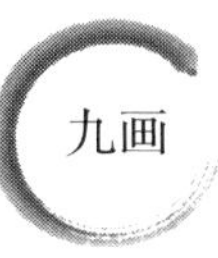
九画

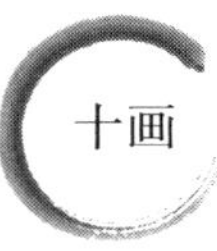

十画

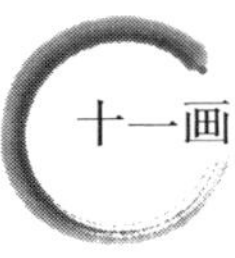
十一画

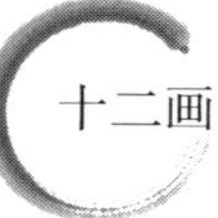

十二画

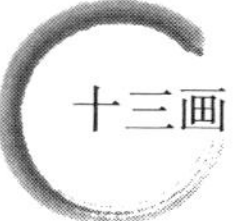

十三画

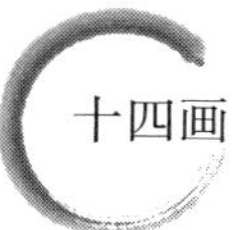

十四画

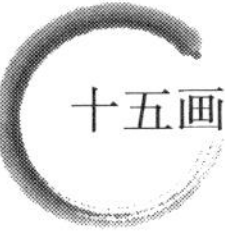

十五画

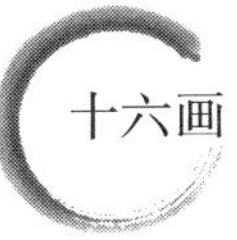

十六画

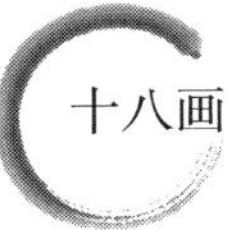

十八画

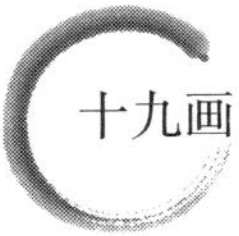

十九画